Dr. Fionna Zöllner
HEALTHY HABITS

DR. FIONNA ZÖLLNER

HEALTHY HABITS

Wie kleine Veränderungen Ihre Ernährung für immer verbessern

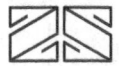

1. Auflage 2024
© 2024 Edel Verlagsgruppe GmbH
Kaiserstraße 14 b
D-80801 München
ISBN: 978-3-96584-370-7

Projektleitung: Regina Denk, Tom Mathony
Texte: Fionna Zöllner mit Melanie Haizmann
Umschlag- & Innengestaltung: Martina Baldauf, Ina Zimmermann
Ilustrationen: Martina Baldauf, Pauline Karlson,
Creative Market: Brickclay, Shutterstock: Vectorium
Coverfoto: Shutterstock: Dionisvera,
iStock: peterschreiber.media
Satz und Korrektorat: Uhl + Massopust, Aalen
Herstellung: Frank Jansen
Producing: Jan Russok
Druck und Bindung: GGP Media GmbH, Pößneck

ZS – Ein Verlag der Edel Verlagsgruppe
www.zsverlag.de
www.facebook.com/zsverlag
www.instagram.com/zsverlag

Der Inhalt dieses Buches wurde mit größter Sorgfalt von Autorin und Verlag
erarbeitet und geprüft. Eine Garantie kann jedoch nicht übernommen werden.
Ebenso ist eine Haftung der Autorin bzw. des Verlags und seiner Beauftragten
für Personen-, Sach- oder Vermögensschäden ausgeschlossen.
Erkrankungen gehören in ärztliche Behandlung! Bei bereits bestehenden
Beschwerden kann das Buch daher keinen fachärztlichen Rat ersetzen.

In diesem Buch wird allein aus Gründen der besseren Lesbarkeit
das generische Maskulinum (Leser, Forscher etc.) verwendet, stellvertretend
auch für die weibliche Form. Hierbei geht es rein um die Lesefreundlichkeit.
Ich möchte mit diesem Buch viele Frauen erreichen und hoffe,
dass sich keine durch diese Schreibweise abgeschreckt fühlt.

INHALT

EINFÜHRUNG

> »Es ist nicht genug zu wissen,
> man muss auch anwenden;
> es ist nicht genug zu wollen,
> man muss auch tun.«

Johann Wolfgang von Goethe

Auf dem Cover sehen Sie einen Apfel, der in kleinen Schritten zum Ziel springt. Vielleicht haben Sie auch gleich an das Sprichwort gedacht: »An apple a day, keeps the doctor away«? Das Wichtigste an diesem Satz ist nicht etwa der Apfel selbst. Die wahre Bedeutung liegt in der täglichen Wiederholung, in dem »a day«! Der springende Apfel steht nicht nur für das tägliche Apfelessen. Er ist ein Symbol für kleine gute Gewohnheiten, die mit der Zeit eine enorme Kraft entwickeln und langfristig über Erfolg und Gesundheit entscheiden. In diesem Buch erforschen wir, wie *Healthy Habits* funktionieren und wie wir sie als Schlüssel für ein erfülltes und gesundes Leben nutzen können.

WARUM TUN WIR NICHT EINFACH DAS RICHTIGE?

In den letzten Jahren habe ich mich intensiv mit dem Thema Ernährung befasst. Warum? Ich war inzwischen unleugbar in meiner zweiten Lebenshälfte angekommen und hatte damit gute Gründe, meine Gesundheit mehr in den Fokus meines Lebens zu stellen. Außerdem habe ich zwei noch kleinere Kinder, denen ich einen gesunden Start ins Leben ermöglichen möchte. Ich war auf der Suche nach dem gesündesten wissenschaftlich belegbaren Speiseplan der Welt. Ich aß häufig Salat, aber auch oft die schnell belegten Brötchen zwischendurch und war mir allgemein nicht so ganz im Klaren, ob ich nun eigentlich gesund genug oder zu ungesund aß. Ich wusste vor allem eins: Dass ich zu wenig wusste. Gerade als Wissenschaftlerin wurmt mich das. Ich bin dafür ausgebildet, Studien zu lesen, hatte aber neben Beruf und Familie nie die Zeit gehabt, mich ausführlicher mit dem Thema Ernährung zu beschäftigen. Gut gemeinte Ratschläge aus meinem Umfeld fand ich oft unbefriedigend und die Qualität schwer einzuordnen.

Als ich noch mal Elternzeit nahm, das zweite Kind aber nicht mehr ganz so klein war, hatte ich endlich die Kapazitäten, mich ganz dem Thema Ernährung zu widmen. Ich hatte so viele Fragen: Gibt es überhaupt eine optimale Ernährung für den Menschen? Kann man mit Ernährung wirklich das Risiko für chronische Krankheiten wie Krebs und Herz-Kreislauf-Erkrankungen senken? Welche Lebensmittel sind besonders gesund? Soll ich auf Zucker ganz verzichten? Nach 18 Uhr besser gar nichts mehr essen? Muss ich Salz sparen? Ist Kaffee ok? Was ist mit Milch? Enthält Obst zu viel Zucker? Macht Brot dick? Ist Fisch mit Schwermetallen belastet? Sind Bio-Produkte wirklich besser? Was sind eigentlich Ballaststoffe ganz genau? ... Kennen Sie das? Schwirrt Ihnen auch oft der Kopf?

Ich begab mich also auf eine spannende Reise und habe Hunderte Studien im Original gelesen. Die Recherchen haben viele Monate in Anspruch genommen. Jede freie Minute saß ich am Rechner, oft beschäftig mit verwirrenden Widersprüchen und überraschenden Erkenntnissen, die immer mehr zu alltagstauglichen Einsichten wurden. Jedes Unterthema ist so facettenreich – der Zuckerstoffwechsel, das Mikrobiom, aber auch einzelne Lebensmittel wie Brokkoli, Weizen oder Milch faszinierten mich. Trotz aller Komplexität stellte ich aber überrascht fest, dass die Grundzüge einer gesunden Ernährung viel einfacher sind, als ich gedacht hatte und als die oft verwirrenden und widersprüchlichen Beiträge und Diskussionen vermuten lassen. Zwar gibt es in Einzelheiten noch Unklarheiten, aber die Grundlagen einer gesunden Ernährung stehen fest und sind wissenschaftlich belegt.

Sie lassen sich in drei Kernaspekte zusammenfassen, die der amerikanische Autor und Journalist Michael Pollan besonders eingängig formuliert hat: »Eat food. Not too much. Mostly plants.«[1] Also: »Essen Sie Lebensmittel. Nicht zu viel. Überwiegend pflanzlich.« Mit Lebensmitteln sind »echte« Lebensmitteln gemeint, also solche, die möglichst frisch und wenig verarbeitet sind und aus nachhaltiger Landwirtschaft stammen. Zu diesen Lebensmitteln gehören Gemüse, Obst, Hülsenfrüchte, Vollkornprodukte, gesunde Öle und Nüsse, außerdem Milchprodukte, Eier, Fisch und Fleisch für diejenigen, die tierische Produkte essen. Diese Ernährung wird auch als *artgerechte Ernährung* bezeichnet, weil der menschliche Organismus seit Jahrtausenden daran angepasst ist.[2] Ich hatte also wichtige Antworten auf viele meiner Fragen gefunden.

Vielleicht hätte ich es wissen müssen, aber es überraschte mich dennoch: Die Umsetzung dieser Erkenntnisse fiel mir schwerer als gedacht. Dabei war ich wirklich motiviert. Und trotzdem merkte ich, nachdem die Anfangseuphorie verflogen war, dass sich alte Gewohnheiten wieder einstellten. Mehr Hülsenfrüchte zu essen und Croissants wegzulassen fiel mir leicht und ich konnte das von einem Tag auf den anderen ändern, aber regelmäßig Wasser zu trinken und abends auf meine Portion Eiscreme zu verzichten, war richtig schwer. Bis heute bin ich nicht immer konsequent.

Natürlich sprach ich mit Freunden und Bekannten darüber. Auch sie berichteten, dass sie sich immer wieder vornahmen, gesünder zu essen, es aber dann irgendwie doch nicht richtig schafften. Gerade in den letzten Jahren ist sehr viel zu Ernährung geschrieben worden, die Büchertische in den Buchhandlungen quellen förmlich über. Auch mein Bekanntenkreis hat sich über die letzten Jahre ein Grundlagenwissen zum Thema angeeignet. Viele nahmen sich vor, mehr Gemüse zu essen, weniger Alkohol zu trinken und mehr selbst zu kochen. Aber dann waren die Kinder krank, der Job stressig oder das Leben kam sonst irgendwie dazwischen – und die guten Vorsätze wurden verschoben und dann vergessen. Fast alle berichteten, dass sie weniger schafften, als sie sich vorgenommen hatten. Manche machten Witze über ihre Willensschwäche. Die meisten aber kämpften damit, dass sie ihre Ziele im Alltag einfach immer wieder aus den Augen verloren oder einfach nicht durchhalten konnten. Man spürte die Frustration deutlich.

Durch meine Psychologiebrille stellte ich aber etwas Erstaunliches fest: Kaum jemand machte sich Gedanken darüber, wie man seine Ziele denn überhaupt erfolgreich erreicht oder wie man konstruktiv damit umgeht, wenn man das nicht schafft. Alle beschäftigten sich nur mit dem Inhalt, also der Frage, was eine gesunde Ernährung ausmacht. Kaum jemand dachte über die Strategien nach, mit denen man das Wissen auch umsetzen kann. Ich spürte, dass ich einem wichtigen Thema auf der Spur war. Denn manche meiner Freunde übertrugen die Misserfolge beim Essen und Gewicht auf andere Bereiche ihres Lebens und berichteten von einem sich immer weiter verfestigenden Gefühl, nie das zu schaffen, was sie wollten. Das war beunruhigend.

Auf eine rührende Weise nahmen sie sich trotzdem immer wieder vor, es besser zu machen. Sie kennen das bestimmt auch. Das klassische Beispiel sind Neujahrsvorsätze: Für das Jahr 2023 nahmen sich 49 Prozent der Deutschen vor, gesünder zu essen, 48 Prozent wollte mehr Sport treiben, 46 Prozent mehr Geld sparen und 43 Prozent mehr Zeit mit Familie und Freunden verbringen.[3] Nicht nur zum Jahreswechsel, auch sonst nehmen wir uns ständig etwas vor. Die meisten Vorsätze werden nie in die Tat umgesetzt. Wir starten voller Kraft und Energie. Aber auf Dauer schaffen wir es einfach nicht, dieses Engagement aufrechtzuerhalten. Vielleicht wünschen Sie sich eine glücklichere Beziehung und es gelingt Ihnen tatsächlich, an mehreren Tagen hintereinander kritische Kommentare zu unterdrücken. Vielleicht wünschen Sie sich eine ordentlichere Wohnung und Sie machen mit einer Hau-Ruck-Aktion richtig klar Schiff. Vielleicht wollen Sie weniger auf ihr Handy gucken und Sie können den Impuls mehrmals unterdrücken, wenn eine Nachricht bimmelt. Aber den Wenigsten gelingen diese Dinge dauerhaft. Selten war mir in meinem Leben am eigenen Leib so deutlich geworden, dass Wissen und Tun zwei so gänzlich verschiedene Dinge sind. Selbst wenn wir überzeugt sind, dass wir gesund essen sollten, heißt das noch lange nicht, dass wir dies auch tun. Und genau das erzeugt jede Menge Unbehagen und Frust, manchmal sogar Scham- und Schuldgefühle: zu wissen, was man tun sollte, es sich vorzunehmen – es aber dann nicht zu schaffen. Immer und immer wieder. Wir wissen, dass ungesunde Ernährung unsere Gesundheit gefährdet, und wir wissen auch, dass wir etwas gegen Übergewicht und Bluthochdruck tun müssen. Wir wissen sogar, was wir tun sollten. Aber wir tun es nicht.

Das hat verheerende Konsequenzen. Eine minderwertige Ernährung (wenig Gemüse, schlechte Fette, viel Zucker, viel Salz) ist der *größte vermeidbare Risikofaktor* für unsere Gesundheit, noch vor Rauchen und Bewegungsmangel,[4] und erhöht die Wahrscheinlichkeit für viele chronische Krankheiten wie Übergewicht, Bluthochdruck, Herz-Kreislauf-Erkrankungen, Diabetes und Krebs.[5, 6]

Nach Einschätzungen der Weltgesundheitsorganisation hat Übergewicht mittlerweile »epidemische Ausmaße« angenommen.[7] In Europa sind 60 Prozent der Erwachsenen und nahezu jedes dritte Kind (29 Prozent der Jungen und 27 Prozent der Mädchen) übergewichtig.[7] Übergewicht zählt zu den führenden Ursachen für Einbuße an Lebensqualität und frühzeitigem Tod. Zwar ist krankhaftes Übergewicht eine komplexe Erkrankung, die meist durch mehrere Faktoren verursacht wird. Die schlechte Ernährung vieler Menschen gehört aber erwiesenermaßen zu den wichtigsten Einflussgrößen.[8] Neue Schätzungen gehen davon aus, dass 2050 weltweit 1,3 Milliarden Menschen einen eigentlich vermeidbaren Diabetes haben werden.[9]

Als Psychologin fasziniert mich auch von Berufs wegen, warum Menschen sich so verhalten, wie sie es tun. Menschen tun offensichtlich häufig das »Falsche«, sogar dann, wenn ihnen schwere chronische Krankheiten drohen. Während meines Studiums habe ich mit den renommierten Motivationspsychologen Gabriele Oettingen und Peter Gollwitzer zusammengearbeitet und viel von diesen beiden beeindruckenden Forscherpersönlichkeiten gelernt. Wieder begann ich mich vor allem für die Frage zu interessieren, wie Menschen ihre Ziele erreichen und ihre Vorsätze umsetzen. Diese Frage wurde zu meiner neuen Obsession. Mir war schnell klar, dass man mit der Antwort alles erreichen kann. Nicht nur gesünder essen, sondern buchstäblich alles: besser kommunizieren, geduldiger sein, effektiver priorisieren usw. Daher merkte ich bald, dass die Antwort auf diese faszinierende und grundlegende Frage mein Leben verändern sollte – und hoffentlich auch Ihres verändern wird.

Was weiß die Motivations- und Gesundheitspsychologie darüber, wie Menschen dauerhaft im Sinne ihrer Gesundheit handeln? Ich las viele Artikel über menschliches Verhalten, über Willenskraft, über Emotionen und Entscheidungsprozesse. Ich versuchte zu filtern, was davon für Gesundheit und Ernährung wirklich wichtig ist. Dabei landete ich immer wieder bei einem Konzept: bei Gewohnheiten. Das sind Verhaltensweisen, die wir häufig im gleichen Kontext durchführen und die automatisch ablaufen, ohne dass wir groß darüber nachdenken müssen. Genau das gilt für viele Handlungen im Bereich Ernährung: vom Frühstück, über den Einkauf bis zum Snack zwischendurch. Ich beschaffte mir also Unmengen von Literatur zum Thema und stieg immer tiefer ein, fasziniert von der Welt der Gewohnheiten, die meist unterhalb unserer Bewusstseinsschwelle ablaufen und große Teile unseres Lebens ausmachen. Schnell wurde immer deutlicher, wie wichtig gute Gewohnheiten für die Gesundheit sind. Ich nenne sie in diesem Buch *Healthy Habits*. Manche Menschen haben sie bereits von Anfang an. Viele von uns aber nicht. Denn wir alle sind in der Ära der hochverarbeiteten Nahrungsprodukte aufgewachsen.

DER SUPERMARKT IST LEBENSGEFÄHRLICH

Es gibt einen Hauptgrund, warum es uns so schwerfällt, das Richtige zu tun: Wir leben in einer hochgradig ungesunden Ernährungsumwelt. Sie ist mit Absicht so gestaltet, dass basale Belohnungssysteme in unserem Gehirn gezielt ausgenutzt werden, um in uns ein Verlangen nach bestimmten Produkten zu erzeugen. Mit reiner Willenskraft können wir das kaum beherrschen.

Unsere Ernährung war nicht immer so. Stellen Sie sich eine Gruppe von Steinzeitmenschen vor, wie sie durch die afrikanische Savanne streifte. Wir vergegenwärtigen uns dieses Bild, weil der Mensch, also die Gattung *Homo*, 99,9 Prozent seiner Entwicklungsgeschichte als Jäger und Sammler lebte. Unser Verdauungssystem und gesamter Organismus sind deshalb an diese Lebensweise optimal angepasst. Menschen konnten damals nur essen, was gesund für sie war. In ihrer Umwelt gab es nur *artgerechte* Nahrung, an die sie seit Zehntausenden von Jahren angepasst waren. Sie mussten zwar als Kinder von den Älteren lernen, was genießbar und was giftig war, aber danach konnten sie essen, was die Umwelt hergab. Heute ist das völlig anders: Wir bewegen uns in einer Umgebung, die aus Produkten mit ungesunden Inhaltsstoffen besteht, die so designt sind, dass wir nie lange satt sind und immer mehr davon wollen. Während der Steinzeitmensch sich viel bewegen musste, um seine Nahrung zu finden, manchmal tagelang ohne Erfolg, ist heute jede Ecke unserer Umgebung voll mit hochkalorischen Produkten, die 24 Stunden am Tag zu haben sind. Machen wir uns noch einmal klar, dass sich der Mensch ca. 2,5 Millionen Jahre seiner Entwicklungsgeschichte nur von »Natur-nahrung« ernährte. Erst mit der Sesshaftwerdung vor ca. 10.000 Jahren veränderte sich unsere Ernährung grundlegend: Wir nahmen Milchpro-dukte, Getreide und Hülsenfrüchte verstärkt in unseren Speiseplan auf. Unsere Ernährung wurde immer einseitiger und bestand immer häufi-ger hauptsächlich aus wenigen Grundnahrungsmitteln wie Weizen und Mais. Mit der industriellen Revolution vor rund 200 Jahren veränderte sich unsere Ernährung nochmals in nie da gewesenem Ausmaß: Dank neuer Technologien konnten völlig neuartige *Nahrungsprodukte* herge-stellt werden. Frühstückscerealien, Softdrinks und Tiefkühlkost wurden im Laufe des 20. Jahrhunderts immer populärer, eine ganze Industrie entstand daraus. Wir nahmen immer mehr von diesen hochgradig verar-beiteten Nahrungsmitteln mit viel Zucker, minderwertigen Fetten, aus-gemahlenem Getreide und industriell hergestellten Zusatzstoffen in un-seren Speiseplan auf. Entwicklungsgeschichtlich sind diese 200 Jahre ein Wimpernschlag. Unser Verdauungssystem und unser Mikrobiom, die sich über Tausende von Jahren nur sehr langsam an die Umwelt adaptieren, hatten nicht annähernd genug Zeit, sich an die großen Mengen Fruktose, Öl und Salz, die wir heute essen, anzupassen.[10] Zu den Folgen für unsere Gesundheit gehören die oben erwähnten chronischen Krankheiten wie Übergewicht, Diabetes, Herz-Kreislauf-Erkrankungen und Krebs.[11] Wäh-rend die Menschheit die längste Zeit ihrer Entwicklung mit Nahrungs-knappheit und Hungersnöten kämpfte, haben wir es heute in weiten Tei-len der Welt mit einem Überangebot an Kalorien zu tun. Erstmals gibt es mehr übergewichtige (ca. 2 Milliarden) als untergewichtige Menschen.[12] Die World Obesity Federation schätzt, dass es 2035 bereits 4 Milliarden sein werden.[13]

Aber warum essen wir die Industrienahrung, wenn sie uns krank macht? Leider sind diese Produkte so gemacht, dass sie uns sehr gut schmecken. Gerade weil die Menschheit in ihrer frühen Geschichte immer unter Nahrungsknappheit litt, ist unser Gehirn evolutionär darauf ausgerich-tet, kalorienreiche Nahrungsmittel zu bevorzugen und ständig danach zu suchen. Auch Salz war stets knapp. Deswegen aktivieren Salz, Zucker und Fett die Belohnungszentren in unserem Gehirn und wir sind darauf programmiert, solche Lebensmittel zu suchen, schnell in uns hineinzu-stopfen und für schlechte Zeiten zu speichern.

Die Lebensmittelindustrie hat diese Mechanismen natürlich längst erkannt und designt ihre Produkte entsprechend. Eine milliardenschwere Branche aus Züchtern, Entwicklern, Testern, Händlern und Werbern ist darauf ausgelegt, hyperstimulierende Lebensmittel herzustellen, von denen wir nie genug bekommen können. Ein durchschnittlicher Supermarkt führt heute um die 12.000 Produkte, von denen die meisten in die Kategorie der ungesunden, hochgradig verarbeiteten Nahrungsprodukte fallen. Viele vegane, glutenfreie oder Fleischersatz-Produkte gehören übrigens ebenfalls in diese Gruppe.

Um Produkte zu designen, die in uns ein ständiges Verlangen erzeugen, werden alle Register gezogen. Die Raffinesse der Industrie ist grenzenlos. So entwickelt sie Produkte mit hohem dynamischem Kontrast, wie es sie in der Natur kaum gibt, auf die unser Gehirn aber sehr stark reagiert. Das sind Produkte, die zum Beispiel cremig und knusprig zugleich schmecken – etwa ein Keks mit Füllung oder Pizza mit geschmolzenem Käse. Wer kann da widerstehen?! Die Belohnungszentren in unserem Gehirn reagieren prompt: *Dopamin* wird ausgeschüttet und erzeugt ein Verlangen nach »mehr«. Im Handel werden die Produkte dann so platziert, dass wir sie nicht übersehen können. Sie stehen auf Augenhöhe an den prominenten Plätzen und triggern unser Dopamin-System, bevor wir gegensteuern können. Besonders wenn wir hungrig und gestresst einkaufen, sind wir machtlos.

Dabei hat die Lebensmittelindustrie nicht die Absicht, uns krank und dick zu machen. Aber unser Wirtschaftssystem funktioniert so, dass Konzerne ihren Investoren gegenüber zur Gewinnmaximierung verpflichtet sind. Die Quartalszahlen müssen stimmen, sonst wird der Laden dichtgemacht. Gesundes Essen ist schlecht fürs Geschäft. Mit unverarbeitetem Gemüse lässt sich kaum etwas verdienen. Es ist also keine große Verschwörung und es gibt in dem Sinne auch keine Schuldigen, auf die wir zeigen können. Es ist einfach das System, das so funktioniert. Diese Zusammenhänge sollten wir uns alle beim Einkauf klarmachen. Die Produkte in den Regalen werden so hergestellt, dass Aktionäre möglichst hohe Gewinne erzielen. Aus Sicht der Konzerne ist es sinnvoll, Produkte so zu kreieren, dass wir nie genug bekommen. Unsere Gesundheit spielt dabei im besten Fall eine untergeordnete Rolle. Dass viele der Produkte gesund aussehen, ist oft reines Marketing. Verbraucher benötigen also unbedingt Grundlagenwissen über eine gesunde Ernährung, wenn sie bewusste Kaufentscheidungen treffen wollen.

Was sollten Sie aus diesen Ausführungen mitnehmen? Vor allem eines: Es ist nicht Ihre Schuld, wenn es Ihnen schwerfällt, gesünder und in Maßen zu essen. Viele Menschen sind frustriert und machen sich Vorwürfe. Wenn Sie sich aber die beschriebenen Zusammenhänge klarmachen, fällt es Ihnen vielleicht leichter, mehr Mitgefühl für sich und andere zu entwickeln: Diesem machtvollen System zu widerstehen ist wirklich schwer. Ich finde diesen Zusammenhang unglaublich wichtig und werde in diesem Buch immer wieder darauf zu sprechen kommen, wie stark unser Verhalten von Reizen in der Umgebung bestimmt wird.

Aktuell garantieren die gesetzlichen Vorgaben nur ein Mindestmaß an Gesundheitsschutz und konkurrieren häufig mit wirtschaftspolitischen Interessen. Regelmäßig wird zu Recht der Ruf nach mehr politischer Steuerung laut. Viele Experten drängen darauf, die Qualität und den Zugang zu gesunder Ernährung durch politische Rahmenbedingungen zu verbessern. Vor allem auch, weil so alle Bürger Zugang zu gesunden Lebensmitteln bekommen, nicht nur die höher gebildeten und die mit mehr Ressourcen. Wie immer spielen Lobbys und Interessenverbände eine Rolle, dass so wenig passiert.

NIE WIEDER DIÄTEN!

Solange die Politik nicht die ausreichenden Rahmenbedingungen für eine gesündere Ernährung schafft und Konzerne und Händler starke Anreize haben, uns ungesunde Produkte zu verkaufen, müssen wir selbst aktiv werden, wenn wir gesund leben wollen.

Aber was sollen wir tun? Die gängigen Ratschläge lauten: Uns besser kontrollieren, und falls wir das nicht schaffen eine Diät machen, um die überschüssigen Pfunde wieder loszuwerden. Nach Angaben von Statista wollen 30 Millionen Deutsche abnehmen.[14] Die Diätindustrie boomt seit Jahrzenten. Wir werden ständig über alle Kanäle »informiert«, mit welchen Produkten, Diätbüchern und Erfolgsstrategien wir das endlich schaffen. Doch die restriktiven Maßnahmen, auf denen die meisten Diäten basieren, sind schwer durchzuhalten und führen häufig zu einem frustrierenden Jo-Jo-Effekt. Zwar suggerieren uns die beeindruckenden Vorher-Nachher-Bilder von Prominenten, dass auch wir in wenigen Wochen ähnliche Ergebnisse erzielen können. Doch die Realität sieht völlig anders aus. Die meisten Menschen sind nicht in der Lage, Diäten langfristig durchzuhalten. Und selbst wenn wir es schaffen, kurzfristig Gewicht zu verlieren, sind die Chancen hoch, dass wir es nach nur wenigen Monaten wieder zurückgewinnen,[15] und oft auch deutlich mehr. Aber das schreiben wir nicht den Diäten zu, sondern uns selbst. Schließlich gab es Tage, an denen wir nicht ganz konsequent waren.

Menschen glauben, dass die Hauptgründe, warum es ihnen nicht gelingt, gesünder zu essen, in fehlendem Durchhaltevermögen (46 Prozent) und fehlendem Willen (43 Prozent) liegen, wie eine Studie der Techniker Krankenkasse belegt.[16] Drei Viertel der US-Amerikaner glauben, dass Übergewicht aus mangelnder Selbstkontrolle resultiert. Auch Übergewichtige selbst glauben zu über 80 Prozent, dass fehlende Disziplin der Grund für ihr hohes Gewicht sei.[17]

Die Geschichte der Diäten ist aber nicht eine Geschichte der menschlichen Schwäche und des Scheiterns. Nein, im Gegenteil, sie ist ein Zeugnis großer menschlicher Motivation! Unzählige Menschen haben über Wochen und Monate Kalorien gezählt, verzichtet und strenge Gebote eingehalten. Immer und immer wieder. Dass sie mit Diäten nicht dauerhaft abnehmen konnten, liegt nicht an fehlender Willenskraft – sondern daran, dass Diäten die falsche Strategie sind, um nachhaltig erfolgreich zu sein. Diäten setzen permanente Willenskraft voraus. Willenskraft ist aber eine erschöpfliche kognitive Ressource.[18] Sie reicht einfach nicht aus, um fortwährend zu kämpfen und zu verzichten. Willenskraft und Motivation helfen uns zu Beginn, wenn wir motiviert mit einer neuen Diät loslegen. Und die ersten Tage und Wochen klappt es ja auch ganz gut. Doch dann müssen wir eine herausfordernde Aufgabe zu Hause oder im Büro meistern und – schwupps! – stehen wir plötzlich wieder an der Currywurst-Theke oder machen uns die Pizza heiß. Sobald wir unsere Aufmerksamkeit auf etwas anderes richten, müde oder gestresst sind, fallen wir in alte Muster zurück.

Es gibt eine andere Verhaltensstrategie, die nicht auf permanente Willenskraft setzt: Und das sind *gute Gewohnheiten*. Gute Gewohnheiten funktionieren nach einer Übungsphase ganz automatisch auch ohne Willenskraft und Motivation. Das ist ihre große Stärke. Ich komme darauf ausführlich im nächsten Kapitel zu sprechen.

Vergegenwärtigen wir uns an dieser Stelle noch einmal das Konzept von Diäten, um es dann endgültig für gescheitert zu erklären und für immer zu vergessen. Viele Diäten konzentrieren sich nur auf die kurzfristige Gewichtsabnahme anstatt auf langfristige Verhaltensänderungen. Kurzfristige Änderungen bringen aber langfristig nichts. Die Rückkehr zu alten Essgewohnheiten nach einer Diät führt dazu, dass auch das Gewicht schnell wieder steigt. So kommt es zu dem frustrierenden Jo-Jo-Effekt, der auch psychisch seine Spuren hinterlässt. Ein weiterer konzeptioneller Fehler von Diäten liegt darin, dass sie häufig sehr restriktiv sind. Sie erfordern große Veränderungen gegenüber der gewohnten Ernährung in kurzer Zeit. Große Veränderungen bei Lebensmittelwahl und Kalorienzufuhr durchzuhalten, erfordert aber enorm viel Willenskraft. Und wie eben beschrieben, ist eine Strategie, die auf reine Willenskraft setzt, langfristig nicht erfolgreich. Dazu kommt noch, dass Diäten oft unrealistische Erwartungen wecken und schnelle Erfolge versprechen. Eine gesunde Gewichtsabnahme erfordert aber immer Zeit, Geduld und eine nachhaltige Änderungen des Lebensstils. Und nicht zuletzt sind Diäten auch deswegen nicht erfolgreich, weil sie meist als Einheitslösungen für alle funktionieren sollen. Jeder Körper und Stoffwechsel hat aber unterschiedliche Anforderungen und Bedürfnisse und ein solcher Ansatz wird daher für viele nicht funktionieren. »Die Zeiten der Crash-Diäten sind vorbei«, ist daher auch das Fazit des erfahrenen Ernährungsmediziners und TV-Ernährungs-Docs Jörn Klasen. Ein Wissen, das sich immer mehr durchsetzt. Es ist an der Zeit zu erkennen, dass kurzfristige Änderungen langfristig niemals erfolgreich sein können.

Wenn Diäten also nicht funktionieren, was können wir dann tun? Vielleicht müssen wir einfach wieder lernen, mehr auf uns zu hören? *Intuitives Essen* und *Wohlfühlgewicht* sind im Moment in aller Munde. Das Konzept verspricht Essen ohne Regeln und Abnehmen ohne Verzicht. Intuitives Essen wurde bereits im Jahr 1995 von den beiden amerikanischen Ernährungswissenschaftlerinnen Evelyn Tribole und Elyse Resch entwickelt[19] und in den letzten Jahren medienwirksam in Deutschland aufgegriffen. Vielfach wird behauptet, wir müssten nur besser auf uns hören, wieder ein

Gefühl für echten Hunger entwickeln und einfach achtsamer sein – dann würden wir auch abnehmen und unserer wahres Wohlfühlgewicht finden. Gutes Kauen und maßvolles Essen sind selbstverständlich wichtige Elemente einer gesunden Ernährungsweise. Aber hier ist Vorsicht geboten: Menschen, deren Hormonregulation bei Blutzucker und Hunger seit Jahren, oft Jahrzenten, aus der Balance geraten ist, deren ungesunde Gewohnheiten fest etabliert sind und die – und das ist das Schlimmste – in einer hochgradig ungesunden Ernährungsumwelt leben, zu raten, sie müssten nur besser auf sich hören, ist im besten Fall naiv.

Nichts ist fataler, als in der heutigen Ernährungsumgebung auf Bauchgefühl und Intuition zu hören. Die Ernährungsindustrie nutzt ja gerade unser Bauchgefühl, das Zuckriges, Fettiges und Salziges bevorzugt, um uns die ungesunden Produkte anzudrehen. Slogans von Selbstliebe, Leichtigkeit, Lebensfreude und Wohlfühlgewicht hören sich verständlicherweise für viele gut an, gerade nachdem sie sich jahrelang mit restriktiven Diäten erfolglos gegeißelt haben. Mich macht zu viel Gerede über Selbstliebe und Achtsamkeit immer misstrauisch.

Intuition ist keine Strategie für den Anfang. Ein Feuerwehrmann oder eine Notfallsanitäterin kann nach viel Training und Erfahrung intuitiv entscheiden, was im Notfall zu tun ist. Das klappt aber nur, weil vorher alle Szenarien hundertmal trainiert wurden. Gute Intuition basiert immer auf vielen Datenpunkten, also auf Training und Erfahrung.[20] Intuition ist sozusagen nichts für Anfänger.

Deshalb ist es gerade zu Beginn einer Ernährungsumstellung keine gute Strategie, intuitiv vorzugehen. Menschen brauchen gute Gewohnheiten, damit sie gerade nicht intuitiv zugreifen. Zu Hause geht es vielleicht noch, aber sobald wir vor die Tür treten – sei es beim Supermarkt, bei der Tankstelle, beim Kiosk, beim Bahnhof oder bei der Kantine – sollten wir keinesfalls intuitiv essen. Das gilt ganz besonders, wenn wir unter Stress und Zeitmangel stehen. Das ganze Brimborium über intuitives Essen ist nur bedingt hilfreich. Wenig Menschen haben die Möglichkeit, einen Alltag voller Achtsamkeit und in sich Hineinhören zu leben. Stellen Sie daher mit guten Gewohnheiten langsam auf eine gesunde Ernährung um. Wer es geschafft hat, durch jahrelanges Üben einen gesunden Lebensstil zu entwickeln und zu verinnerlichen, kann dann auch wieder intuitiver vorgehen.

DIE MACHT DER GEWOHNHEITEN

Was wünschen Sie sich vom Leben? Einen erfüllenden Beruf? Eine glückliche Partnerschaft? Kinder? Ein schönes Haus? Viel Geld? Erfolg? Diese Frage kann nicht jeder aus dem Stand beantworten. Fest steht aber, wir alle wollen uns gut fühlen: satt, warm, sicher, geliebt und selbstverwirklicht. Und diese Bedürfnisse bestimmen unser Handeln. Der Psychologe Abraham Maslow ordnete sie in einer Pyramide an (siehe Grafik auf der nächsten Seite).[21] Nach seinen Überlegungen müssen erst grundlegende Bedürfnisse (wie nach Nahrung, Wasser und Sicherheit) befriedigt sein, bevor wir die Kapazität für höhere Bedürfnisse, wie soziale Bindungen, Anerkennung und Selbstverwirklichung, haben.[21] Sind unsere angeborenen psychologischen Bedürfnisse nach Kompetenz, Autonomie und Verbundenheit erfüllt,[22] erhöht das unsere Vitalität und Energie.[23]

Unsere langfristigen Ziele stehen im Alltag häufiger im Konflikt mit momentanen Bedürfnissen.[24] Wir möchten gerne den Donut essen, aber auch schlank und gesund bleiben. Wir würden gerne schwimmen gehen, müssen aber noch für das Examen lernen. Nicht selten wird ein solcher Konflikt von unserer tief verankerten Tendenz entschieden, dass wir den angenehmen Moment höher bewerten als die langfristigen Konsequen-

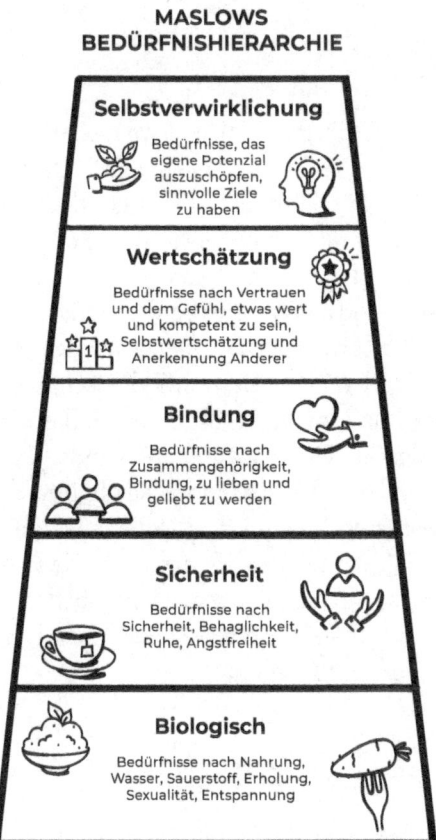

MASLOWS BEDÜRFNISHIERARCHIE

Selbstverwirklichung
Bedürfnisse, das
eigene Potenzial
auszuschöpfen,
sinnvolle Ziele
zu haben

Wertschätzung
Bedürfnisse nach Vertrauen
und dem Gefühl, etwas wert
und kompetent zu sein,
Selbstwertschätzung und
Anerkennung Anderer

Bindung
Bedürfnisse nach
Zusammengehörigkeit,
Bindung, zu lieben und
geliebt zu werden

Sicherheit
Bedürfnisse nach
Sicherheit, Behaglichkeit,
Ruhe, Angstfreiheit

Biologisch
Bedürfnisse nach Nahrung,
Wasser, Sauerstoff, Erholung,
Sexualität, Entspannung

Nach Maslow dominieren die Bedürfnisse
der niederen Hierarchieebenen die
Motivation einer Person, solange sie
unbefriedigt bleiben. Wenn diesen Bedürfnissen adäquat entsprochen wurde,
dann ziehen die Bedürfnisse der höheren
Ebenen die Aufmerksamkeit auf sich.

Aus: Gerrig, RJ. (2018). Psychologie (21. Aufl.).
Hallbergmoos: Pearson Deutschland (S. 454).

zen, die in der fernen Zukunft liegen. Das hat wahrscheinlich viel damit zu tun, dass wir so programmiert sind: In der Steinzeit, in der sich unsere Gehirne entwickelten, standen Bedürfnisse im Mittelpunkt, die kurzfristig belohnt werden, etwa sich vor Gefahren in Sicherheit zu bringen oder energiereiche Nahrung zu essen Bedürfnisse, die langfristige Strategien über mehrere Jahre oder gar Jahrzehnte erfordern, wie das Erreichen eines akademischen Abschlusses oder die Förderung der eigenen Gesundheit bis ins hohe Alter, gab es in der damaligen Lebenswelt nicht. Das moderne Leben aber enthält viele Konflikte zwischen kurzfristigen Bedürfnissen und langfristigen Zielen.

Kommen wir zurück zu der Frage nach dem guten Leben. Vielleicht beinhaltet die Antwort auch, nicht ständig in einem inneren Kampf mit sich selbst zu leben. Aber wie erreicht man langfristige Ziele wie Gesundheit, Ausgeglichenheit und Erfolg? Durch Motivation, Willenskraft, konkrete Teilziele und eine Portion Optimismus, so lautet die gängige Meinung.

MYTHOS WILLENSKRAFT

»Wir müssen nur wollen!« Willenskraft gilt als der ultimative Erfolgsfaktor. Daran, dass sie der Schlüssel zum Erfolg ist, glauben ähnlich viele Menschen wie an die Evolutionstheorie oder daran, dass sich die Erde um die Sonne dreht.[17] Mit anderen Worten: Es handelt sich um eine weit verbreitete und akzeptierte Realität. Wir glauben, dass wir die absolute Kontrolle über unser Verhalten haben und dass wir nur genug Motivation aufbringen müssten, um unsere Ziele zu erreichen. Deswegen nehmen wir uns notorisch viel zu viel vor: Wir kaufen überteuerte Mitgliedschaften in Fitnesscentern und gehen nicht hin,[25] buchen Online-Kurse, die wir nie besuchen,[26] und kaufen die günstige Großpackung an Süßigkeiten, die eigentlich einen Monat halten soll und die wir dann in einem Rutsch aufessen.[27] Sogar kleine Kinder werden schon mit dem Willens-Dogma bedrängt: Wir sagen ihnen, dass sie alles erreichen können, wenn sie sich nur genug anstrengen. Wir glauben sogar, dass wir gegen lebensbedrohliche Krankheiten mit reiner Willenskraft ankämpfen können. Kurz: Der Glaube an unsere Willenskraft ist tief in uns verankert.

Selbstkontrolle – Von der Fähigkeit, sich selbst zu regulieren

Manche Menschen schaffen es tatsächlich viel besser als andere, einem Donut zu widerstehen, ihr Leben zu managen, ihre Launen zu kontrollieren, nicht zu viel Alkohol zu trinken und ihre Versprechen einzuhalten. Von außen blicken wir neidisch auf solche Leute. Vermutlich haben sie einfach mehr Selbstkontrolle und Willenskraft als wir.

Was genau aber ist diese *Selbstkontrolle*? Es ist die Fähigkeit eines Menschen, Impulse und Emotionen bewusst kontrollieren zu können.[18, 29] Wer sich regulieren kann, dem fällt es leichter, sich im Sinne seiner langfristigen Ziele zu verhalten.[24, 17] Und Menschen unterscheiden sich in dieser Fähigkeit.[29] Wer über eine hohe Selbstkontrolle verfügt, zeigt in Studien gesündere Ess- und Sportgewohnheiten[30] und ist erfolgreicher in Schule und Beruf.[31]

Nichts veranschaulicht die Fähigkeit zur Selbstkontrolle besser als eine Studie mit niedlichen Vier- bis Fünfjährigen. Sie hat inzwischen Kultstaus erreicht und kam sogar in der Sesamstraße vor. Auch Sie haben bestimmt schon vom Marshmallow-Test gehört. Der amerikanische Persönlichkeitspsychologe, Walter Mischel, untersuchte an der Stanford Universität von 1967 bis 1973 in einer Serie von Studien die Selbstkontrolle (Fähigkeit zum Belohnungsaufschub) von Kindern im Vorschulalter. Der Aufbau der Untersuchungen war denkbar einfach. Die Kinder saßen vor einem Teller mit einem einzigen Marshmallow. Wenn sie es schafften, diesen nicht zu essen, bis der Versuchsleiter nach 15 Minuten zurückkehrte, würden sie zusätzlich ein zweites Marshmallow als Belohnung bekommen. Etwa 70 Prozent der Kinder konnten nicht widerstehen und schafften es nicht, auf die Belohnung zu warten.[32] Folgestudien viele Jahre später wiesen nach, dass die Kinder, die länger warten konnten, erfolgreicher im Leben waren, wie etwa in ihren schulischen Leistungen und sozialen Kompetenzen. Außerdem stellte sich heraus, dass die Kinder, die dem Marshmallow länger widerstehen konnten, 30 Jahre später weniger Körpergewicht auf die Waage brachten.[33]

Seit Kindertagen hören wir Geschichten über heroische Willenskraft. Wer etwas erreichen will, braucht Willen und Selbstkontrolle. Was dabei selten erzählt wird: Willenskraft ist erschöpflich.[18] Irgendwann ebbt sie ab oder wir richten sie auf etwas anderes. Dann fallen wir auf alte Muster zurück. Jeder, der schon einmal eine Diät gemacht hat, kennt es nur zu gut. Zunächst sind wir stark entschlossen und unserem Ziel verpflichtet. Mit viel Motivation und Willenskraft ziehen wir ein mehrmonatiges Ernährungsprogramm durch und nehmen tatsächlich einige Kilo ab. Aber dann passiert etwas. Eine berufliche Herausforderung, ein Urlaub oder einfach eine schlechte Phase – und wir fallen auf alte Muster zurück. Spätestens nach ein oder zwei Jahren kehren die meisten Diättreibenden zu ihren alten Ess- und Bewegungsgewohnheiten zurück. Und dann zeigt auch die Waage wieder das gleiche Gewicht an wie zuvor und oft sogar mehr.[15] Diäten funktionieren bei den meisten Menschen nicht, weil Willenskraft die falsche Strategie für dauerhafte Veränderungen ist: Der Schlüssel zu langfristigen Veränderungen sind gute Gewohnheiten.[34]

Zwei Arten zu handeln – Autopilot und Willenskraft

Vorsätze und Willenskraft funktionieren gut für einmalige oder seltene Handlungen: Einen Marathon laufen, einen Heiratsantrag machen, den Job wechseln oder eine Reise planen. Hier sind konkrete Vorsätze und spezifische Pläne äußerst effektiv und führen zum Ziel. Wer bei solchen einmaligen Anlässen eine Entscheidung getroffen und einen festen Vorsatz gefasst hat, tut in der Regel auch das, was er oder sie sich vorgenommen hat.[35] Aber bei Dingen, die wir regelmäßig im gleichen Kontext tun, wie frühstücken, Zähne putzen, zur Arbeit fahren, funktioniert unser Verhalten völlig anders. Hier tun wir nicht das, was wir uns vorgenommen haben, sondern das, was wir immer tun.[35]

Das lässt sich auch in Studien nachweisen.[35] Forscherin Wendy Wood von der University of Southern California war sehr erstaunt, als sie dies feststellte. Denn es widerspricht den gängigen Verhaltenstheorien und unserm Alltagserleben. Die Forscherin hatte 64 Studien zu dem Thema ausgewertet. Es zeigte sich, dass Willenskraft für einmalige oder seltene Vorhaben, wie eine Grippeimpfung oder eine Kursanmeldung, sehr gut funktionierte. Die Studienteilnehmenden taten das, was sie sich vorgenommen hatten. Völlig anders verhielten sie sich bei Dingen, die sie regelmäßig und häufig taten. Obwohl sie den Vorsatz hatten, ihren Abfall zu recyceln oder mit dem Bus zur Arbeit zu fahren, taten sie es nicht. Wenn sie es gewohnt waren, ihren Müll unsortiert wegzuschmeißen, taten sie dies weiterhin. Wenn sie normalerweise mit dem Auto zur Arbeit fuhren, taten sie dies auch weiterhin, obwohl sie sich vorgenommen hatten, öffentliche Verkehrsmittel zu nutzen.[17] Die Erkenntnis: Bei häufigen Verhaltensweisen spielen Vorsätze kaum eine Rolle für das, was wir tun.

Handlungen, die wir oft wiederholen, funktionieren also offensichtlich anders. Was zeichnet sie aus? Sie werden von Reizen in der Umgebung getriggert und laufen dann automatisch ohne unser Bewusstsein und ohne Willenskraft ab. Sie sind oft so geschmeidig in den Alltag integriert, dass wir sie häufig gar nicht bemerken. Sie fallen uns erst auf, wenn sie uns stören.

Halten wir fest: Menschen haben zwei grundlegende Arten zu handeln – aus Gewohnheit und mit Willenskraft.[36, 37] Es kann hilfreich sein, sich die zwei Arten wie zwei Systeme vorzustellen: das *Gewohnheitssystem* (»Autopilot«) und das *Willenskraftsystem* (»rationales Ich«). Die Handlungen aus dem Willenskraftsystem planen wir ganz bewusst und willentlich, wie die Fahrt zu einem unbekannten Ort, eine wichtige Kaufentscheidung oder die Angemessenheit des eigenen Verhaltens in einer schwierigen sozialen Situation. Solche Handlungen erfordern Konzentration und Aufmerksamkeit. Andere Handlungen, wie Autofahren, Zähneputzen oder Kaffee kochen, sind Gewohnheiten. Wir führen sie automatisch aus, ohne dass wir groß darüber nachdenken müssen. Sie sind Routinen, die wir regelmäßig im gleichen Kontext durchführen.

Zwei Arten zu handeln – Aus Gewohnheit oder mit Willenskraft

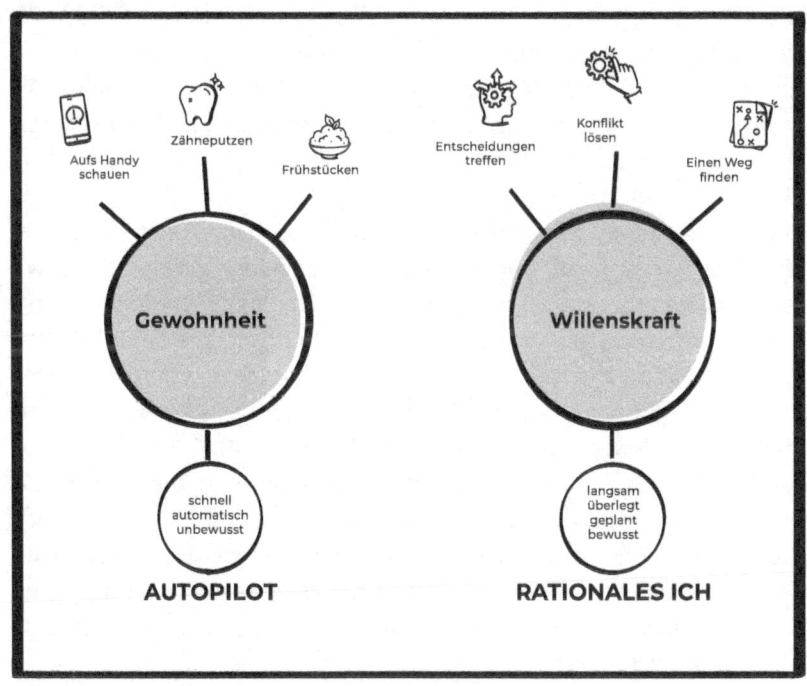

Ein Teil unserer Handlungen läuft schnell, automatisch und unbewusst ab, sie gehören zum Gewohnheitssystem (»Autopilot«), andere Handlungen sind überlegt, bewusst und geplant und sind dem Willenssystem zugeordnet (»rationales Ich«).

Da wir vor allem die willentlichen Handlungen bewusst wahrnehmen, haben wir die Illusion, dass wir fast alles in unserem Leben durch Entscheidungen und Willenskraft tun.[17] Wir überschätzen damit chronisch unsere Willenskraft und unterschätzen umgekehrt die Bedeutung und Häufigkeit von Gewohnheiten. Sie dringen einfach zu selten in unser Bewusstsein. Es fühlt sich fast so an, als führten sie ein verborgenes Dasein jenseits und unabhängig von uns.

Beide Arten zu handeln sind für unser Leben ungemein wichtig. Da Willenskraft aber begrenzt ist,[38] versucht unser Gehirn ständig Handlungen, die in der Vergangenheit gut funktioniert haben, an das Gewohnheitssystem zu übergeben, damit es ausreichend Kapazitäten für wichtige und unvorhergesehen Handlungen hat.

Auch wenn wir Gewohnheiten ändern wollen, brauchen wir beide Handlungssysteme: Durch bewusste, willentliche Entscheidungen wählen wir eine bestimmte Verhaltensweise aus und üben diese mithilfe von Vorsätzen regelmäßig. Mit der Zeit übernimmt immer mehr der Autopilot: Die Verhaltensweise wird zur Gewohnheit, für die wir dann, nach der Übungsphase, keine Willenskraft mehr benötigen.[39]

Die zwei Arten zu handeln weisen unterschiedliche Aktivitätsmuster in unserem Gehirn auf. Bildgebungsverfahren haben gezeigt: Wenn wir etwas Neues tun, sind der *präfrontale Kortex* und der *Hippocampus* aktiv, die für Entscheidungsfindung und kognitive Kontrolle zuständig sind. Bei Handlungen, die wir regelmäßig wiederholen, sind vor allem Hirnstrukturen in den *Basalganglien* beteiligt, die eine wichtige Rolle bei der Koordination von Bewegungen spielen (> Grafik auf S. 34).[40, 41] Aktivitäten in den Basalganglien sind uns in der Regel nicht bewusst zugänglich. Das bedeutet aber nicht, dass wir unsere Gewohnheiten gar nicht willentlich wahrnehmen können, denn es gibt Verbindungen zwischen den Regionen. Wir können uns Gewohnheiten in unser Bewusstsein »rufen« und dann auch wahrnehmen und analysieren.[42] Das ist insbesondere wichtig, wenn wir sie verändern wollen.

Vielleicht ist es bereits an dieser Stelle wichtig anzumerken, dass gute und schlechte Gewohnheiten nach den gleichen Mechanismen funktionieren. Unser Gehirn unterscheidet nicht zwischen ihnen. Erst unsere Ziele definieren, ob eine Handlung »gut« oder »schlecht« ist. Regelmäßig Sport zu treiben oder Zigaretten zu rauchen funktioniert auf der Verhaltensebene nach den gleichen Mechanismen, auch wenn langfristige gesundheitliche Folgen gegensätzlicher kaum sein könnten.[17] Wie können wir die beiden Arten zu handeln so nutzen, dass wir uns Gewohnheiten aneignen, die zu unseren Zielen passen?

Was machen erfolgreiche Menschen richtig?

Was macht der Nachbar anders, der beruflich erfolgreich ist, der Freund, der eine glückliche Ehe führt oder die Kollegin, die morgens joggt und früh ins Büro kommt? Erfolgreiche Menschen müssen nicht ständig überlegen oder sich überwinden. Sie tun einfach automatisch das Richtige, weil sie auch in den Bereichen gute Gewohnheiten haben, in denen sie uns anderen manchmal fehlen. Sie sind nicht unbedingt motivierter oder haben mehr Selbstkontrolle. Sie haben vor allem ihre Umgebung so eingerichtet, dass es ihnen leichtfällt, das Richtige zu tun.

Das haben Psychologen auch in einer Serie faszinierender Studien nachgewiesen:[30] Menschen, die jeden Tag laufen gehen, bei der Arbeit stundenlang konzentriert sind, bei Meetings alles dabeihaben und in der Kantine zum Salat greifen, haben nicht eine übernatürliche Willenskraft, all den Versuchungen des Alltags zu widerstehen.[43, 30] Sie müssen sich nicht jedes Mal zwingen und ständig kontrollieren – sie tun einfach, was sie immer tun. Sie gestalten ihr Leben grundsätzlich so, dass sie ohne Willenskraft und Selbstbeherrschung das Richtige tun.[24] Für diejenigen, die weniger günstige Angewohnheiten haben, erscheinen sie wie Helden. Die gute Nachricht aber ist, dass wir alle uns gute Gewohnheiten zulegen können.

Forschende untersuchten 2012 in Würzburg, wie Menschen mit Situationen umgehen, in denen ihr momentanes Bedürfnis mit ihren Zielen in Konflikt steht.[24] Zunächst sollten die Studienteilnehmer mittels verschiedener Fragen ihre grundsätzliche Fähigkeit zur Selbstkontrolle einschätzen. Dann bekamen sie ein spezielles Handy, das siebenmal am Tag piepte. Wenn das Signal ertönte, sollten die Testpersonen angeben, welches Bedürfnis sie gerade hatten. Die häufigsten Angaben dazu waren essen, schlafen, trinken und Mediennutzung. Die Teilnehmenden wurden dann gefragt, ob ihre Bedürfnisse mit einem Ziel in Konflikt standen – das war bei etwa der Hälfte der Situationen der Fall. So gaben die Teilnehmenden an, dass ihr Bedürfnis nach Schlaf mit ihrem Ziel, rechtzeitig bei der Arbeit zu erschienen, in Konflikt stand. Außerdem sollten die Teilnehmenden noch einschätzen, ob sie versucht hatten, ihren Wünschen zu widerstehen. Dann überprüften die Forschenden – und das ist das besonders interessante an der Studie –, ob diejenigen, die über ein hohes Maß an Selbstkontrolle verfügen, auch diejenigen sind, die in Konflikten zwischen Bedürfnissen und Zielen besonders gut widerstehen können. Das ist schließlich das, was Erfolg ausmacht, oder? Aber das war interessanterweise nicht das, was sie herausfanden: Sie stellten fest, dass diejenigen, die eine hohe Selbstkontrolle haben, über weniger Konflikte zwischen Wünschen und Zielen berichteten.[24] Das Fazit der Studie: Menschen, die eine hohe Selbstkontrolle haben, führen nicht ein Leben voller Verzicht, Selbstgeißelung und Kampf. Sie bringen sich einfach weniger in verführerische Situationen und haben daher weniger innere Konflikte.

Das zeigte sich auch in einer Metaanalyse, in der die Ergebnisse von 102 Studien mit insgesamt 32.648 Teilnehmern zusammengefasst wurden: Menschen mit guter Selbstkontrolle haben gute Gewohnheiten.[29] Sie nutzen ihre Fähigkeit zur Selbstkontrolle, um sich gute Gewohnheiten anzueignen. Sie haben Strategien, die ihnen helfen, Gewohnheiten auszubilden, indem sie zum Beispiel immer die gleichen Dinge am gleichen Ort tun.

Nun habe ich einige Forschungsarbeiten zitiert, um diesen wichtigen Punkt zu untermauern: Erfolgreiche Menschen schaffen es, alltägliche Dinge gewohnheitsmäßig auszuführen und ihre Konzentration und Willenskraft für die wirklich wichtigen Dinge aufzusparen.

»Unser Leben könnte ganz anders aussehen, wenn wir die neuere Forschung darüber, wie, wann und warum Gewohnheiten funktionieren, für uns nutzen würden«, schreibt Gewohnheitsforscherin Wendy Wood.[17] Wir müssen nur verstehen, wie Gewohnheiten funktionieren – dann können wir uns Healthy Habits aneignen und haben den Kopf frei für die Dinge, die wir überlegt und bewusst tun wollen.

WAS SIND GEWOHNHEITEN? DIE GRUNDLAGEN

Was sind Gewohnheiten eigentlich ganz genau? Forschende haben in ihren Studien unterschiedliche Definitionen verwendet, sich aber weitgehend darauf geeinigt, dass Gewohnheiten eine mentale Verbindung zwischen einem Auslöser und einer Verhaltensweise sind. Sie entstehen, wenn Handlungen eine Belohnung versprechen und im gleichen Kontext häufig wiederholt werden.[44, 36, 45] Gewohnheiten entwickeln sich langsam und sind dann robust gegen Veränderungen.[46]

Beispiele für Gewohnheiten sind: »Wenn ich um 18 Uhr nach Hause komme, esse ich Abendbrot« oder »Wenn ich Hunger verspüre, esse ich einen Apfel.« In diesen Fällen wäre die Belohnung, dass ich nach Abschluss der Handlung nicht mehr hungrig bin. Fall gelöst, das Gehirn speichert dieses Vorgehen als positiv ab. Durch Wiederholungen entstehen im Gehirn starke Verknüpfungen zwischen Auslöser und Handlung, die mit der Zeit die Ausführung der Handlungen automatisieren.

Gewohnheiten sind also automatisierte Lösungen für Bedürfnisse, die wir uns im Laufe des Lebens aneignen, weil sie in der Vergangenheit gut funktioniert haben. Viele erwerben wir bereits während unserer Kindheit und Jugend, aber auch als Erwachsene, sogar im Alter kommen ständig neue dazu. Gewohnheiten sind ungemein nützlich, weil sie uns helfen, Alltagsprobleme mit wenig Energie und Aufwand zu lösen. Ohne sie wäre das Gehirn mit unserem Alltag restlos überfordert. Routinen vermitteln uns ein Gefühl der Sicherheit, der Vertrautheit und des Könnens – manche behindern uns aber auch oder stehen unseren Zielen im Weg.

Gewohnheiten sind das halbe Leben

Wie hoch der Anteil von Gewohnheiten an unserem Verhalten ist, darüber streitet die Fachwelt. Natürlich hängt das von vielen verschiedenen Faktoren ab, wie unserer aktuellen Lebensphase oder unserem Beruf. Wer einen Vollzeitjob hat, hat etwas mehr Gewohnheiten als jemand, der Teilzeit arbeitet, und wer mit kleinen Kindern zusammenlebt, hat weniger Gewohnheiten als jemand ohne Kinder.[47]

Eine der meistzitierten Schätzungen zum Thema stammt von Gewohnheitsforscherin Wendy Wood. Sie stellte in einer Studie fest: *43 Prozent aller Verhaltensweisen sind Gewohnheiten.*[17, 48] Falls Ihnen das nun viel vorkommt, gehen Sie doch mal in Gedanken Ihren Alltag durch: aufstehen, duschen, Zähne putzen, anziehen ... 88 Prozent der täglichen Körperhygiene werden gewohnheitsmäßig ausgeführt, 55 Prozent der Aufgaben bei der Arbeit und 44 Prozent der Verhaltensweisen beim Sport.[17]

Auch unser Ernährungsverhalten ist stark von Gewohnheiten geprägt.[17] Wir essen jeden Tag mehrmals – und was wir häufig tun, wird automatisch zur Gewohnheit.[49] Was wir einkaufen, welche Gerichte wir kochen, wie und mit wem wir am Tisch sitzen – all das ist zum großen Teil Routine. Ich würde schätzen, dass bei mir selbst beim Thema Essen weit mehr als die durchschnittlichen 43 Prozent Gewohnheiten sind, wahrscheinlich sogar mehr als 80 Prozent: Ich kaufe immer in denselben Läden die gleichen Lebensmittel ein. Mein Frühstück sieht wochentags immer identisch aus und mittags koche ich meistens ein einfaches Gericht mit meiner Wokpfanne. Wie ist es bei Ihnen? Wahrscheinlich haben auch Sie viele Ernährungsgewohnheiten.

Vielleicht stellen Sie sich auch die Frage, ob es Menschen gibt, die mehr zu Gewohnheiten neigen als andere? Durch Literatur, Film und Alltagsverständnis zieht sich der Glaube, dass es impulsive Menschen gibt, die spontan und aus der Situation heraus reagieren, während sich andere sklavisch an Routinen halten, richtige Gewohnheitstiere sozusagen. Bisher gibt es nur wenige Studien, die untersuchen, welche Rolle die Persönlichkeit spielt. Gewohnheitsforscherin Wendy Wood ging auch dieser spannenden Frage nach und stellte überrascht fest: Die Persönlichkeit spielt für die Menge der Gewohnheiten kaum eine Rolle: Alle Menschen haben viele Gewohnheiten.[17] Impulsiv zu reagieren, chaotisch zu sein oder immer zu spät zu kommen, kann schließlich auch eine Gewohnheit sein. Und so haben auch Menschen, die glauben, keine Gewohnheiten zu haben, in Wahrheit jede Menge davon.

Amüsiert habe ich in dem Büchlein »Musenküsse« von Mason Currey von den täglichen Ritualen berühmter Künstler gelesen.[50] Auch sie scheinen sich in hohem Maße auf Gewohnheiten zu verlassen: Schriftsteller Günter Grass frühstückte stets in Ruhe zwischen 9 und 10 Uhr und arbeitete danach. Mittags machte er eine Kaffeepause und um 19 Uhr Feierabend. Maler Gerhard Richter steht um 6:15 Uhr auf und arbeitet bis zum Mittagessen, dann gibt es Joghurt, Tomaten, Brot, Olivenöl und Kamillentee. Schriftsteller Haruki Murakami steht bereits um 4 Uhr auf, um dann ohne Unterbrechung sechs Stunden zu arbeiten. Nachmittags geht er laufen oder schwimmen. Murakamis Kommentar dazu: »Ich halte mich täglich strikt an diesen Ablauf.« Der amerikanische Wissenschaftler und Erfinder Benjamin Franklin begann seinen Tag oft mit einem »Luftbad«, bei dem er nackt in einem geöffneten Fenster stand und frische Luft einatmete und der Philosoph Jean-Paul Sartre wird mit dem Kommentar zitiert: »Man kann auch ohne allzu viel Arbeit produktiv sein« ... »drei Stunden am Vormittag, drei Stunden abends. Eine andere Regel habe ich nicht.«[50]

Ähnliche Geschichten gibt es auch für andere erfolgreiche Menschen: Facebook-Gründer Mark Zuckerberg etwa ist bekannt dafür, dass er jeden Tag ein graues T-Shirt trägt, und Barack Obama, der 44. Präsident der Vereinigten Staaten, trug während seiner Amtszeit stets einen blauen oder grauen Anzug. Beide gaben dazu an, über den Tag so viele wichtige Entscheidungen treffen zu müssen, dass sie keine Zeit hätten, sich um ihr Outfit Gedanken zu machen.

Die Architektur von Gewohnheiten

Wer Gewohnheiten nutzen will, muss zunächst gründlich verstehen, wie sie funktionieren. Die Entstehung einer neuen Gewohnheit ist wie das Anlegen eines Trampelpfades: Beim ersten Mal ist das Durchkommen anstrengend und wir müssen darüber nachdenken, wo wir entlang wollen. Danach richten sich die Gräser wieder auf und der Pfad ist nicht mehr zu sehen. Auch beim zweiten und dritten Mal müssen wir uns sehr konzentrieren, den Weg zu finden. Aber nach einigen Malen ist bereits ein kleiner Pfad zu sehen und nach vielen Malen denken wir nicht mehr darüber nach. Wir gehen den gut ausgetrampelten Pfad und haben den Kopf frei für ganz andere Dinge.

Gewohnheiten sind immer nach der gleichen Struktur aufgebaut. Sie haben einen *Auslöser* (Hunger am Vormittag), auf den ein *Verhalten* folgt (Apfel essen) und dieses Verhalten ist mit einer *Belohnung* verbunden (frischer

Geschmack, Sättigung). Durch *Wiederholungen* wird daraus eine *Schleife*, die Auslöser, Verhalten und Belohnung fest miteinander verknüpft.

Die Gewohnheitsschleife

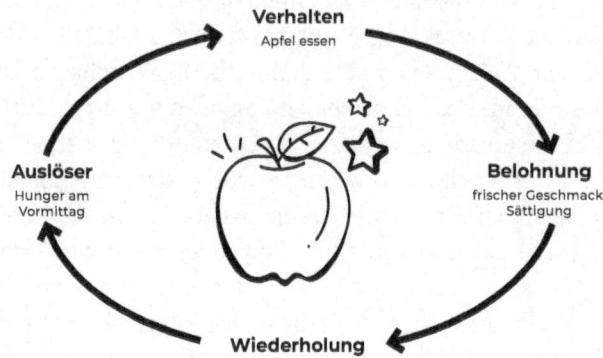

Die Gewohnheitsschleife läuft immer nach derselben Struktur ab. Ein Auslöser führt zu einem Verhalten. Die Verknüpfung von Auslöser und Verhalten entsteht, wenn sich die Gewohnheit gut anfühlt oder direkt anschließend belohnt wird.

Ein zentrales Prinzip dabei ist, dass Gewohnheiten nach einem *Wenn-Dann-Schema* funktionieren: »Wenn X auftritt, dann werde ich Y tun.« Als Auslöser kann fast alles dienen, zum Beispiel Hunger, Frösteln, ein Bedürfnis nach Zugehörigkeit oder auch eine bestimmte Uhrzeit. Auslöser sind wie *Anker*, die unsere Verhaltensweisen fest mit der Umgebung verbinden. Führt eine Verhaltensweise dazu, dass wir uns hinterher besser fühlen (Psychologen bezeichnen das als *Belohnung*), verknüpft unser Gehirn den Auslöser mit der Handlung. Es signalisiert durch bestimmte Botenstoffe (*Dopamin*), dass diese Verbindung abgespeichert werden soll, um sie bei nächster Gelegenheit zu wiederholen. Tritt der Auslöser erneut auf, werden wir die Handlung mit großer Wahrscheinlichkeit durchführen. So entsteht durch Wiederholungen eine fast unverwüstliche Gewohnheit. Immer wenn der Auslöser auftritt, führen wir die Handlung durch: Auslöser und Verhalten werden immer enger miteinander verknüpft. Der Auslöser verursacht mit der Zeit sogar ein regelrechtes *Verlangen* nach der Verhaltensweise. Das lässt sich auch neuronal an Dopaminausschüttungen nachweisen. Nach einigen Wiederholungen wird bereits Dopamin ausgeschüttet, wenn wir den Auslöser wahrnehmen. Bereits die Erwartung der Belohnung führt dazu – darauf gehe ich später noch einmal genauer ein.

Die Wenn-Dann-Struktur von Gewohnheiten

Auslöser ⚓	Gewohnheit 🎒	Belohnung ☺
Nachdem ich aufgestanden bin,	werde ich ein Glas Wasser trinken	und lächeln, damit ich mir die Gewohnheit einpräge.
Nachdem ich Mittag gegessen habe,	gehe ich 20 Minuten spazieren	und mache mir, während ich die Bürotür aufmache, klar, wie gut das tut.

Aus der Struktur folgt, dass für die Gewohnheitsbildung vor allem zwei Dinge wichtig sind: Ein offensichtlicher Auslösereiz und eine Belohnung während oder direkt nach der Handlung. Studien zeigen, dass Menschen, denen es gelungen ist, eine neue sportliche Routine zu entwickeln, einen stabilen Auslöser (zum Beispiel montags und donnerstags um 17 Uhr nach der Arbeit) und eine klare Belohnung (zum Beispiel währenddessen einen Podcast hören) hatten.[51]

Gerade wenn wir uns eine Verhaltensweise neu angewöhnen, sollte der Kontext, zum Beispiel Ort und Zeit, möglichst immer gleich sein. Wenn wir uns angewöhnen wollen, ein Wokpfannengericht mit viel Gemüse zu kochen, sollten wir das zu Beginn konsequent an bestimmten Tagen nach einer bereits etablierten Handlung (zum Beispiel Nachhausekommen) tun und möglichst immer dasselbe Rezept kochen. Je stabiler die Gewohnheit geworden ist, desto mehr kann sie variiert werden. Mit der Zeit ist immer weniger Motivation erforderlich. Die Gewohnheitsschleife läuft automatisch ab, der Kontext muss nicht mehr so stabil sein. Auch die Belohnung ist nicht mehr so wichtig wie zu Beginn, denn die Verhaltensweise selbst ist zu einer Art Belohnung geworden.

Hat sich eine Verhaltensschleife in unserem Gehirn gebildet, ist es schwer, sie zu ändern. Das ist die große Stärke von guten Gewohnheiten: Haben wir uns einen gesunden Lebensstil angewöhnt, behalten wir diesen ganz automatisch für immer bei.

Basalganglien – der Sitz von Gewohnheiten im Gehirn

Neurowissenschaftler versuchen zu verstehen, wie genau eine neue Verhaltensweise in unserem Gehirn zu einer Gewohnheit wird. Ann Graybiel vom Massachusetts Institute of Technology ließ einen Ton erklingen und daraufhin Ratten durch ein Labyrinth laufen, in dem ein Stück Schokolade versteckt war. Die Ratten irrten in dem Labyrinth umher, bis sie schließlich die Schokoladen fanden. Ann Graybiel und ihre Kollegen maßen die Gehirnaktivität der Tiere während des gesamten Vorgangs: Sie war in der Phase des Suchens stark erhöht.[52, 53] Mit der Zeit fanden die Ratten die Schokolade, die immer an derselben Stelle lag, schneller und schneller. In ihren Gehirnen änderte sich etwas. Zu Beginn waren Areale im *präfrontalen Kortex* aktiv, die für Entscheidungen und komplexe Denkprozesse zuständig sind. Später, als der Weg zu einer Gewohnheit geworden war, waren vor allem Areale in den *Basalganglien* aktiv. Die Hirne der Ratten, die den Weg zur Schokolade gelernt hatten, schalteten auf Sparflamme, sobald der Ton erklang und sich die Klappe zum Labyrinth öffnete. Ihre Gehirne hatten gelernt, dass nun eine Routinehandlung folgt. Im Gehirn wird vor allem der spezifische Anfang und das Ende einer Gewohnheit abgespeichert.[42]

Der Sitz von Gewohnheiten im Gehirn

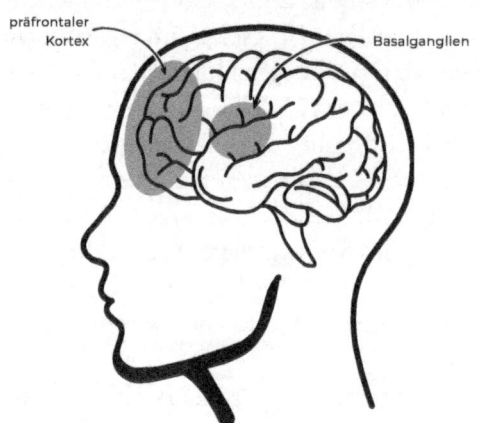

präfrontaler
Kortex

Basalganglien

Gewohnheiten werden im Corpus striatum (kurz Striatum), einem Teil der Basalganglien, abgespeichert. Bewusste Handlungen werden vom präfrontalen Kortex gesteuert.

Die *Basalganglien* sind verschiedene Zellkerne im Inneren des Gehirns, die unterhalb der Großhirnrinde sitzen. Sie sind eine Art Handlungsgedächtnis und speichern Bewegungsmuster, die wir häufig wiederholen. Haben wir einen Bewegungsablauf einmal erlernt, etwa laufen, Fahrrad fahren oder Klavier spielen, können wir ihn oft lebenslang abrufen, auch nach jahrelanger Pause. Sie kennen bestimmt die Metapher, etwas ist »wie Fahrrad fahren«. Prozesse, die in den Basalganglien ablaufen, sind uns nicht bewusst zugänglich. Deshalb sind Gewohnheiten durch bewusste Kontrolle auch so schwer zu verändern. Je routinierter ein Verhalten ist, desto weniger bewusst ist es uns. Wir registrieren dieses Verhalten immer weniger – und fragen uns im Anschluss: »Habe ich den Herd ausgeschaltet?« oder »Habe ich die Tür abgeschlossen?«. Wenn wir wollen, können wir uns Gewohnheiten ins Bewusstsein rufen, weil es Verbindungen zwischen den Arealen gibt.

Ann Graybiels Arbeitsgruppe fand auch heraus, dass einmal gelernte Verbindungen sehr lange vorhanden bleiben.[42] Nachdem die Ratten denselben Weg im Labyrinth wieder und wieder abgelaufen waren, legten die Forscher die Schokolade an eine andere Stelle. Die Ratten mussten sich jetzt wieder neu auf das Suchen und Lernen des Wegs konzentrieren. Nach einer gewissen Zeit legten die Forscher die Schokolade wieder an die alte Stelle – und interessanterweise konnten die Ratten die alte Route sofort wieder abrufen. Die Forscher schlussfolgerten: Gewohnheiten verschwinden eigentlich nie ganz. Wir können zwar neue starke Gewohnheiten entwickeln, aber die alten sind trotzdem noch da. Viele kennen das: Auch nach langer Zeit kann es sein, dass wir plötzlich wieder auf alte Verhaltensmuster zurückfallen.

Die Forschungen zeigen darüber hinaus: Handlungen werden vor allem dann zur Gewohnheit, wenn sie in uns ein gutes Gefühl auslösen. Hier kommt wieder der Aspekt der Belohnung ins Spiel. Das angenehme Gefühl entsteht durch die Ausschüttung von Dopamin (und anderen Botenstoffen). So verwundert es nicht, dass auch die Basalganglien zu den Regionen gehören, die Dopamin abgeben. Unser Gehirn unterscheidet nicht zwischen »guten« und »schlechten« Gewohnheiten, sondern merkt sich Verhaltensweisen, bei denen Dopamin ausgeschüttet wird, also Verhaltensweisen, die sich gut anfühlen.

Belohnungen spielen vor allem beim Erlernen von Gewohnheiten eine Rolle. Diesen Mechanismus untersuchten auch Nicole Calakos und ihre Mitarbeiter an der Duke University. Die Wissenschaftler trainierten Ratten einen Hebel zu drücken, um ein Leckerli zu bekommen. Nach sechs Tagen Training gaben sie den Tieren unbeschränkten und bedingungslosen Zugang zu den Leckereien. Damit entwerteten sie den Belohnungscharakter der Leckereien, denn die Ratten mussten nichts mehr dafür tun. Trotzdem drückten viele Ratten den Hebel, obwohl es ihnen nun keinerlei Vorteil mehr brachte. Es war für sie zu einer Gewohnheit geworden.[54] Die Ratten drückten sogar den Hebel, wenn Forscher die Leckerli so präparierten, dass sie bei den Ratten Übelkeit auslösten.[42] Das verdeutlicht, wie stark Routinen sind. Einmal etabliert, sind sie unverwüstlich – wir führen sie sogar dann aus, wenn sie uns schaden.

KLEINE VERÄNDERUNGEN MIT GROSSER WIRKUNG

Der Weg der kleinen Schritte

Ab heute mach ich alles anders – so haben Sie sich vielleicht Ihren Weg zur gesunden Ernährung vorgestellt. Aber große Veränderungen erreicht man am effektivsten in kleinen Schritten.[55] Die Ziele »Ich will mich gesund ernähren« oder »Ich will fitter sein« sind wichtige Vorhaben – aber viel zu umfassend und unkonkret, um sie im Alltag umzusetzen. Sobald die nächste Mahlzeit ansteht, greifen wir auf eingespielte Gewohnheiten zurück. Allzu oft lassen wir uns durch einen Impuls motivieren – ein inspirierendes Buch, einen charismatischer Redner, einen überzeugenden Freund oder den Beginn eines neuen Jahres. Dann wollen wir alles ändern und besser machen – und nehmen uns beschwingt viel vor: Ab jetzt nur noch Gemüse und drei Mal die Woche joggen. Solche Momente sind beflügelnd, aber das Hochgefühl wird nicht dauerhaft anhalten und daher nicht für lang anhaltende Veränderungen ausreichen. Hohe Motivation ist kein Dauerzustand, sondern eher eine Art Welle, die kommt und geht.[55]

Deshalb müssen wir bei guten Gewohnheiten nicht größer denken, sondern kleiner. Wir brauchen kleine Handlungen, die man auch an stressigen Tagen schafft. Diese Handlungen sollten nicht länger als wenige Minuten dauern. Sie sollten wirklich miniklein sein – microklein eben. Deshalb nenne ich sie *Micro Habits*. Wählen Sie immer die kleinstmögliche Handlungseinheit, die Ihnen noch sinnvoll erscheint. Das große Potenzial kleiner Schritte ist, dass Sie sehr schnell positive Veränderungen erleben werden. Sehr direkt und unmittelbar erfahren Sie, dass Sie etwas erreichen können. Micro Habits schaffen das Erleben, dass wir wirklich etwas ändern und durchhalten können. Sie entwickeln dadurch eine Eigendynamik, die weit über die eine kleine konkrete Handlung hinausgeht. Menschen, die erfolgreich den Weg der kleinen Schritte gehen, werden sicherer und trauen sich immer mehr zu. So führt etwas mehr Gemüse essen und weniger Chips am Abend über die Zeit zu einem gesunden Lebensstil. Die kleinen Erfolgserlebnisse helfen dabei, Änderungen anzugehen – auch in Bereichen, an die Sie sich vorher nicht herangetraut haben.

Wie kleine Gewohnheiten eine Aufwärtsspirale in Gang setzen

Vielleicht denken Sie aber auch: Das bisschen Spazierengehen oder Salatessen ... was soll das schon bringen? Wer ein paar Mal im Fitnessstudio war, ist deswegen nicht besser in Form oder wer einige Male eine Gemüsepfanne gekocht hat, wird deswegen nicht gesünder sein. So lassen wir diese Bemühungen oft wieder sein, weil wir den Eindruck haben, dass sie keine Ergebnisse erzielen. Und irgendwie stimmt das ja auch, wenn man die Handlungen einzeln betrachtet. Aber eben nur in der Momentaufnahme. Über die Zeit entfalten solche kleinen Handlungen eine große Wirkung. Einen Salat oder Burger zu bestellen, macht in der jeweiligen Situation keinen wesentlichen Unterschied. Aber wenn Tage zu Wochen und Jahren werden, summiert sich dieser kleine Unterschied enorm auf. Deutlich weniger Menschen wären übergewichtig, wenn sie jeden Tag etwas weniger essen und einige Schritte mehr tun würden.[56]

In vielen Bereichen des Lebens, darunter Bildung, Gesundheit und Finanzen, zeigen sich die Auswirkungen unserer Handlungen oft mit Verzögerung. Häufig sind die Verläufe eher exponentiell als linear. Am Anfang sehen wir kaum eine Wirkung, aber je länger wir durchhalten, desto größer wird der Effekt. Irgendwann ist er sogar deutlich größer, als wir erwartet hatten. Aber das kann Monate, manchmal Jahre dauern. Auf der Verhaltensebene bedeutet das, dass wir dranbleiben müssen, auch wenn wir lange Zeit keine Veränderung wahrnehmen. Das ist schwer, weil wir ohne direktes Feedback auskommen müssen. Auch deswegen ist es so hilfreich, das Augenmerk auf das Erreichen des jeweiligen kleinen Schritts zu lenken (»Ich esse heute Mittag ein Wokpfannengericht mit viel Gemüse«) und die großen Ziele (»Ich will schlank sein«) mehr in den Hintergrund rücken zu lassen.

Kennen Sie den *Zinseszins-Effekt*? Er ist eine der wichtigsten Strategien bei der Vermögensbildung: Investiertes Kapital generiert Erträge, die wiederum eigene Erträge erwirtschaften. Es entsteht ein exponentielles Wachstum, das gerade über längere Zeiträume enorme Effekte erzielt. Genauso entwickeln auch gute Gewohnheiten ihren Effekt vor allem über die Zeit. »Gewohnheiten sind der Zinseszins der Selbstoptimierung«, schreibt Gewohnheitsexperte James Clear in »Die 1%-Methode«, »genau wie sich Geld durch Zinseszinsen vermehrt, vervielfachen sich die Auswirkungen Ihrer Gewohnheiten, wenn Sie diese wiederholen.«[57] Das gilt natürlich auch für schlechte Gewohnheiten: Wenn Sie heute einen zu teuren Pullover kaufen oder Pommes essen, hat das wenig Bedeutung für Ihre Altersvorsorge oder Ihr Gewicht. Wenn Sie diese Handlungen aber viele Male wiederholen, dann haben sie eine sehr deutliche Wirkung. Erfolg oder Misserfolg sind meistens das Ergebnis vieler kleiner Handlungen.

Kleine Handlungen entwickeln ihre Wirkung über die Zeit

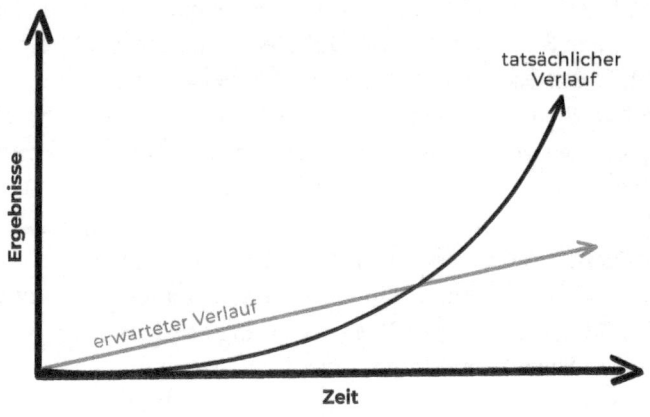

Mit kleinen Veränderungen lässt sich Schritt für Schritt eine regelrechte *Aufwärtsspirale* in Gang setzen, mit der wir über die Zeit unser ganzes Leben verändern können. Wer mehr Gemüse isst und mehr Wasser trinkt, fühlt sich fitter und hat mehr Lust, sich zu bewegen. Mehr Bewegung führt zu besserem Schlaf und mehr Schlaf zu mehr Ausgeglichenheit. Das wiederum hat einen positiven Einfluss auf unsere Beziehungen. Und so weiter – Sie verstehen, was ich meine. Bereits wenige Micro Habits setzen eine Aufwärtsspirale in Gang und verstärken sich gegenseitig positiv. Sie beeinflussen nach und nach unser ganzes Leben und haben langfristig erstaunliche Effekte auf unser Wohlbefinden.

Die Aufwärts- und Abwärtsspirale von Gewohnheiten

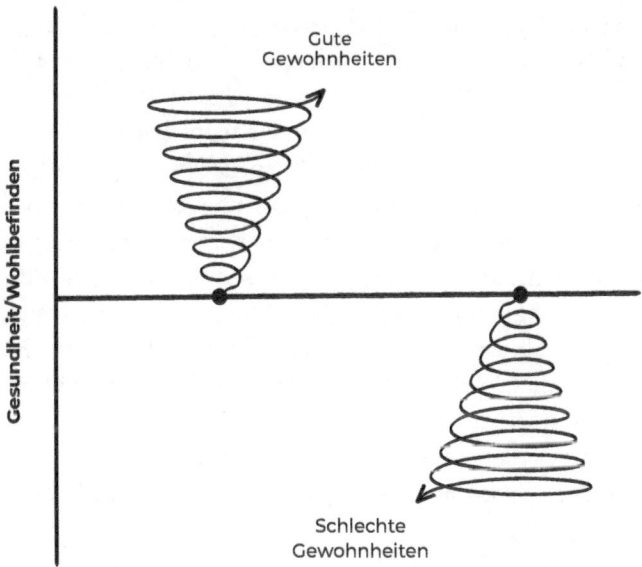

Healthy Habits schaffen das Erleben, dass wir wirklich etwas ändern und durchhalten können. Sie entwickeln eine Eigendynamik, weil eine kleine Handlung zur nächsten führt. Über die Zeit wird ihr Effekt auf unser Wohlbefinden immer größer und sie erzeugen eine Art Aufwärtsspirale. Schlechte Gewohnheiten setzen dagegen über die Zeit eine Abwärtsspirale in Gang.

Schlechte Gewohnheiten tragen dagegen zu einer Abwärtsspirale bei. Jemand isst zum Beispiel eine große Portion Süßes oder Salziges, um sich besser zu fühlen. Aber dann fühlt er sich schlecht, weil er so viel Junkfood gegessen hat. Dann isst er noch mehr Süßigkeiten und fühlt sich noch schlechter. Daraus entstehen weitere negative Konsequenzen. Er legt an Gewicht zu und fühlt sich so zu unwohl, um zum Sport zu gehen. Als Ausgleich spielt er Videospiele und geht häufig zu spät ins Bett. Auch seine Freunde sieht er immer weniger. Es entsteht ein fataler Teufelskreis, der durch Scham- und Schuldgefühle immer weiter angeheizt wird. Diese Abwärtsdynamik schlechter Gewohnheiten gilt es umzudrehen. Sobald wir beginnen, uns durch kleine Handlungen positiv zu ändern, dreht sich der Trend. Wir erleben, dass unser Handeln einen positiven Einfluss hat. Und das Gute ist, eine Aufwärtsspirale kann an jedem Punkt beginnen.

Gewohnheiten prägen unsere Identität

Handlungen, die zu Gewohnheiten werden, gehen uns nach und nach in Fleisch und Blut über und fühlen sich als Teil von uns selbst an. Daher spielen sie auch eine wichtige Rolle für unsere *Identität*.[58] Unsere Identität ist das Selbstkonzept, das wir von uns selbst haben. Es setzt sich aus vielen Facetten zusammen, wie Selbstzuschreibungen, Überzeugungen, autobiografischen Erinnerungen und Emotionen,[58] und ist eine Art Erzählung, die wir über uns selbst haben. Wenn wir unsere Gewohnheiten nach und nach gestalten und ändern, wird das auch Auswirkungen auf unsere Identität haben. Bisher gibt es erst wenig Forschung zum Thema. Studien zeigen aber, dass unsere Identität unser Handeln bestimmt und unser Handeln unsere Identität. Wer sich selbst als gesunder Esser definiert, isst auch tatsächlich gesünder.[59] Und Handlungen, die mit unserem Selbstkonzept übereinstimmen, fallen uns leichter und wir erleben sie als angenehmer.[59] Es ist aber nicht so, dass zwangsläufig jede Gewohnheit auch mit unserer Identität übereinstimmen muss.[58] Es ist möglich, dass wir uns für umweltbewusst halten, aber nicht immer so handeln. Solche Diskrepanzen erzeugen allerdings eine gewisse innere Spannung. Wir verfügen über zahlreiche psychologische Mechanismen, um diese Spannung zu reduzieren.[60] Die meisten wissen zum Beispiel, dass eine schlechte Ernährung negative gesundheitliche Konsequenzen hat. Aber wir sagen uns »Ein Burger wird schon nicht so schlimm sein« oder »Man muss sich auch mal was gönnen« oder »Heute habe ich keine Zeit mich darum zu kümmern«.

Wenn wir unser Verhalten ändern wollen, können wir von der angestrebten Identität aus denken und uns zu fragen: »Was für ein Mensch will ich sein?«

Im nächsten Schritt überlegen wir, welche Handlungen einen solchen Menschen auszeichnen. Zum Beispiel könnten wir uns im Bereich Ernährung oder Bewegung immer fragen: »Was würde ein gesunder Mensch tun?« Sicher nicht die ganze Flasche Cola trinken, sondern zum Wasser greifen, und nicht den Fahrstuhl nehmen, sondern die Treppe laufen. So leiten wir von der angestrebten Identität ab, was wir im Einzelnen tun können, um uns dieser Identität in kleinen Schritten anzunähern. Jedes Mal, wenn wir eine Handlung ausführen, ist das im Grunde ein Votum dafür, wer wir sein wollen[57] – und mit der Zeit werden wir dann tatsächlich zu dieser Person.

Je besser unsere Ziele, unsere Identität und unsere Gewohnheiten zusammenpassen, umso besser fühlen wir uns. Wenn das, was wir tun (Gewohnheiten) mit dem harmoniert, was wir sein wollen (Ziele) und was wir glauben zu sein (Identität), dann erleben wir ein Gefühl der Kohärenz und Sinnhaftigkeit. Wenn unsere Handlungen und unsere Selbstüberzeugungen hingegen im Widerspruch zueinander stehen, kann das zu Unzufriedenheit, inneren Konflikten und beeinträchtigtem Wohlbefinden führen.

Gute Gewohnheiten machen glücklich und frei

Wer weiß, wie man gute Gewohnheiten etabliert, kann alles erreichen. Nach einer Gewöhnungsphase laufen Gewohnheiten im Autopiloten ohne Willenskraft und ohne Nachdenken. »Set and forget« – das ist das Prinzip und die Stärke von Gewohnheiten. Sie funktionieren auch, wenn wir faul, müde oder gestresst sind. Wir tun einfach automatisch das Richtige. Führen Sie sich vor Augen, welches große Potenzial darin liegt, das Richtige ohne große Anstrengung zu tun und den Kopf frei zu haben für die wirklich interessanten und wichtigen Dinge.

Gerade unser Gesundheitsverhalten – vor allem in den grundlegenden Bereichen Ernährung, Bewegung, Schlaf und Stressmanagement – sollten wir unserem *Gewohnheits-Ich* übertragen. Wir müssen dann nicht mehr darüber nachdenken, was wir essen, wann wir schlafen und wie wir uns bewegen. Unsere guten Gewohnheiten regeln das für uns. Wenn wir in diesen Bereichen noch keine guten Gewohnheiten haben, sollten wir uns diese aneignen. Wie Sie das tun, erkläre ich Ihnen in den nächsten Kapiteln. Übergeben Sie in Sachen Gesundheit an den Autopiloten und haben Sie den Kopf freier für andere wichtige Dinge in Ihrem Leben, wie Kindererziehung, Ihre Beziehungen, neue Aufgaben im Beruf, Umweltschutz oder Reisen. Es gibt so viele Bereiche in unseren modernen Leben, die komplex und uneindeutig sind. Für diese Bereiche brauchen wir unsere ganze Aufmerksamkeit, unsere Willenskraft und unser bewusstes Handeln.

Ein von guten Gewohnheiten durchdrungenes Leben ist ein besseres Leben, weil wir uns sicherer, freier und glücklicher fühlen. Erstens reduzieren Gewohnheiten Unsicherheiten und geben uns ein Gefühl der Kontrolle. Und zweitens schaffen sie mehr Freiräume, sodass wir das tun können, was wir tun wollen. Durch gute Gewohnheiten werden Sie »zu einer unkomplizierteren und ganzheitlicheren Lebensweise finden«, schreibt dementsprechend auch Gewohnheitsexpertin Wendy Wood.[17]

Ob wir uns zufrieden fühlen, hängt also wesentlich davon ab, ob unser Leben von guten Gewohnheiten durchzogen ist, etwa dem regelmäßigen Abendessen mit Freunden, einem aufgeräumten Büro oder einem Spaziergang am Abend. Menschen sind am glücklichsten und gesündesten, wenn es eine optimale Passung zwischen ihnen und ihrer Umwelt gibt[28] – gute Gewohnheiten stellen diese Passung her. Beim Gärtnern, Schreiben, Wandern, Malen, Fischen und Kochen können wir einen Zustand des konzentrierten Fließens erleben, in dem wir Raum und Zeit vergessen und der von Menschen als sehr angenehm beschrieben wird. Psychologen nennen diesen Zustand *Flow*.[61] Die richtigen Gewohnheiten sind ein oft unterschätzter Ausgangspunkt für den Zustand von Flow-Erleben.[17] Tätigkeiten der Routine und des Könnens bilden die Grundlage dafür, dass wir uns vollständig in eine anspruchsvolle Aufgabe vertiefen können. Gute Gewohnheiten können bei jedem Menschen die Hingabe für Musizieren, Schreiben oder kreatives Kochen entfachen oder wiederbeleben.

Dass Gewohnheiten uns glücklich machen, lässt sich auch wissenschaftlich belegen. Die Psychologin Samantha Heintzelman zeigte im Rahmen einer Studie mit dem Titel »Routines and Meaning in Life«, dass Menschen ihr Leben dann sinnvoll vorkam, wenn sie gerade etwas taten, das zu ihren Routinen gehörte.[62] Menschen mit mehr Gewohnheiten empfanden ein höheres Maß an Bedeutung und Sinnhaftigkeit in ihrem Leben. Die Studie deutet darauf hin, dass Routinen nicht nur funktionale Vorteile bieten, sondern auch dazu führen, dass wir unser Leben als bedeutsamer erleben.

Älter, weiser und zufriedener

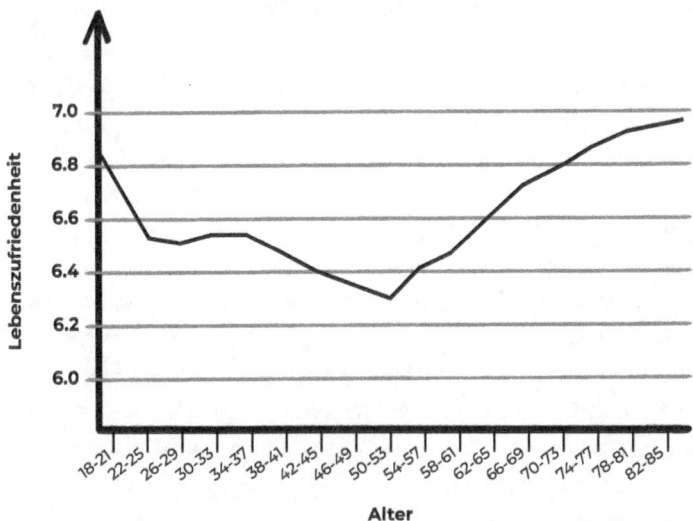

Mit zunehmendem Alter fühlen sich Menschen besser. Daten aus Stone et al. (2010).[63]

Eine US-Studie mit 340.000 älteren Menschen zeigte, für mich etwas überraschend, dass das Gefühl von Zufriedenheit im Alter zunimmt: Ab einem Alter von 65 Jahren gibt es einen deutlichen Aufwärtstrend.[63] Interessant daran ist für mich, dass Menschen, die sich in meiner Altersspanne befinden, am wenigsten Wohlbefinden berichten. In der Lebensmitte kumulieren oft verschiedene Belastungen und Herausforderungen, wie beruflicher Stress, familiäre Verpflichtungen mit noch kleineren Kindern, finanzielle Belastungen und die Pflege von gebrechlicher werdenden Eltern, und oft auch persönliche Krisen. Ältere Menschen ab 65 Jahren haben häufig weniger Verpflichtungen und im Laufe ihres Lebens eine bessere Passung zwischen Erwartungen, Verhalten und Umwelt hergestellt.

Gewohnheiten reduzieren also das Gefühl von Unsicherheit und fördern das Erleben, dass unsere Erfahrungen zusammenhängend und vorhersehbar sind.[17] Menschen mit guten Gewohnheiten fühlen sich nicht nur besser, sie leben sogar auch länger.[64] Die Sorge mancher Menschen, Gewohnheiten würden uns zu »Robotern« machen, halte ich daher nicht nur für unbegründet, sondern auch für falsch. Wer gute Gewohnheiten hat, ist freier, weil er in weniger Konflikten mit sich und anderen verwickelt ist.

AUF EINEN BLICK –
DIE MACHT DER GEWOHNHEITEN

- Selbst wenn wir wissen, was richtig ist, tun wir es noch lange nicht, da unser Verhalten stark von der Umgebung beeinflusst wird.
- Wir leben in einer hochgradig ungesunden Ernährungsumgebung. In Supermarkt, Imbiss und Kantine sind rund um die Uhr ungesunde Nahrungsprodukte zu haben, die so designt wurden, dass sie in uns ein ständiges Verlangen nach mehr erzeugen.
- In der Folge sind 60 Prozent der Menschen in Europa übergewichtig. Seit Jahrzehnten haben Menschen versucht, durch Diäten Gewicht zu verlieren. Meistens ohne dauerhaften Erfolg.
- Gute Gewohnheiten sind der Weg, um langfristig gesund zu leben. Sie funktionieren nach einer Übungsphase auch ohne Willenskraft und Motivation.
- Gewohnheiten sind eine mentale Verbindung zwischen einem Auslöser und einer Verhaltensweise. Wenn Handlungen eine Belohnung versprechen und im gleichen Kontext häufig wiederholt wurden, entsteht eine Gewohnheit. Sie laufen weitgehend automatisch ab, ohne dass wir groß darüber nachdenken müssen. Unser Verhalten besteht ungefähr zur Hälfte aus Gewohnheiten.
- Jeder kann sich gute Gewohnheiten angewöhnen. Am erfolgreichsten ist es, in kleinen Schritten vorzugehen. Nach einer Gewöhnungsphase sind gute Gewohnheiten fast unverwüstlich.
- Kleine Gewohnheiten entwickeln ihre Wirkung vor allem über die Zeit. Bereits wenige kleine Veränderungen haben einen enormen Effekt und setzen eine Aufwärtsspirale in Gang.
- Guten Gewohnheiten machen glücklich und frei, weil sie uns Freiräume für die Dinge eröffnen, die wir ohne gute Gewohnheiten nicht schaffen.

GEWOHN-HEITEN GESTALTEN – DIE VIER PRINZIPIEN DES HABIT DESIGNS

In diesem Kapitel geht es darum, zu verstehen, wie Gewohnheiten genau funktionieren. Aufbauend auf diesem Wissen, können Sie Ihre Gewohnheiten gezielt gestalten. Wie wir im vorherigen Teil gesehen haben, sind Verhaltensweisen immer nach der gleichen Struktur aufgebaut: Sie haben einen Auslöser (Hunger), auf den das Verhalten folgt (Apfel essen) und dieses Verhalten ist mit einer Belohnung verbunden (frischer Geschmack, Sättigung). Wird diese Abfolge häufig wiederholt, entsteht eine Gewohnheit. Von den Elementen der Gewohnheitsschleife (Auslöser – Verhalten – Belohnung – Wiederholung) lassen sich Strategien ableiten, die wir brauchen, um uns gute Gewohnheiten anzueignen oder schlechte loszuwerden.

#1 MICRO – ALLER ANFANG IST KLEIN

Die erste Regel der Gewohnheitsbildung lautet, klein anzufangen – auch wenn Sie gerade extrem motiviert sind und Bäume ausreißen könnten. Wählen Sie die *kleinstmögliche* Verhaltenseinheit, die Ihnen noch sinnvoll erscheint. Das Ziel »mehr Obst und Gemüse zu essen«, könnten Sie zum Beispiel kleiner machen und zunächst immer vormittags, wenn Sie Hunger bekommen, einen Apfel essen.

BEISPIELE Handlungen klein machen

▸ »Mehr Wasser trinken« wird zu »Jeden Morgen eine Karaffe Wasser auf meinen Schreibtisch stellen«

▸ »Beweglicher werden« wird zu »Jeden Morgen einen Sonnengruß machen«

▸ »Mehr Sport« wird zu »Jeden Morgen zwei Push-ups machen«

▸ »Mehr Gemüse essen« wird zu »Etwas Brokkoli (oder ein anderes Gemüse) klein schneiden und zu meinem üblichen Gericht kochen«

▸ »Eine bessere Beziehungen haben« wird zu »Meinem Partner jeden Morgen etwas Freundliches sagen«

▸ »Jede Woche ein Buch lesen« wird »Jeden Tag eine Seite lesen«

Wer zu groß anfängt, hat ein hohes Risiko zu scheitern. Deswegen empfehle ich gerade zu Beginn die *2-Minuten-Regel* anzuwenden.[57] Brechen Sie Ihre Ziele auf konkrete Handlungen herunter, deren Ausführung nicht länger als zwei Minuten dauern. Etwas, das so wenig Zeit in Anspruch nimmt, können wir immer direkt tun – auch, wenn wir eigentlich keine Zeit haben.[65] Das ist die große Stärke der 2-Minuten-Regel: Die Handlung ist so kurz, dass sie praktisch nicht durchbrochen werden kann. So schaffen wir es selbst in stressigen Zeiten, unsere Healthy Habits durchzuführen. Auch dann, wenn etwa unvorhergesehen ein neuer Kollege eingearbeitet, ein großer Projektantrag geschrieben, ein Familienmitglied gepflegt werden muss.

Gewöhnung steht immer vor Optimierung. Habit-Erfolgsautor James Clear empfiehlt »The art of showing up« zu praktizieren: Es geht zunächst nur um *die Kunst, einfach anzufangen*. Denn ist eine neue Handlung über viele Wiederholungen erst einmal in unser Leben integriert, fällt es viel leichter, sie auszuweiten. Aus zwei Push-ups werden mit der Zeit zehn, aus einer Buchseite pro Tag werden zwanzig Seiten usw. Oft sind wir zu sehr auf ein Ergebnis fokussiert. Aber die großen Ziele, gesünder essen oder sportlicher werden, dürfen in den Hintergrund rücken. Zunächst geht es nur darum, eine Scheibe Gurke zu essen oder sich auf die Yogamatte zu begeben und einen Sonnengruß zu machen. Jedes noch so große Lebensziel lässt sich auf sehr kleine Verhaltenseinheiten herunterbrechen. James Clear berichtet in seinem Blog von einem Leser, der wieder regelmäßig ins Fitnesscenter gehen wollte. Er sagte zu sich selbst: »Du gehst mit deinen Sportsachen hin und bleibst für mindestens zehn Minuten im Club, danach kannst du nach Hause gehen, wann immer du willst. Du musst nur diese zehn Minuten durchhalten.« Das wirkte Wunder. Schnell blieb er auch länger und hat es tatsächlich geschafft, wieder regelmäßig und gerne zum Sport zu gehen.

Veränderungen sind immer anstrengend, weil sie gerade zu Beginn Konzentration und Aufmerksamkeit erfordern. »Jegliche Art von Veränderungen im Fühlen, Denken und Handeln muss im Gehirn mit Veränderungen in neuronalen Netzwerken, genauer mit Abänderungen synaptischer Kontakte einhergehen«, schreibt der Neurowissenschaftler Gerhard Roth.[66] Veränderungen sind deswegen kurzfristig »stoffwechselphysiologisch teuer«. Wir erleben sie als Belastung, manchmal sogar als Angst. Aber nach einer Übergangszeit erfordern die neuen Verhaltensweisen kaum noch Energie. Wir haben neue Gewohnheiten ausgebildet, die automatisch und ohne viel Willenskraft ausgeführt werden.

Es geht zunächst nur darum, eine kleine Veränderung fest im Alltag zu verankern. Damit haben Sie den wichtigsten Teil bereits geschafft. Die Ausweitung und Vergrößerung der Gewohnheit ist dann vergleichsweise einfach. Wer es geschafft hat, einmal die Woche ein Gericht mit Gemüse zu kochen, dem wird es leichter fallen auch zweimal oder irgendwann mehrmals die Woche zu kochen. Wer es geschafft hat, zwei Mal die Woche zehn Minuten Joggen zu gehen, dem wird es leichtfallen auch länger oder öfter joggen zu gehen.

Das Prinzip der kleinen Schritte, wenden Sie auch an, wenn Sie eine schlechte Gewohnheit loswerden wollen. Nehmen Sie sich nur einen kleinen Aspekt vor. Niemand wird von heute auf morgen seine komplette Ernährung umstellen können. Wählen Sie ein oder zwei kleine ungewünschte Verhaltensweisen aus. Ungesunde Verhaltensweisen können Sie reduzieren oder ersetzen – etwa weniger Wurst essen oder das Croissant durch Müsli ersetzen. Oft scheint es uns unmöglich, Dinge für immer aufzugeben. Zucker ohne Kaffee, Vollkornbrot statt Toastbrot? Unmöglich! Deswegen kann es hilfreich sein, den Zeitraum zu verkürzen, für den wir uns etwas vornehmen. Also erst mal für drei Tage die Wurst weglassen, anstatt für immer. Und dann den Zeitraum ausdehnen. Wer drei Tage geschafft hat, schafft meistens auch sieben und nach einer Woche schaffen wir auch zwei ...

BEISPIELE Schlechte Gewohnheiten loswerden in kleinen Schritten

▶ Essen Sie an einem Tag in der Woche ein Gericht mit viel frischem Gemüse, statt Fertigkost aufzuwärmen.

▶ Essen Sie an Wochentagen Avocado oder Hummus statt Wurst auf Ihr Brot.

▶ Ersetzen Sie einen kleinen Teil der Nudeln in Ihrem Gericht durch Vollkornnudeln.

▶ Versuchen Sie drei Tage auf zugesetzten Zucker zu verzichten.

▶ Reduzieren Sie den Zucker im Kaffee von zwei auf einen Löffel.

▶ Trinken Sie nur noch zwei Gläser Cola statt vier.

▶ Essen Sie nur einen Muffin statt zwei.

▶ Schauen Sie nur einmal am Tag in die sozialen Medien anstatt zehnmal.

▶ Sehen Sie eine halbe Stunde fern anstatt zwei Stunden.

#2 KONTEXT – DIE UMGEBUNG ZUM VERBÜNDETEN MACHEN

Beim zweiten Prinzip der Gewohnheitsbildung geht es darum, dass wir die Umgebung so einrichten, dass sie uns optimal bei unserem Vorhaben unterstützt. Denn wie wir uns verhalten, wird in hohem Maß von der Umgebung beeinflusst, viel mehr als wir bewusst wahrnehmen. In unserem Beispiel »Apfel essen am Vormittag« würde das bedeuten, dass wir eine Schale mit Äpfeln gut sichtbar auf den Esstisch stellen oder uns immer einen Apfel in den Rucksack stecken und diesen bei Ankunft im Büro als Erstes auf unseren Schreibtisch legen. Wir werden zum Architekten unserer Gewohnheiten, wenn wir den Kontext so gestalten, dass er uns dabei unterstützt, das zu tun, was wir tun wollen. Der Kontext einer Handlung ist alles, was nicht die Handlungen selbst ist – etwa die physische Umwelt mit all ihren Gegenständen, aber auch unsere Gefühle und Gedanken oder andere Menschen.[17] Richten Sie Ihr Leben so ein, dass es Ihnen die Reize liefert, die Sie für Ihr gewünschtes Gesundheitsverhalten brauchen. Das ist viel erfolgreicher, als ständig auf Selbstkontrolle zu setzen. Wenn Sie weniger fernsehen wollen, kündigen Sie Ihr Netflix-Abo und bringen Sie das Gerät in den Keller. Wenn Sie weniger Süßes essen wollen, kaufen Sie es am besten gar nicht ein oder bewahren Sie es zumindest an einem schwer zugänglichen Ort auf. Werden Sie zum Detektiv und beobachten Sie sich selbst. Studien zeigen zum Beispiel, dass Studierende, die ihre physische und soziale Umgebung so einrichteten, dass sie nicht in Versuchung einer Ablenkung geraten, auch keinerlei Gelüste danach empfanden. Zum Beispiel verordneten sie sich einen Lerntag in der Bibliothek – die Versuchung, mit Freunden einen Film zu schauen, war verschwunden.[17]

So offensichtlich wie möglich – die Auslöser bewusst platzieren

Jedes Verhalten hat einen Auslöser in der Umgebung. Das kann eine Uhrzeit, ein Gefühl, ein Gegenstand, ein Ort, eine vorangegangene Handlung, eine Person oder eine Erinnerung sein – im Grunde alles. Oft nehmen wir diese »Starter« von Handlungen nicht bewusst wahr. Achten Sie einmal darauf: Jeden Tag wirken Tausende solcher Auslöser auf Sie ein. Sie bewirken ein fein abgestimmtes, überwiegend unbewusstes Zusammenspiel zwischen unserer Umwelt und unserem Verhalten. Ich hatte letzte Woche aus Versehen den Reminder für meine Sportkurs-Anmeldung gelöscht – bei dem Kurs muss man sich zwei Tage vorher anmelden. Als ich bemerkte, dass der Reminder fehlte, waren bereits alle Plätze ausgebucht. Ohne Auslöser kein Verhalten, in diesem Fall keinen Sport. Wer seine Gewohnheiten bewusst designen will, muss diesen entscheidenden Punkt verinnerlichen und gezielt einsetzen. Eine der wichtigsten Regeln der Verhaltensänderung lautet: Auslöser für erwünschtes Verhalten zu vergrößern und offensichtlicher zu machen und Auslöser für Verhalten, das wir loswerden wollen, kleiner zu machen oder zu entfernen.

BEISPIELE Jedes Verhalten hat einen Auslöser

Der Wecker klingelt ▶ wir stehen auf

Wir gehen morgens in die Küche ▶ und machen Kaffee

Wir verspüren Hunger ▶ wir essen einen Riegel

Die Ampel wird grün ▶ wir geben Gas

Eine Benachrichtig erscheint auf dem Handy ▶ wir öffnen das E-Mail-Programm

Wir sehen unsere Turnschuhe ▶ wir ziehen sie an und joggen los

Wir fühlen uns müde ▶ wir legen uns für ein Nickerchen auf die Couch

---

Auch in den beschriebenen Marshmallow-Studien (> S. 23) zur Fähigkeit von Kindern, Belohnungen aufzuschieben, wird diese wichtige Rolle der Umgebung deutlich. Allerdings wurde über diesen wichtigen Aspekt der berühmten Studie eher selten berichtet.[17] Tatsächlich aber war es so, dass manche Kinder das Marshmallow direkt offen vor sich liegen hatten, während es bei anderen zugedeckt worden war.[32] Dieser Unterschied spielte eine erstaunliche Rolle. Die Viereinhalbjährige, bei denen die Süßigkeit verdeckt war, schafften es im Schnitt fast doppelt so lange zu warten. Obwohl auch diese Kinder wussten, dass das Marshmallow direkt vor ihnen lag und dass sie es nur aufzudecken brauchten, um es zu essen. Das lehrt uns eine wichtige Lektion für unser eigenes Leben: Wenn wir Ungesundes nicht sehen, verliert es einen großen Teil seiner Verführungskraft.

Die Studien zeigten auch, dass manche Kinder über mentale Strategien verfügten, um das Marshmallow zu ignorieren und quasi mental zu verdecken. Studienleiter Walter Mischel fand heraus, dass die erfolgreichen »Marshmallow-Warter« ihre Aufmerksamkeit von der Belohnung ablenkten. Beispielsweise malten sie ein Bild oder sangen ein Lied. Andere stellten sich vor, dass das Marshmallow etwas sei, das man nicht essen kann, wie eine Wolke oder eine Baumwollkugel.[32] Kinder mit solchen Strategien konnten ebenfalls deutlich länger warten – sogar ähnlich lange wie Kinder, bei denen das Marshmallow tatsächlich abgedeckt worden war.[32] Eine wichtige Erkenntnis daraus: Wir können üben, uns von Verführungen abzulenken und unsere Aufmerksamkeit auf andere Dinge zu richten.

Wenn ein Gewohnheitsverhalten in unserem Gehirn kodiert ist, ist es jederzeit einsatzbereit und wartet nur auf den Auslöser.[67] Auslöser bewusst einzusetzen, ist daher einer der erfolgversprechendsten Ansätze auf dem Weg zu einem gesünderen Leben. Nutzen Sie die Macht der Auslöser gezielt. Gerade zu Beginn, wenn Sie neue Gewohnheiten üben, richten Sie Ihre Umgebung so ein, dass sie konstante und verlässliche Reize liefert. So wird die neue erwünschte Verhaltensweise zuverlässig ausgelöst und die neue Gewohnheit verankert.[17] Wer regelmäßig joggen will, sollte dies also zu Beginn möglichst immer zur selben Zeit tun und möglichst immer die gleiche Route wählen. Nehmen Sie sich aber nicht zu viel gleichzeitig vor. Es bringt nichts, 20 Post-its am Rechner kleben zu haben oder unzählige Erinnerungen ins Handy zu programmieren – zu viele Informationen überfluten und lähmen eher.

Neue Gewohnheiten lassen sich übrigens in einem neuen Kontext leichter etablieren. Wenn Sie gesünder einkaufen wollen, kann es sinnvoll sein, in einen anderen Supermarkt zu gehen als gewöhnlich. Hier haben Sie keine festen Routinen. In dem Supermarkt, in dem Sie seit Jahren einkaufen, greifen Sie automatisch nach den Lebensmitteln, die Sie immer gekauft haben. In einem neuen Supermarkt müssen Sie erst neue Routinen entwickeln, dabei könnte Ihr Vorsatz lauten: Nur in der Gemüse- und Obstabteilung einkaufen und Tiefkühltruhen sowie Soda- und Süßigkeitenregale zu meiden.

BEISPIELE Auslöser für eine gesunde Ernährung offensichtlicher machen

▸ Stellen Sie sich eine Schale mit Obst auf den Tisch. Das sieht schön aus und animiert dazu, zwischendurch einen Apfel oder eine Aprikose zu essen.

▸ Haben Sie im Kühlschrank nur gesunde Lebensmittel, dann werden Sie auch damit kochen.

▸ Stellen Sie sich immer morgens eine Karaffe mit Wasser auf den Schreibtisch. Dadurch werden Sie mit hoher Wahrscheinlichkeit mehr trinken.

▸ Sie können sich auch mithilfe eines Weckers oder einer Trink-App ans Wassertrinken erinnern lassen.

▸ Legen Sie feste Essenszeiten fest, um Ihre Ernährung zu regulieren und zu verhindern, dass Sie zu viel oder zu wenig essen. Stellen Sie sich zu Beginn einen Timer, der sie an die Essenszeiten erinnert.

▸ Erstellen Sie eine Einkaufsliste für gesunde Lebensmittel und halten Sie sich beim Einkaufen daran, um Versuchungen zu vermeiden.

▸ Kauen Sie gut und essen Sie an einem ruhigen Ort. Versuchen Sie wahrzunehmen, wann Sie satt sind.

Bei schlechten Angewohnheiten kehren Sie die Habit Design-Regel einfach um: Verkleinern oder entfernen Sie die Auslöser. Dadurch reduzieren Sie die Wahrscheinlichkeit für das Verhalten erheblich. Wer in Hotels übernachten muss, kennt es vielleicht: Es steht Alkohol in der Minibar, den man eigentlich nicht trinken will, oder Snacks auf dem Tisch, die man nicht essen möchte. Aber wenn man abends nach einem langen Konferenztag zurückkehrt, sind die guten Vorsätze vergessen. Müde und abgekämpft legt man sich aufs Bett, schaltet den Fernseher an – obwohl man lieber lesen wollte – und kurze Zeit später sind Snacks und Minibar geleert. Eliminieren Sie die Auslöser gleich bei Ankunft. Rufen Sie bei der Rezeption an und bitten Sie darum, Snacks und Alkohol aus dem Zimmer zu entfernen, oder verstecken Sie die Snacks unter dem Bett. Allein, dass Sie sie nicht sehen, erhöht die Wahrscheinlichkeit, dass Sie sie nicht essen.[55] Natürlich werden einige sie abends unter dem Bett hervorholen, aber oft werden wir die Snacks schlicht vergessen.

Die Menschen um uns herum sind wichtige Auslöser für unser Verhalten – im Guten wie im Schlechten.[37] Wenn die Kollegen uns Kekse und ungesunde Snacks anbieten, werden wir sie mit hoher Wahrscheinlichkeit auch essen. Wenn unsere Freunde gerne in Fastfood-Restaurants gehen, werden wir es wahrscheinlich auch tun. Menschen sind soziale Wesen und das normale Verhalten in unserer Gruppe liefert wichtige Trigger für unser eigenes. Wenn Sie Ihre Gewohnheiten ändern möchten, sollten Sie Ihr Umfeld einbeziehen und möglicherweise Ihre Interaktionen mit den Menschen um Sie herum anpassen. Zum Beispiel könnten Sie für eine gewisse Zeit Ihr eigenes Mittagessen mit ins Büro bringen und nicht mit den Kollegen in der Kantine essen. Veränderungen in sozialen Kontexten erfordern oft Fingerspitzengefühl und bringen uns manchmal in Konflikte. Denn beim Essen mit den Kollegen geht es auch um Austausch und Kontakt, worauf wir vielleicht nicht verzichten möchten. Der erste Schritt in solchen Situationen ist immer Selbsterkenntnis. Analysieren Sie, welche sozialen Situationen Sie unterstützen und welche Sie eher behindern. Suchen Sie nach Unterstützern, die ähnliche Ziele und Interessen haben wie Sie. In einem solchen Umfeld werden Ihnen die neuen Gewohnheiten viel leichter fallen.

Erfolg durch Wenn-Dann-Pläne

Für die Gewohnheitsbildung können wir ein wichtiges und gut erforschtes Werkzeug der Motivationspsychologie nutzen: *Wenn-Dann-Pläne*. Der renommierte Psychologe Peter Gollwitzer hat sie entwickelt und nennt sie »Implementierungsintentionen«. »Wenn ich um 18 Uhr von der Arbeit nach Hause komme, koche ich eine Gemüsepfanne.« Dieser Plan verknüpft den Auslöser »um 18 Uhr nach Hause kommen« mit dem Verhalten »kochen« und funktioniert nach dem Prinzip »Wenn Auslöser X auftritt, dann werde ich Verhaltensweise Y ausführen«.[68] Durch einen solchen Plan wird die Verhaltensweise mit hoher Wahrscheinlichkeit »automatisch« in der Situation ausgelöst. Peter Gollwitzer und sein Team haben in unzähligen Experimenten nachgewiesen, dass Wenn-Dann-Pläne eher zum Erfolg führen als Vorsätze ohne diese Verknüpfung (»Ich werde eine Gemüsepfanne kochen«).[69] Durch Wiederholungen wird die Verknüpfung zwischen Auslöser und Verhalten immer stärker. Die Verbindung wird auch zu einer neuronalen Assoziation in unserem Gehirn und damit zu einer neuen Gewohnheit.

BEISPIELE Wenn-Dann-Pläne

Wenn ich morgens in die Küche komme, dann trinke ich ein Glas Wasser.

Wenn ich nachmittags Hunger bekomme, dann esse ich eine Handvoll Nüsse.

Wenn ich mittwochs um 18 Uhr nach Hause komme, dann koche ich ein Wokpfannengericht mit viel Gemüse.

Wenn ich abends erschöpft aus dem Kinderzimmer komme, setze ich mir einen Tee auf.

Dieses simple Prinzip ist wirkmächtiger, als Sie vielleicht zunächst glauben. Ein entscheidender Schritt kann dabei sein, die neue Verhaltensweise in Ihre bestehenden täglichen Routinen zur richtigen Zeit und am richtigen Ort einzubetten. Das erfordert häufig, dass Sie schlicht rumprobieren müssen. Sorgen Sie zunächst dafür, dass Ihr Plan so einfach und klar wie möglich formuliert ist, und finden Sie dann den richtigen Platz in Ihrem Tagesablauf. Sie haben sich zum Beispiel vorgenommen, täglich morgens zu meditieren – stellen dann aber fest, dass es meist nicht klappt, weil die Morgen sehr hektisch sind und Sie vor allem damit beschäftig sind, die Kinder rechtzeitig zur Schule zu bekommen. Dann ist der Morgen nicht der richtige Platz für Ihre neue Mediations-Angewohnheit. Vielleicht ist es besser, abends vor dem Zubettgehen zu meditieren.

Sie können Wenn-Dann-Pläne auch nutzen, um schlechte Gewohnheiten durch bessere Alternativen zu ersetzen. (»Wenn Auslöser X auftritt, dann werde ich Verhalten Z anstelle von Verhalten Y ausführen.«).[70, 71] Jemand, der sonst Schokolade isst, könnte sich angewöhnen, sobald er nachmittags Hunger bekommt, den Auslöser »Hunger« zu nutzen, um einen Apfel zu essen (»Wenn ich nachmittags hungrig werde, esse ich einen Apfel anstelle von Schokolade«). Wenn-Dann-Pläne sollten übrigens positiv formuliert sein.[70, 72] Negativ formulierte Pläne funktioniert nicht so gut, weil sie nur angeben, was wir nicht tun sollen, aber noch keinen Vorsatz beinhalten, was wir tun wollen, wenn der Auslöser auftritt. »Wenn ich abends erschöpft aus dem Kinderzimmer komme, esse ich *keine* Eiscreme« wäre also ein weniger günstiger Vorsatz als »wenn ich abends erschöpft aus dem Kinderzimmer komme, setze ich mir einen Tee auf«. Pläne die Handlungen ersetzen, haben sich in vielen Bereichen als erfolgreich erwiesen. Zum Beispiel beim Ändern von Recylinggewohnheiten, bei der Reduktion von stereotypen Gedanken oder beim Ersetzen von ungesunden Snacks durch gesündere Alternativen.[73] Es kann auch sinnvoll sein den Plan zu fassen, einen Auslöser zu ignorieren, um ein Verhalten zu stoppen, zum Beispiel Junkfood zu essen. Ein solcher Plan könnte lauten: »Wenn ich an Burger denke, dann ignoriere ich diesen Gedanken.«[74] Studienteilnehmer, die solche »Ignoriere-Auslöser-Pläne« drei Mal laut aufgesagt hatten, aßen tatsächlich in der folgenden Woche weniger Junkfood.[74]

Verschiedene Wenn-Dann-Pläne

	Verknüpfe Auslöser mit Verhalten	Verknüpfe Auslöser mit neuem Verhalten	Ignoriere Auslöser
Schema:	»Wenn Auslöser X auftritt, dann werde ich Verhalten Y ausführen.«	»Wenn Auslöser X auftritt, dann werde ich Verhalten Z (anstelle von Verhalten Y) ausführen.«	»Wenn X auftritt, ignoriere ich X.«
Beispiel:	»Wenn ich nachmittags hungrig bin, esse ich einen Apfel.«	»Wenn ich abends erschöpft aus dem Kinderzimmer komme, setzte ich einen Tee auf (anstelle von Eiscreme essen).«	»Wenn ich an einen Burger denke, ignoriere ich diesen Gedanken.«
	Verhalten ↗ / Auslöser	Neues Verhalten ↗ / ~~Verhalten~~ / Auslöser	Verhalten ↗ / ~~Auslöser~~ ignorieren

Gewohnheiten verbinden

Sehr hilfreich kann es sein, eine neue Gewohnheit an eine alte, bereits in Ihren Alltag integrierte Gewohnheit zu koppeln.[75, 37] Die *Gewohnheitskopplung* ist eine spezielle Form der Wenn-Dann-Pläne. Hier wird eine neue Gewohnheit nicht mit einer bestimmten Zeit oder einem bestimmten Ort verbunden, sondern mit einer bereits vorhandenen Gewohnheit verknüpft. Sie nutzen sozusagen eine bestehende Gewohnheit als Auslöser für eine neue Gewohnheit. Dabei ist die Reihenfolge wichtig. Die neue Gewohnheit folgt auf die bereits etablierte, nicht etwa anders herum, denn nur so kann sie zum Auslöser werden. Dies ließ sich auch in einer Studie zum Gebrauch von Zahnseide nachweisen.[76] Die Hälfte der Teilnehmer der Studie wurden gebeten, die Zahnseide vor dem Zähneputzen zu benutzen, die andere Hälfte sollte sie nach dem Zähneputzen verwenden. Nach acht Monaten zeigten sich tatsächlich Unterschiede. Die Gruppe, die die Zahnseide nach dem Zähneputzen benutzte, hatte eine deutlich stärkere Gewohnheit ausgebildet. Wer sich erst erinnern musste, »Ach ja, richtig, ich muss ja die Zahnseide verwenden, bevor ich Zähne putze«, ist weniger erfolgreich in der Ausbildung der Gewohnheit. Es gibt viele Möglichkeiten, dieses Prinzip der Koppelung im Alltag anzuwenden. Im Brandschutz etwa wird damit geworben, immer beim Umstellen auf die Sommerzeit auch die Batterien im Rauchmelder zu wechseln.[17]

Gewohnheitskopplung: Gewohnheiten als Auslöser verwenden

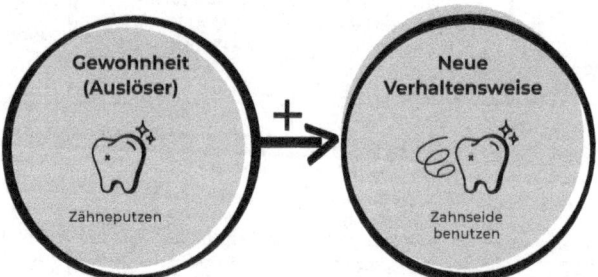

Bei der Gewohnheitskopplung wird eine bereits etablierte Gewohnheit (Zähneputzen) als Auslöser für eine neue Gewohnheit verwendet (Zahnseide benutzen).

Verschiedene Handlungen, die zeitlich direkt hintereinander auftreten, werden vom Gehirn über die Zeit gruppiert. Unser Gehirn versucht ständig, effizienter zu werden, indem es einzelne Handlungen zu automatischen Routinen verknüpft. Dieser neurologische Vorgang gehört zu den Grundlagen der Gewohnheitsbildung. Führen Sie also die verschiedenen Handlungen einer Gewohnheitssequenz immer in der gleichen Weise und Reihenfolge durch. Dadurch entsteht eine Gesamtsequenz, die auch neuronal als Einheit im Gehirn gespeichert wird – eine *Routine*.[42]

Gerade die Morgen und Abende sind bei den meisten Menschen stark von Gewohnheiten geprägt, viel stärker als andere Tageszeiten. Vielleicht gibt es Unterschiede zwischen Arbeitstagen und dem Wochenende, aber sonst ist alles reine Routine. Wer mit guten Gewohnheiten in den Tag startet und diesen auch mit einer Sequenz guter Gewohnheiten beschließt, hat schon viel gewonnen. Eine gute Morgenroutine zu etablieren, kann daher ein wichtiger Sprung auf dem Weg zu einem gesunden Lebensstil sein. Die Morgenroutinen von Erfolgs-Podcaster und Investor Tim Ferriss besteht beispielsweise aus fünf Elemente: Bett machen (< 3 Minuten), Meditieren (20 Minuten), Körperaktivierung durch ein paar Push-ups (< 1 Min), Zubereitung von grünem Tee (2 bis 3 Minuten) und Tagebuch schreiben (5 bis 10 Minuten).[77]

> Nachdem ich gefrühstückt habe, stelle ich den Teller in die Spülmaschine.
>
> ▸ Nachdem ich das Geschirr weggeräumt habe, wische ich den Tisch ab.
>
> ▸ Nachdem ich den Tisch abgewischt habe, gieße ich die Blumen.
>
> Wenn ich montags einkaufen gehe, kaufe ich zehn Äpfel.
>
> ▸ Wenn ich morgens meine Tasche packe, stecke ich einen Apfel ein.
>
> ▸ Wenn ich nachmittags Hunger bekomme, esse ich den Apfel.

Entwickeln Sie ganz bewusst Routinen, indem Sie Handlungen verknüpfen. Zum Beispiel könnten Sie immer vor dem Mittagessen ein Glas Wasser trinken. Das füllt den Magen bereits etwas und sorgt dafür, dass Sie schneller satt sind.[78] Oder Sie können sich angewöhnen, während des Essens kurz daran zu denken, wofür Sie dankbar sind. Solche Routinen aus gesundheitsförderlichen Elementen tun gut und strukturieren unseren oft hektischen Alltag. Langfristig entfalten sie ein enormes Gesundheitspotenzial.

Nudging – automatisch das Richtige tun

Da die Umgebung eine so große Rolle für unser Verhalten spielt, müsste man Menschen doch durch die richtigen Auslöser helfen können, das Richtige zu tun? Anne Thorndike, eine Ärztin aus Boston, wollte die Essgewohnheiten ihrer Patienten im Krankhaus verbessern, ohne dass diese etwas dafür tun mussten. Dafür ließ sie die Krankenhaus-Cafeteria umgestalten. Vorher standen an der Kasse mehrere Kühlschränke mit zuckerhaltigen Limonaden. Sie ließ diese in den hinteren Teil der Cafeteria umstellen und platzierte neben der Kasse nur noch Mineralwasser. In den darauffolgenden drei Monaten stieg der Verkauf von Mineralwasser um 25 Prozent.[79]

Maßnahmen, die Umgebung so zu gestalten, dass sie unser Verhalten ganz automatisch auf eine positive Art und Weise beeinflusst, nennt man *Nudging* (»Anstupsen«). Das Konzept wurde von dem Ökonomen Richard Thaler entwickelt, der dafür 2017 den Nobelpreis in Wirtschaftswissenschaften erhielt.[80] Nudging hat das Ziel, das Verhalten von Menschen in eine bestimmte Richtung zu lenken, ohne dabei ihre Wahlfreiheit einzuschränken oder sie zu bevormunden. Nudging findet in vielen Bereichen Anwendung, etwa im Gesundheitswesen, im Umweltschutz, in der Bildung und in der Wirtschaft. Es basiert direkt auf den Erkenntnissen zum menschlichen Verhalten, die wir hier auch nutzen: Menschen haben eine begrenzte Kapazität zur Selbstkontrolle und tun das, was offensichtlich und angenehm ist. Gerade im Bereich Ernährung haben Nudging-Strategien ein unglaubliches Potenzial. Sie können von verschiedenen Akteuren, wie Regierungen, Unternehmen und Schulen, eingesetzt werden, um Menschen dazu zu bewegen, mehr Gemüse und Hülsenfrüchte zu essen und mehr Wasser zu trinken.[81]

BEISPIELE Gesündere Ernährung durch Nudging

▸ Platzierung von gesunden Lebensmitteln auf Augenhöhe im Supermarkt.

▸ Anbringen von farbigen Aufklebern oder Labels auf Verpackungen zur Information über den Gesundheitswert eines Lebensmittels, beispielsweise der Nutri-Score.

▸ Bereitstellung von kostenlosen Trinkwasserbrunnen in öffentlichen Bereichen.

▸ Platzierung von Obstschalen an gut sichtbaren Stellen im Büro, um Menschen dazu zu ermutigen, Obst als gesunde Zwischenmahlzeit zu wählen.

▸ Verwendung von kleineren Tellern und Schüsseln in Selbstbedienungsrestaurants, um die Portionsgrößen zu reduzieren.

So einfach wie möglich – die Durchführung erleichtern

Unsere Umgebung enthält Reize, die bestimmte Verhaltensweisen auslösen, das haben wir ausführlich besprochen. Die Umgebung beeinflusst aber auch, ob eine Tätigkeit einfach und reibungslos auszuführen ist oder anstrengend und ermüdend. Neue Gewohnheiten sollten nicht nur klein sein, sondern auch möglichst einfach durchzuführen. Tun Sie alles dafür, um es sich so leicht wie möglich zu machen. Denn jede Handlung benötigt Energie. Unser Gehirn ist eine Effizienzoptimierungsmaschine und sucht ständig nach Lösungen, die weniger Energie kosten.[82] Man kann also sagen: Je höher der Aufwand, umso niedriger ist die Wahrscheinlichkeit, dass die Handlung ausgeführt wird. Wir sollten also immer überlegen, wie wir die Widerstände reduzieren und damit die Machbarkeit erhöhen können. Handlungen werden dann zu Gewohnheiten, wenn sie weitgehend reibungslos ablaufen. Podcaster Tim Ferriss ist ein wahrer Meister im Formulieren von Fragen, die man an sich selbst stellen kann, um voranzukommen. Er rät, fragen Sie sich bei allem, was Sie tun »Wie würde es aussehen, wenn es einfach wäre?«.[83]

Das Vorhaben, die Familie zu einem wöchentlichen Abendessen zusammenzubringen, um Austausch und Nähe herzustellen, kann daran scheitern, dass die Organisation aufwendig ist und immer etwas dazwischenkommt.[17] Machen Sie es gerade zu Beginn so einfach wie möglich für alle. Kochen Sie reihum die Lieblingsspeisen der Familienmitglieder (Belohnung). Übernehmen Sie die ersten Male das Kochen und auch das Abspülen. Wiederholen Sie das Ganze mehrmals und regelmäßig. Nach einiger Zeit wird sich eine Routine einstellen. Alle wissen, dass Freitagabend für das gemeinsame Familienessen reserviert ist und keine anderen Aktivitäten stattfinden. Wenn Sie Glück haben, begeistern sich weitere Familienmitglieder fürs Kochen und andere für den Abwasch, bei dem man die Unterhaltung fortsetzen kann. Irgendwann werden Sie hören, wie Ihr Sohn seiner neuen Freundin erzählt, dass das Familienessen seit jeher eine schöne Tradition bei Ihnen ist.[17]

BEISPIELE Gesunde Ernährung einfach machen

▸ Füllen Sie Ihren Kühlschrank mit Gemüse auf.

▸ Schaffen Sie die Utensilien an, die Sie für die Zubereitung von gesunden Mahlzeiten brauchen. Kaufen Sie sich zum Beispiel eine Wokpfanne, sodass Sie große Mengen Gemüse einfach und schonend zubereiten können.

▸ Bestellen Sie Lebensmittel bei einem Lieferdienst, damit Sie direkt loskochen können.

▸ Legen Sie sich Ihr Ernährungstagebuch neben Ihr Bett.

▸ Falls Sie Kalorien sparen wollen, bitten Sie den Kellner vorab, nur die Hälfte der Mahlzeit zu servieren und die andere Hälfte einzupacken.

Wenn Sie regelmäßig ins Fitnesscenter gehen wollen, beginnen Sie zunächst mit sehr kurzen und leichten Trainingseinheiten. Machen Sie es sich noch leichter, indem Sie sich bereits abends zuvor die Wasserflasche und Sportsachen hinlegen. Ein weiteres Beispiel: Schneiden Sie am Wochenende Gemüse klein und lagern Sie dieses in Frischhaltedosen im Kühlschrank. So können Sie unter der Woche schnell kochen oder haben einen verzehrfertigen Snack (> Superkühlschrank S. 118). Profiküchen arbeiten nach dem Prinzip »mise en place«: Alle Zutaten und Zubereitungshilfen werden vor dem Kochen in der richtigen Reihenfolge bereitgelegt, damit dann nichts mehr den schnellen und geschmeidigen Ablauf der Zubereitung stört. Dabei wird jede mögliche Störung des Ablaufs schon vorher ausgeschaltet. Sie können sich diese Prinzipien zunutze machen. Automatisieren Sie Einkauf, Rezepte und Utensilien so, dass immer alles da ist, bevor Sie mit der Zubereitung loslegen wollen. Ich habe mir zum Beispiel angewöhnt, den Tisch zu decken, bevor ich koche. Erfahrungsgemäß ist während der letzten Minuten der Zubereitung viel zu tun – wenn ich dann noch decken soll, wird es stressig.

Für gute Gewohnheiten erleichtern wir also die Durchführung. Bei schlechten Gewohnheiten drehen wir das Prinzip einfach um: Die Durchführung muss erschwert werden. Beim Thema Ernährung ist der Einkauf eine der effektivsten Möglichkeiten, um das Konsumieren von ungesunden Lebensmitteln zu erschweren. Wer keine Süßigkeiten oder Chips im Haus hat, wird nur selten nochmals extra losgehen, um welche zu kaufen.

BEISPIELE Ungesunde Ernährung schwer machen

▸ Verbannen Sie Zuckerstreuer, Ketchup und Nuss-Nugat-Creme an schwer erreichbare Stellen.

▸ Vermeiden Sie, ungesunde Lebensmittel im Haus zu haben. Wenn Sie sie nicht kaufen, werden Sie sie auch nicht essen.

▸ Erlauben Sie sich nur Eiscreme zu Fuß in einem weit entfernten Laden zu kaufen.

Dazu möchte ich Ihnen eine persönliche Geschichte erzählen: Ich hatte beispielsweise die Angewohnheit, nach einem langen Arbeitstag, wenn die Kinder endlich im Bett waren und ich mich müde und erschöpft fühlte, ohne großes Überlegen eine leckere, ziemlich große Portion Eiscreme zu essen. Der herrliche Geschmack und der belohnende Zuckerrausch erfüllten mich sofort mit einem erlösenden Gefühl der Entspannung. Schnell hatte sich eine Gewohnheit ausgebildet: Die abendliche Erschöpfung war bei mir fest mit dem unbändigen Verlangen nach Eiscreme verknüpft.

UNHEALTHY HABIT Eis am Abend

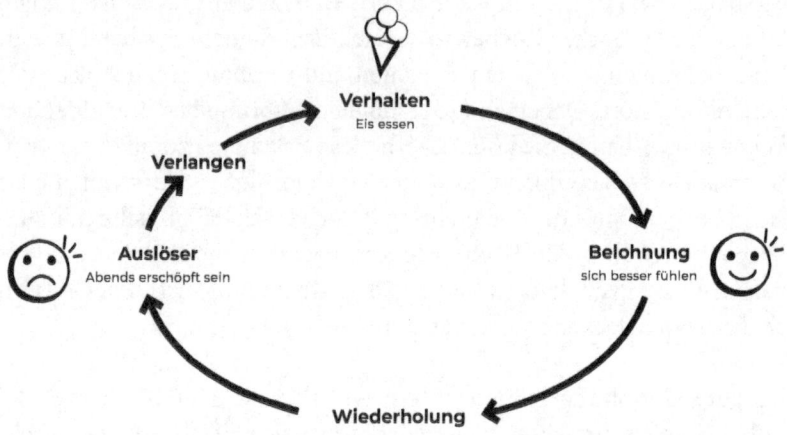

Die Durchführung einer Unhealthy Habit kann man erschweren, indem man Ungesundes einfach nicht im Haus hat.

Natürlich war mir klar, dass regelmäßig größere Mengen Eiscreme zu essen nicht ideal ist – gerade abends. Immer wieder nahm ich mir vor, weniger und seltener zuzuschlagen. Manchmal klappte das auch. Aber spätestens nach einem besonders anstrengenden Tag waren alle meine Vorsätze vergessen und das Eis einfach zu verführerisch.

Im Rahmen dieses Buches knöpfte ich mir auch wieder meine Eissucht vor. Als Erstes musste ich herausbekommen, was der Auslöser war. Der war schnell gefunden: Das Gefühl der abendlichen Erschöpfung. Im nächsten Schritt überlegte ich, was abends außer Eiscreme noch für Entspannung sorgen könnte: Meinen Lieblings-Tee trinken und lesen oder einen Spaziergang machen, kamen mir sofort in den Sinn. Zweiteres war allerdings nur an Abenden möglich, an denen mein Mann zu Hause war und auf die Kinder aufpasste. Beide Alternativen wendete ich also an und beides half mir auch ganz gut gegen das stressige und erschöpfte Gefühl. Wenn ich trotzdem unbedingt etwas essen wollte, ersetzte ich die Eiscreme durch ein paar Nüsse und zwei Stückchen dunkle Schokolade.

Als positiver Wenn-Dann-Plan formuliert[84] lautete meine neue Gewohnheit also: »Wenn ich abends erschöpft aus dem Kinderzimmer komme, mache ich mir einen Tee und höre einen Podcast:« (Ein negativ formulierter Vorsatz wäre vermutlich nicht so erfolgreich gewesen:[70] »Wenn ich abends erschöpft aus dem Kinderzimmer komme, esse ich keine Eiscreme.«) Außerdem half mir, einfach keine Eiscreme mehr im Haus zu haben. Denn gerade zu Beginn hatte ich auch nach meinem Spaziergang oder der Tasse Tee oft immer noch ein Verlangen nach Eiscreme. Aber extra zur Tankstelle gehen, war meistens keine Option. Die alte Gewohnheit dermaßen zu erschweren, half mir sehr.[70] Manchmal kommt es zwar auch heute noch vor, dass ich mir ein Eis gönne, aber viel seltener als früher. Und wenn, dann kaufe ich eine kleine Eispackung – die reicht nur für einen Abend. Am nächsten Abend trinke ich dann wieder Tee. So habe ich eine jahrelange, sehr leidenschaftlich betriebene Eiscreme-Sucht ganz gut in den Griff bekommen.

Wahrscheinlich haben auch Sie Essgewohnheiten, die nicht zu Ihren Gesundheitszielen passen. Notieren Sie sich alle Gewohnheiten, die Sie gerne loswerden möchten. Und dann knöpfen Sie sich diese einzeln vor. Geben Sie sich dabei Zeit. Es dauert mehrere Wochen, vielleicht auch Monate, bis alte Gewohnheiten durch neue ersetzt sind. Rechnen Sie mit Rückschlägen und Ausrutschern. Gewohnheiten sind so tief in uns verankert, dass es in der Natur der Sache liegt, gerade unter Stress und Müdigkeit auf alte Muster zurückzufallen. Seien Sie geduldig und starten Sie einfach neu. Irgendwann wird sich die neue Verhaltensweise verankern und es wird Ihnen immer leichter fallen, das Richtige zu tun.

Die Übermacht der Umgebung – Warum die Politik gefragt ist

Sie wissen nun, welche große Rolle die Umgebung für Ihr Verhalten spielt und wie Sie die Umgebung gestalten können, damit Sie eher das tun, was Sie auch tun wollen. In Ihren eigenen vier Wänden haben Sie die Kontrolle und können die Umgebung anpassen, aber sobald Sie vor die Tür treten, begeben Sie sich in eine hochgradig ungesunde Ernährungsumwelt, auf die Sie keinen Einfluss haben. Und das ist ein Riesenproblem. Nahrungsprodukte und Ernährungsumgebungen werden heute von Experten so designt, dass wir fast nicht anders können, als bei den ungesunden und hyperkalorischen Nahrungsprodukten zuzuschlagen. Heerscharen von Entwicklern, Züchtern und Werbern tun nichts anderes, als die Strategien der Verführung ständig zu optimieren. Wie soll ein einzelnes Menschlein mit seiner begrenzten Willenskraft dagegen ankommen? Nachdem Sie dieses Kapitel gelesen haben, wissen Sie, dass das fast unmöglich ist. Es ist also nicht Ihre Schuld, falls es Ihnen schwerfällt zu widerstehen. Vielmehr verhalten Sie sich ganz normal. Unser Gehirn ist darauf programmiert, kalorienreiche Nahrung zu suchen und auf Reize aus der Umgebung zu reagieren.

Wie in der Einführung beschrieben, haben die Lebensmittelkonzerne nicht die Absicht, Menschen dick und krank zu machen. Die CEOs tun nur das, was ihre Aufgabe ist: die Gewinne für ihre Aktionäre zu maximieren. Unverarbeitetes Gemüse und Obst zu verkaufen, wirft kaum Gewinne ab. In der Logik der Konzerne machen gesunde Lebensmittel einfach keinen Sinn. Und leider regelt der Markt dieses Thema auch nicht von alleine. Wie Sie jetzt wissen, haben wir wegen der Funktionsmechanismen unseres Gehirns und unseres Verhaltens nicht die Wahlfreiheit, die wir gerne hätten.

Deswegen muss die Politik hier eingreifen und die Rahmenbedingungen für gesunde Ernährung schaffen. Dabei reichen keine Wissens-Kampagnen. Wir wissen ja, dass Gemüse und Obst gesünder sind als Junkfood, aber deswegen verhalten wir uns noch lange nicht entsprechend. »Um Gewohnheiten in den Griff zu bekommen, ist Wissen einfach kein gutes Mittel«, schreibt Gewohnheitsexpertin Wendy Wood.[17] Das liegt eben genau daran, dass Gewohnheiten durch Umgebungsreize ausgelöst werden und weitgehend automatisch ablaufen. Wir verhalten uns zu einem großen Teil nicht nach dem, was wir wissen, sondern nach den Reizen in unserer Umgebung.

Wer will, dass sich Menschen gesund ernähren, muss in Supermärkten, Restaurants und Kantinen gesunde Ernährungslandschaften schaffen, die dazu animieren – ohne dass wir groß darüber nachdenken müssen. Die Verantwortung darf nicht allein an den Einzelnen abgeschoben werden. Die Politik hat die Aufgabe, die Gesundheit ihrer Bürger zu schützen. Ziel dabei muss sein, dass sich jeder gesund ernähren kann, nicht nur die, die die finanzielle Ressourcen dafür haben.

Die Politik hat die Steuerungswerkzeuge dafür und die besten Hebel, wirklich etwas zu verändern. Politische Maßnahmen haben bereits bei einem anderen Gesundheitsthema gezeigt, wie wirksam sie sein können: und zwar beim Rauchen.[17] Deutschland liegt zwar im Vergleich zu anderen europäischen Ländern in seinen Tabakkontrollaktivitäten weit hinten[85] – Schweden ist inzwischen praktisch rauchfrei –, aber die ergriffenen Maßnahmen zeigen auch hierzulande Wirkung. Auch beim Thema Rauchen wussten die meisten Menschen schon seit Langem, wie ungesund und schädlich es ist. Es gab Aufklärungskampagnen und Aufrufe an die Tabakindustrie, freiwillig etwas zu ändern – aber all das blieb erfolglos. Erst als sich die Politik entschied, regulierend einzugreifen, änderte sich etwas. Durch Gesetze wurden die Auslöser für Rauchen reduziert und der Zugang erschwert: keine Zigarettenautomaten mehr (seit 2007), keine Zigaretten-Werbung in Fernsehen und Kino (seit 2003), keine rauchenden Freunde in Bars und Restaurants (seit 2007). Das Resultat: Heute rauchen deutlich weniger Menschen als früher. Jugendliche fangen viel seltener damit an. Im Jahr 2001 rauchten noch 28 Prozent der Jugendlichen im Alter von 12 bis 17 Jahren, 2011 waren es bereits weniger als zwölf Prozent und 2019 nur noch sechs Prozent.[85] Anfangs waren die Rauchverbote der Aufreger schlechthin, aber bereits wenige Jahre später hatte in der öffentlichen Wahrnehmung ein Umdenken stattgefunden.

Die heutige Standardernährung ist noch schädlicher als Rauchen, wie eine der größten internationalen Gesundheitsstudien zeigt.[4] Die typische Ernährung (wenig Nüsse und Samen, wenig Obst, wenig maritime Omega-3-Fettsäuren, wenig Vollkornprodukte, viel Salz und viel verarbeitetes Fleisch) liegt auf Platz 1 der vermeidbaren Gesundheitsrisiken.[86]

Was tut die Politik aktuell, um uns Bürger vor schlechter Ernährung zu schützen? Sie setzt vor allem auf Informationskampagnen und Freiwilligkeit der Industrie. Zwei Beispiele: Im Dezember 2018 wurde von der Bundesregierung die »Nationale Reduktions- und Innovationsstrategie für Zucker, Fette und Salz in Fertigprodukten« gestartet.[87] Hersteller sollen angehalten werden, Fertigprodukten gesünder zu machen. Aber alles ist freiwillig und bisher ist zu wenig geschehen. Seit November 2020 gibt es auch in Deutschland den *Nutri-Score*. Durch die farbkodierte fünffachgestufte Skala von Grün (A – besonders hoher Gesundheitswert) bis Rot (E) sollen Verbraucher den Gesundheitswert von Lebensmitteln schneller und besser erkennen können. Leider ist diese Kennzeichnung freiwillig und viele Hersteller haben sich gegen eine Kennzeichnung entschieden – insbesondere bei ungesunden Produkten.

Was könnte die Politik tun? Sehr viel! Der »Wissenschaftliche Beirat für Agrarpolitik, Ernährung und gesundheitlichen Verbraucherschutz«, der das Bundesministerium für Ernährung und Landwirtschaft berät, fordert in einem 800-Seiten umfassenden Gutachten weitreichende Veränderungen: »Die notwendigen Fortschritte werden nur mit einer umfassenden Transformation des heutigen Ernährungssystems erreichbar sein.«[88] Zu den empfohlenen Maßnahmen gehören: Eine Mehrwertsteuersenkung für Obst, Gemüse und Hülsenfrüchte, eine Abschaffung der Reduktion des Mehrwertsteuersatzes für tierische Erzeugnisse, eine Verbrauchersteuer auf zuckerhaltige Getränke, die Förderung des Ökolandbaus sowie gesunde und beitragsfreie Verpflegung in Kitas und Schulen. Bei Drucklegung dieses Buchs erarbeitete die Bundesregierung eine »Ernährungsstrategie« für eine gesündere, ressourcenschonende und pflanzenbetonte Ernährung. Erste Maßnahmen sollen bis 2025 umgesetzt werden. Es bleibt zu hoffen, dass dabei wissenschaftlich fundiertes Wissen über Verhaltensänderung einbezogen wird. Denn sich weiterhin auf Freiwilligkeit der Industrie und den Willen und die Motivation der Bürger zu verlassen, wird nicht reichen.

Auch wenn sich einzelne Politiker engagieren, ist der politische Alltag träge und von vielen Interessenkonflikten bestimmt. Wer eine *Ernährungswende* will, muss vor allem eine Politik einfordern und wählen, die Gesundheit und Nachhaltigkeit ganz oben auf ihrer Agenda hat. Volksvertreter werden sich stärker um die Themen kümmern, wenn ihre Wähler das von ihnen verlangen. Wie können Sie das tun: Starten Sie Aufrufe, schreiben Sie Briefe, gehen Sie zu Bürgerversammlungen. Solange sich aber so wenig tut, ist für Sie persönlich der stärkste Hebel das Aneignen guter Gewohnheiten.

#3 BELOHNUNG – ES MUSS SICH GUT ANFÜHLEN

Damit kommen wir zur dritte Regel der Gewohnheitsbildung: Menschen wiederholen, was sich gut anfühlt und vermeiden, was unangenehm ist. Dieses grundlegende Prinzip ist die Basis allen Lernens. In unserem Apfel-Beispiel würde das bedeuten, dass der leckere und frische Geschmack und die Befriedigung des kleinen Hungers zwischendurch dazu führen, dass wir gerne bald wieder einen Apfel essen. Unser Gehirn ist darauf angelegt, Verhaltensweisen, die sich angenehm anfühlen und unsere Bedürfnisse befriedigen, zu speichern und bei nächster Gelegenheit zu wiederholen. *Belohnungen* signalisieren unserem Gehirn, dass es sich lohnt, eine Handlung auszuführen und sich diese für die Zukunft zu merken. Die Schleife »Auslöser, Verhalten, Belohnung« wird gespeichert und wiederholt. Mit der Zeit bildet sich daraus, wie wir bereits bei der Struktur von Gewohnheiten gesehen haben, eine *Gewohnheitsschleife*. Der Auslöser und das Verhalten werden immer enger miteinander verknüpft, auch auf neuronaler Ebene im Gehirn. Dadurch entsteht ein regelrechtes *Verlangen* nach der Gewohnheit. Durch diesen Mechanismus wird die Gewohnheit idealerweise mit der Zeit selbst zu einer Belohnung.

Am Anfang, wenn wir etwas verändern oder neu einüben, ist das aber noch nicht der Fall. Veränderungen sind anstrengend und kosten Energie und zu Beginn merkt man oft keine Verbesserung. Sie sind ein paar Mal ins Fitnessstudio gegangen, aber fitter und stärker sind Sie nicht. Sie essen mittags nun Salat, aber schlanker sind Sie nicht. Um diese Anfangsphase durchzuhalten, ist es wichtig, sich nicht zu viel vorzunehmen – erst mal nur kleine und wenige Veränderungen. Sonst fühlt sich Ihr ganzes Leben schnell nach Verzicht und Geißelung an – das hält kaum jemand lange aus. Seien Sie freundlich zu sich selbst, klopfen Sie sich innerlich immer wieder auf die Schulter. Mit der Zeit gewöhnen wir uns an die Tätigkeit und empfinden sie immer angenehmer und weniger anstrengend. Irgendwann wird die Handlung vielleicht sogar zu einer »geliebten« Gewohnheit, die wir vermissen, wenn wir sie nicht tun können. Um dahin zu kommen, brauchen wir Durchhaltevermögen und Geduld.

Hundert Arten, sich gut zu fühlen

Das »gute Gefühl« ist also ein wichtiges Element in der Gewohnheits-bildung. Der Sozialwissenschaftler BJ Fogg hat dieses Prinzip in seinem Buch »Die Tiny Habits®-Methode: Kleine Schritte, große Wirkung« besonders schön herausgearbeitet. Er beschreibt *Hundert Arten*, mit denen man sich direkt nach der Durchführung seiner neuen Micro Habits *selbst* belohnen kann. Er nennt das »feiern«.

BEISPIELE Arten, sich zu belohnen

Sagen Sie: »Super gemacht!«

Lächeln Sie über das ganze Gesicht.

Sagen Sie: »Respekt!«, und nicken Sie anerkennend.

Summen Sie ein paar Takte eines beschwingten Songs.

Stellen Sie sich vor, wie ein Lehrer Ihnen einen Pokal überreicht.

Stellen Sie sich ein Feuerwerk vor, nur für Sie.

Schnippen Sie mit den Fingern.

Atmen Sie aus und sagen Sie: »Ja!«.

Stellen Sie sich vor, eine funkensprühende Aura umgibt Sie.

Aus: »Die Tiny Habits®-Methode: Kleine Schritte, große Wirkung« (Anhang S. 22–26)[55]

Wie Sie sehen, empfiehlt BJ Fogg ausschließlich mentale Belohnungen und nicht materielle. Natürlich könnten Sie sich auch jedes Mal ein Eis oder einen schicken Schal kaufen – aber das wäre keine nachhaltige Belohnungsstrategie und hätte langfristig ziemlich negative Konsequenzen. Deswegen sind mentale Belohnungen viel besser. Werden Sie hier kreativ und finden Sie Ihre eigenen Arten, freundlich zu sich selbst zu sein. Schreiben Sie vielleicht eine Liste mit persönlichen Favoriten in Ihr Tagebuch. Finden Sie gerade während der Übungsphase, also zu Beginn, für jede Micro Habit eine freundliche Geste, mit der Sie sich selbst jedes Mal belohnen.

Dopamin und das gute Gefühl

Wann fühlt sich etwas gut an? Weiter oben hatte ich es schon kurz angerissen: In unserem Gehirn werden verschiedene Botenstoffe ausgeschüttet, sogenannte Neurotransmitter, die Verhalten und Motivation regulieren. Einer dieser wichtigen Botenstoffe ist *Dopamin*. Der angenehme Belohnungseffekt, den wir erleben, wenn wir etwas tun oder erreichen, wird durch die Ausschüttung von Dopamin (und anderen Botenstoffen) erzeugt. Dopamin dient der Kommunikation zwischen Nervenzellen im Gehirn und bewirkt eine Motivationssteigerung und Antriebsförderung. Wird Dopamin ausgeschüttet, ist das ein Lernsignal für das Gehirn, eine Verbindung zwischen einem Reiz in der Umwelt und einem Verhalten auszubilden.[37] Das führt dazu, dass sich die Synapsen im Gehirn buchstäblich verdrahten, nach dem Prinzip »what fires together wires together« (»was zusammen feuert, verbindet sich«).[89] Wir sehen einen Burger, unser Gehirn signalisiert »Kalorien = überleben«. Wir probieren ihn und er schmeckt herrlich. Es setzt ein Lernprozess ein. Gerade bei kalorienreichen, zucker- und fetthaltigen Lebensmitteln wird das neuronale Signal gesendet »Merk dir, was du isst und wo du es gefunden hast«.[90] Wir speichern eine kontextabhängige Erinnerung ab. Das nächste Mal, wenn wir einen Burger sehen – es reicht auch ein Foto oder der Geruch –, wird eine physiologische Reaktion ausgelöst, die ein Verlangen erzeugt, und wir werden das Verhalten – bestellen und beherzt hineinbeißen – mit hoher Wahrscheinlichkeit erneut ausführen.

Wie in der Einleitung dargestellt, nutzt die Lebensmittelindustrie genau diesen Mechanismus und hat unzählige Produkte kreiert, die genau die beschriebenen Belohnungssysteme in unserem Gehirn stimulieren. Der größte Teil der Produkte im Supermarkt ist so hergestellt, dass sie in uns ein permanentes Verlangen erzeugen.[91] Wir sehen ein Produkt und, ohne dass es uns richtig bewusst wird, haben wir ein Verlangen danach.

Wie stark Dopamin-Ausschüttungen unser Verhalten bestimmen, zeigten amerikanische Wissenschaftler bereits 1954.[92] Sie hatten Elektroden in die Lustzentren von Rattengehirnen eingesetzt. Immer wenn eine Ratte einen Knopf betätigte, wurde eine Dopamin-Ausschüttung in ihrem Gehirn ausgelöst. Die Nager wurden regelrecht süchtig danach. Sie betätigten den Knopf alle paar Sekunden und vergaßen dabei zu trinken und zu fressen. Sie führten das Verhalten so lange aus, bis sie erschöpft zusammenbrachen. Wenn die Forscher dagegen die Ausschüttung von Dopamin im Gehirn der Ratten blockierten, verloren diese jegliche Lebenslust. Sie fraßen nicht, sie tranken nicht und sie paarten sich nicht mehr. Ein paar Tage später starben alle Tiere an Dehydrierung.[93] Es gilt also auch: Bleibt die Dopaminausschüttung aus, so wird das Verhalten weniger oder ganz gestoppt. Wie stark dieser Effekt sein kann, zeigten Forscher von der Universität Magdeburg in einem kleinen, aber sehr beeindruckenden Versuch. Sie pflanzten fünf Männern, die schwere Alkoholiker waren und trotz vieler Versuche nicht vom Alkohol losgekommen waren, kleine Apparaturen im Gehirn in den Basalganglien ein. Diese Apparate setzten eine elektrische Ladung frei, die die Aktivität des Belohnungssystems (Dopaminausschüttung) ausschaltet. Die Männer wurden nach der Operation Reizen ausgesetzt, die vormals ein starkes Verlangen nach Alkohol ausgelöst hatten, wie Bilder von Flaschen oder Bars. Die Männer zeigten keinerlei Verlangen, wenn die Apparate eingeschaltet waren. Schalteten die Forscher dagegen den Strom aus, verspürten die Männer einen starken Drang, Alkohol zu trinken.[94] Das veranschaulicht auf eindrucksvolle Weise, welche enorme Bedeutung Dopaminausschüttungen für unser Verhalten haben.

Der deutschstämmige Hirnforscher Wolfram Schultz von der University of Cambridge hat erforscht, wie Belohnungen das Lernen beeinflussen und Erwartungen erzeugen.[95] Er zeigte beispielsweise bereits vor 20 Jahren, dass kleine Äffchen, die eine einfache Aufgabe erlernt haben, nach mehreren Wiederholungen ein Verlangen nach der Aufgabe entwickelten. Sie hatten gelernt, dass sie, sobald ein Licht aufleuchtet, einen Hebel drücken mussten, um dafür einen Tropfen Saft als Belohnung zu erhalten. Wolfram Schultz stellte fest, dass nach 20 bis 30 Durchgängen die Hirnzellen der Äffchen schon beim Aufleuchten des Lichts Dopamin feuerten, noch bevor sie den Saft erhielten. Sie hatten eine Erwartung entwickelt, dass das Aufleuchten des Lichts zu einer Belohnung führt. Sie erlebten das belohnende Gefühl schon, bevor sie den leckeren Saft schmeckten.[96]

Das Verlangen nach einer Verhaltensweise

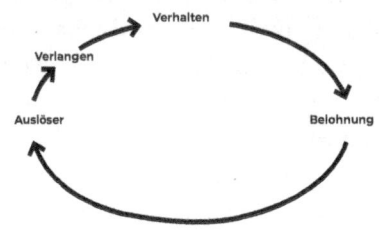

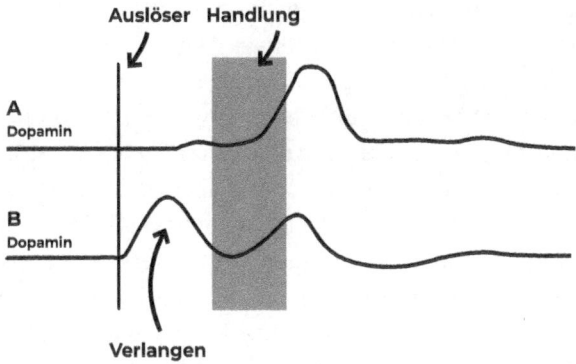

Wird eine Verhaltensweise belohnt, entsteht ein Verlangen nach der Handlung. A. Die Handlung fühlt sich gut an. Es wird Dopamin ausgeschüttet und wir werden die Handlung mit hoher Wahrscheinlichkeit bei nächster Gelegenheit wiederholen. B. Mit der Zeit entsteht ein Verlangen nach der Handlung. Sobald der Auslöser auftritt, wird Dopamin bereits in der Erwartung einer Belohnung ausgeschüttet.

Durch diesen Mechanismus erzeugen Belohnungen also mit der Zeit ein regelrechtes *Verlangen* nach der entsprechenden Handlung. Das ist die besondere Stärke der Gewohnheitsbildung. Wer regelmäßig joggt, den drängt es nach einiger Zeit automatisch danach. Jetzt werden Sie sich fragen, wie oft Sie joggen müssen, bis es sich richtig gut anfühlt. Das lässt sich leider so pauschal nicht sagen. Und das weit gepriesene »Runners High« erlebt der durchschnittliche Läufer selten oder gar nicht.[97] Auch ich bin jahrelang nicht gerne joggen gegangen und habe mich immer gefragt, warum es mir keinen Spaß macht. Heute jogge ich regelmäßig. Ich erlebe kein »High«, aber das gute Gefühl, mich bewegt zu haben und in der Natur gewesen zu sein. Ich fühle mich entspannter und schlafe besser.

Heute ist es tatsächlich so, dass ich das Joggen vermisse, wenn ich einige Tage nicht laufen konnte. Dass das mal passieren würde, habe ich lange Zeit nicht für möglich gehalten und es hat viele Monate und viele Anläufe gebraucht, bis es endlich so weit war. Auch wer regelmäßig Gemüse isst, kann nach einiger Zeit nicht mehr ohne. Ein Gericht nur mit Fleisch und Kartoffeln schmeckt irgendwann zu schwer und nicht frisch genug. Natürlich ist es für jemanden, der 60 Jahre lang vor allem Fleisch und Kartoffeln gegessen hat, ungleich schwerer, diese Gewohnheit zu ändern.

In Bezug auf Gewohnheiten ist also die Erkenntnis von Bedeutung: Dopamin wird nicht nur ausgeschüttet, wenn wir etwas als angenehm empfinden, sondern auch bereits, wenn wir etwas Angenehmes erwarten. Spielsüchtige erleben die größte Dopaminspitze kurz bevor sie ihren Einsatz machen. Immer wenn wir eine Belohnung erwarten, ist das mit einer Dopaminausschüttung verbunden, und dadurch steigt unsere Motivation zu handeln. Unerwartete Belohnungen oder größere Belohnungen als erwartet, führen zu einer höheren Dopaminausschüttung.[98] Menschen ziehen mehr Freude und Vergnügen aus einem unerwarteten Preis, als wenn sie bereits vorher wussten, dass sie gewinnen würden. Das Gehirn betrachtet die unerwartete Belohnung als eine Art »Bonus« und belohnt den Organismus dafür, dass er etwas Neues oder Unvorhergesehenes erreicht hat. Dopamin trägt auch dazu bei, dass wir aus unseren Fehlern lernen können. Wenn unser Verhalten nicht zu der erwarteten Belohnung führt, reduzieren die dopaminergen Neuronen ihre Aktivität und signalisieren uns dadurch, dass wir diese Handlung in Zukunft besser vermeiden sollten.[96]

Diese Erkenntnisse zeigen, wie wichtig Belohnungen für unser Verhalten sind. Unsere Gewohnheiten attraktiv und angenehm zu gestalten, ist daher ein wichtiges Prinzip der Gewohnheitsbildung. Dabei ist zu beachten, dass nur ein enges Zeitfenster zur Verfügung steht. Belohnungen müssen während oder unmittelbar nach der Handlung erfolgen. Sonst findet keine Assoziation zwischen Handlung und Belohnung statt. Wie neuronales Timing genau funktioniert, wird derzeit noch weiter untersucht, aber es scheint so zu sein, dass das Zeitfenster, in der eine Dopaminausschüttung das Gewohnheitslernen unterstützt, nur sehr kurz ist, weniger als eine Minute.[99]

Als soziale Wesen möchten wir dazugehören und von anderen akzeptiert werden. Daher funktionieren die Meinungen und Reaktionen anderer Menschen als »Belohnung« oder »Bestrafung« für unser Verhalten.[37] Wenn unser soziales Umfeld unsere gesunden Essentscheidungen durch Lob oder positive Kommentare gutheißt, fühlen wir uns bestätigt und ermutigt. Negative Reaktionen dagegen, wie Naserümpfen oder kritische Kommentare, führen dazu, dass wir uns unwohl fühlen und solche Verhaltensweisen in Zukunft lieber unterlassen. Wer seine Essgewohnheiten ändern will, braucht Unterstützer in seinem sozialen Umfeld. Sind diese noch nicht vorhanden, ist es wichtig, zumindest ein oder zwei Menschen zu finden, die das erwünschte Verhalten ebenfalls praktizieren und uns unterstützen.

Wie man Gewohnheiten attraktiver macht

Belohnungen können wir gezielt einsetzen, um eine neue Verhaltensweise attraktiver zu machen. Zum Beispiel durch ein Werkzeug, das in der englischen Literatur *temptation bundling* heißt. Dabei wird eine geliebte Tätigkeit (zum Beispiel das Anschauen einer Lieblingsserie) mit einer weniger beliebten, aber notwendigen Tätigkeit (zum Beispiel dem Training im Fitnessstudio) verknüpft. Man könnte sie als *Pflicht-und-Kür-Kopplung* bezeichnen: Man übt eine neue Tätigkeit, die zur Gewohnheit werden soll, indem man sie mit einer attraktiven Gewohnheit verknüpft und belohnt. Die belohnende Tätigkeit kann während oder direkt nach der neuen Verhaltensweise durchgeführt werden – auf keinen Fall aber zu verzögert –, damit sie als Belohnung funktioniert. Wer meditieren möchte, könnte sich vornehmen, morgens zehn Minuten zu meditieren und sich dann mit dem geliebten Kaffee zu belohnen. Ich höre sehr gerne Podcasts, erlaube mir das aber nur, wenn ich dabei jogge, spaziere oder koche. Machen Sie zwei Listen: eine mit Dingen, die Sie wirklich gerne tun und eine mit Dingen, die Sie tun wollen oder tun sollten. Dann kombinieren Sie beides. Führen Sie erst die Handlung aus, die Sie sich neu zur Gewohnheit machen wollen und dann oder währenddessen die, die Sie wirklich gerne machen.

Pflicht-und-Kür-Kopplung – So macht man eine neue Verhaltensweise attraktiver

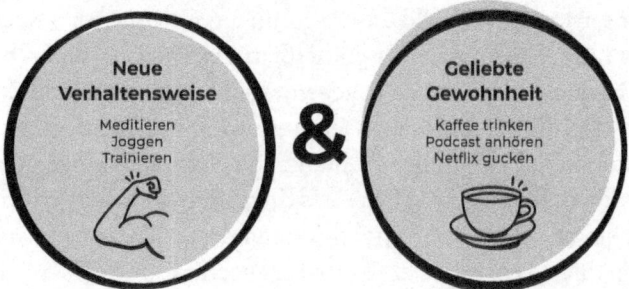

Wir können eine neue Verhaltensweise attraktiver machen, indem wir uns mit etwas belohnen, das wir gerne tun.

Auch die Verhaltensforscherin Katy Milkman hat dieses Werkzeug angewendet.[43] Während ihres ersten Jahres an der Universität schaffte sie es nur selten ins Fitnessstudio und lernte zu wenig für die Uni, weil sie viel lieber seichte Romane las. Als sie feststellte, dass sie kurz davor war, bei einem wichtigen Kurs durchzufallen, entschied sie sich dafür, leichte Unterhaltungsliteratur nur noch im Fitnesscenter zu lesen und ansonsten für die Uni zu lernen. Damit gelang es ihr häufiger zu trainieren und sie bestand auch ihr Examen.

BEISPIELE Gute Gewohnheiten attraktiver machen (Pflicht-und-Kür-Verbindungen)

▸ Podcasts höre ich nur, wenn ich dabei Gemüse schnipple oder laufen gehe.

▸ Meine Lieblings-TV-Serie gucke ich nur, wenn ich dabei auf dem Laufband trainiere.

▸ Ich werde erst zehn Minuten meditieren und danach meinen Morgenkaffee genießen.

▸ Während ich die Wohnung putze, höre ich Musik.

▸ Ich erledige erst meine Aufgaben, bevor ich auf Social Media gehe.

Dass die Pflicht-und-Kür-Verbindung funktioniert, wies Katy Milkman auch in Studien nach. Sie verglich drei Gruppen. Die erste Gruppe der

Teilnehmer bekam ein Fitnessprogramm, dazu ein kostenloses Hörbuch und die Anregungen, dieses nur während ihres Trainings zu hören. Eine zweite Gruppe bekam ebenfalls das kostenlose Hörbuch, aber ohne die Anregung. Eine letzte Gruppe bekam gar kein Hörbuch. Die Gruppe mit der Pflicht-und-Kür-Verbindung also Fitnessprogramm plus Hörbuch, trainierte während des 17-wöchigen Beobachtungszeitraums zehn bis zwölf Prozent mehr im Vergleich zu den anderen Gruppen.[100]

In einer weiteren Studie mit dem treffenden Titel »Holding the Hunger Games Hostage at the Gym« (»Die Tribute von Panem als Geisel im Fitnessstudio«) spitzten die Forscher die Bedingungen zu. Die Teilnehmer bekamen nicht mehr nur eine Anregung, sondern die Audiobooks wurden im Fitnesscenter eingeschlossen und konnten nur dort, nicht aber zu Hause gehört werden. Das steigerte die Anwesenheit im Fitnesscenter um 51 Prozent gegenüber Teilnehmern, die die Hörbücher überall hören durften.[101] Der Effekt war besonders stark bei Teilnehmern, die angaben, in ihrem Leben besonders beschäftig zu sein. Je mehr Verpflichtungen jemand hat, umso mehr braucht er vermutlich einen Grund, ins Fitnessstudio zu gehen. Nach der Studie waren viele Teilnehmer sogar bereit, etwas zu bezahlen, damit das Abspielgerät mit den Hörbüchern in der Gym verbleiben und sie es weiterhin nur dort verwenden konnten.

Das Prinzip lässt sich auch umdrehen und wir können schlechte Gewohnheiten unattraktiver machen, in dem wir Belohnungen entfernen oder Bestrafungen androhen. Die Internetplattform stickK.com ist eine Möglichkeit, sich selbst negative Konsequenzen aufzuerlegen, falls man nicht das tut, was man sich vorgenommen hat. Zwei Professoren der Universität Yale haben diese Motivationshilfe entwickelt. Die Kunden von stickK.com schließen einen Vertrag mit sich selbst ab und verpflichten sich, ihre Ziele einzuhalten.[102] Sie bestimmen einen Schiedsrichter, der die Fortschritte überwacht. Allein diese Verpflichtung kann Wunder bewirken, denn wir wollen uns nicht vor dem Schiedsrichter, der ein Freund oder ein Kollege sein kann, blamieren. Der soziale Druck lässt sich erhöhen, indem man »Unterstützer« festlegt, die automatisch über die Fortschritte oder Fehltritte informiert werden. Das Wissen, dass Freunde, Kollegen oder Eltern per Rundmail über Ausrutscher informiert werden, ist für die meisten Menschen eine große Motivation dranzubleiben. Wem das nicht genügt, der kann sich selbst eine Geldstrafe auferlegen, etwa 1.000 Euro für jede gerauchte Kippe. Als Empfänger für die gespendete Geldsumme kann man eine wohltätige Organisation bestimmen, zum Beispiel Ärzte ohne Grenzen oder UNICEF. Noch effektiver im Sinne der Zielerreichung ist es, sich zu verpflichten, einen Geldbetrag an eine Organisation zu spenden, der man ablehnend gegenübersteht. Je nach politischer Einstellung könnte das für die einen die AfD, für andere die Linkspartei sein. Diese Strategie ist nach Angaben der Betreiber besonders wirkungsvoll: Nutzer steigerten damit ihre Erfolgsrate um 360 Prozent.[103]

BEISPIELE Schlechte Gewohnheiten unattraktiv machen

▸ Erlauben Sie sich nur Eiscreme zu Fuß in einem weit entfernten Laden zu kaufen.

▸ Stellen Sie folgende Regel auf: Wenn ich abends Chips esse, muss ich meine Freundin per SMS darüber informieren.

▸ Verpflichten Sie sich, eine bestimmte Summe an einen Tierschutzverein zu spenden, wenn Sie einen Burger essen.

Das Belohnungsdilemma guter Gewohnheiten

Nun haben wir viel über die Wirkmechanismen von Belohnungen erfahren und daraus folgt, dass gesunde Verhaltensweisen ein Problem haben: Das momentane Belohnungserleben ist bei schlechten Gewohnheiten oft viel höher als bei guten. Ein Donut schmeckt herrlich süß, eine Cola prickelt erfrischend, ein Burger macht uns glücklich. Dauerhaft und langfristig konsumiert, erhöhen sie zwar das Risiko für Übergewicht, Diabetes und Herz-Kreislauf-Erkrankungen. Diese Folgen treten aber erst Jahre oder Jahrzehnte später auf und den Zusammenhang nehmen wir meist gar nicht wahr.

Bei guten Gewohnheiten ist es genau umgekehrt. Wenn wir jetzt lernen, sparen oder auf die Schokoladentorte verzichten, fühlt sich das erst mal nicht besonders gut an. Langfristig werden wir zwar mit einem guten Abschluss, einer höheren Rente oder einer besseren Gesundheit belohnt, aber unser Gehirn ist auf direkte Belohnung programmiert. Es verknüpft Anreize und Verhaltensweisen, die direkt aufeinander folgen.

Das Belohnungsdilemma guter Gewohnheiten

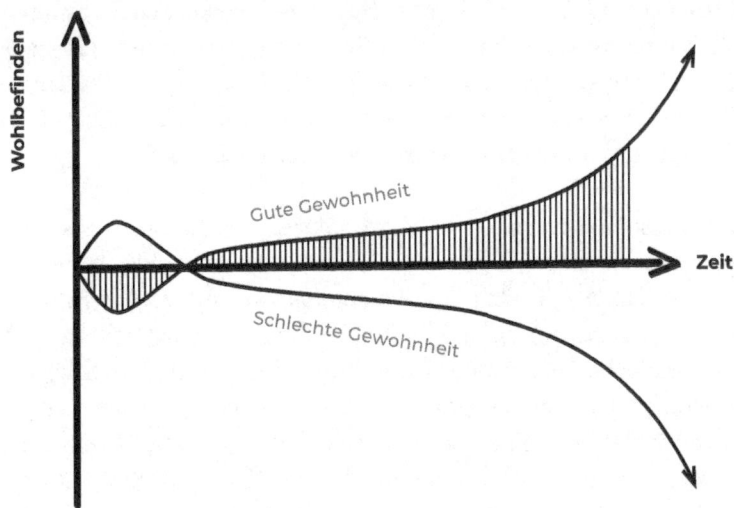

Schlechte Gewohnheiten fühlen sich im Moment gut an, haben aber über die Zeit negative Konsequenzen. Bei guten Gewohnheiten ist es umgekehrt. Über die Zeit entwickeln sie ihr Potenzial und steigern unsere Lebensqualität und unser Wohlbefinden.

Psychologen und Wirtschaftswissenschaftler nennen das *Gegenwarts-Bias*, die Tendenz des Menschen, sofortige Belohnungen gegenüber langfristigen zu bevorzugen, und diese Tendenz ist ziemlich stark ausgeprägt.[43] Erinnern wir uns noch einmal an die Marshmallow-Studie. Kleinen Kindern wird versprochen, dass sie zwei Marshmallows bekommen, wenn es ihnen gelingt, die Süßigkeit vor ihnen 15 Minuten lang nicht zu essen (> S. 23). Den meisten Kindern gelingt das nicht. Die Verführung ist zu groß. Leider gilt das für viele schlechte Gewohnheiten – sie sind einfach zu verführerisch.

Dieses »Belohnungsdilemma« betrifft das Gesundheitsverhalten in hohem Maße. Viele gesundheitsschädliche Handlungen sind im Moment attraktiv. Bei vielen gesundheitsförderlichen Handlungen ist es genau umgekehrt. Wenn wir also unser Verhalten ändern wollen, ist es daher wichtig, gute Gewohnheiten so zu designen, dass sie immer auch einen direkten Lustgewinn haben. Glücklicherweise ist das bei gesunder Ernährung meist auch relativ einfach. Wir müssen oft nur unsere Aufmerksamkeit auf den Geschmack lenken. Achten Sie doch einmal darauf, wie großartig eine

Blaubeere schmeckt oder wie gut Sie sich nach einem vollwertigen Essen fühlen. Dieses genussvolle Erleben führt zu einem kleinen Dopamin-Ausstoß. Wir sollten versuchen, mit den Mechanismen unseres Gehirns zu arbeiten, nicht gegen sie. Denn das ist einer der Hauptgründe, warum reiner Wille und Verbote oft nicht funktionieren.[90] Die ferne und abstrakte Aussicht, irgendwann schlanker und fitter zu sein, reicht nicht.

Kaitlin Woolley und Ayelet Fishbach führten im Jahr 2016 verschiedene Studien durch, die sie in einem Artikel mit dem Titel »For the Fun of It« veröffentlichten.[104] In den Studien untersuchten die Forscherinnen, wie die Verwendung von unmittelbaren Belohnungen dazu beitragen kann, die Ausdauer bei langfristigen Zielen zu erhöhen. Es ging dabei darum, die Teilnehmer zu ermutigen, gesünder zu essen oder sich mehr zu bewegen. Ein Teil der Studienteilnehmer wurde zufällig ausgewählt aufgefordert, die Arten von gesunden Lebensmitteln oder Sportübungen auszuwählen, von denen sie erwarteten, dass sie am meisten Spaß machen würden, während ein anderer Teil gebeten wurde, die Lebensmittel und Übungen auszuwählen, von denen sie glaubten, dass sie am effektivsten seien. (Beachten Sie, dass die meisten Menschen von uns eher nach der zweiten Strategie vorgehen.) Die Studie zeigte aber, dass Menschen, die Spaß und Genuss in den Vordergrund stellen, zu wesentlich besseren Ergebnissen kommen, länger an ihrem Training festhalten und sich gesünder ernähren.

Jeder, der mit Kindern zu tun hat, weiß, dass es absurd ist, ihnen zu sagen, dass sie sich auf die langfristigen Vorteile konzentrieren sollen. Wenn es keinen Spaß macht, werden Kinder es einfach nicht tun. Obwohl wir Erwachsene etwas ausgereifter neuronale Strukturen besitzen, die uns erlauben, Belohnung länger hinauszögern, sind wir im Grunde auf die gleiche Weise verdrahtet.[43] Mit Genuss und Spaß bleiben wir länger dran und erreichen unsere Ziele erfolgreicher.

Sucht – Gewohnheiten mit extrem negativen Konsequenzen

Zum Abschluss dieses Kapitels möchte ich noch auf einen Aspekt zu sprechen kommen, der eng mit Belohnungserleben zusammenhängt, und das ist die Entwicklung von Suchverhalten. Die Abhängigkeit von Substanzen (Nikotin, Alkohol, Heroin) oder Verhaltensweisen (Videospiele spielen, ins Casino gehen, essen) ist ein komplexes Thema, das ich im Rahmen dieses Buches nur streifen kann. Aber ich möchte doch kurz darauf hinweisen, dass Suchtverhalten weitreichende Überschneidung mit Gewohnheiten hat, denn es handelt sich dabei immer um erlernte Verhaltensweisen, die von Auslösern getriggert werden und sich im Moment und kurz danach besonders belohnend anfühlen.[105] Suchterkrankungen entwickeln sich meist über mehrere Stufen. Die Substanzen oder Verhaltensweisen werden zunächst zur Entspannung, Beruhigung oder Ablenkung eingesetzt. Mit der Zeit wird der Gebrauch für einen Teil der Betroffenen aber immer zwanghafter und sie können nicht mehr damit aufhören. Selbst dann nicht, wenn starke negative Konsequenzen drohen, wie Jobverlust, gesundheitliche Probleme oder Beziehungsabbrüche.[105, 106]

Viele Menschen sind von Sucht betroffen: Nach repräsentativen Studien gibt es in Deutschland 12 Millionen Raucher, 1,6 Millionen alkoholabhängige und 2,3 Millionen medikamentenabhängige Menschen. Rund 600.000 Menschen weisen einen problematischen Konsum von illegalen Drogen auf und etwa 560.000 Menschen zeigen eine exzessive Internetnutzung, die als Abhängigkeit gewertet werden kann.[107]

Auch wenn wir noch zu wenig darüber wissen, welche Anreize und Strategien Menschen bei der Abstinenz von Drogen unterstützen, können Erkenntnisse über Gewohnheiten auch dabei helfen, Suchtverhalten zu überwinden.[90] Zum Beispiel kann es wichtig sein, Auslöser zu entfernen und die Umgebung zu verändern. Bereits in den 1970er-Jahren zeigten Studien das an heroinabhängigen Soldaten, die aus dem Vietnamkrieg heimkehrten.[108] Die Rückkehrer zeigten deutlich höhere Erfolgsquoten, von ihrer Heroinsucht loszukommen, im Vergleich zu anderen Heroinabhängigen in den USA, die in der Umgebung verblieben, in der sie süchtig geworden waren. Diese Erkenntnisse deuten darauf hin, dass das Entfernen von Auslösern und die Veränderung des Umfelds eine bedeutende Rolle bei der Bekämpfung der Sucht spielen können. Das Umfeld sollte möglichst wenig Reize enthalten, die an das Suchtverhalten erinnern (wenig Bars, keine Zigarettenautomaten usw.). Außerdem ist es entscheidend, die Abstinenz attraktiver zu machen. Das gelingt vor allem durch ein funktionierendes soziales Netzwerk, eine sinnstiftende Aufgabe und attraktive Freizeitbeschäftigungen. Wer das hat, erleidet deutlich seltener einen Rückfall.[109] Jede Suchterkrankung sollte therapeutisch und medizinisch behandelt werden. Zukünftige Forschung wird zeigen, welche Rolle gute Gewohnheiten dabei spielen können.

In diesem Kapitel haben wir also das dritte Prinzip der Gewohnheitsbildung kennengelernt: Eine Verhaltensweise muss attraktiv sein, damit sie zur Gewohnheit wird. Die Umkehrung lautet: Ist eine Verhaltensweise unangenehm, werden wir sie in Zukunft eher vermeiden.

#4 WIEDERHOLUNG – ÜBUNG MACHT DEN MEISTER

Damit kommen wir zum letzten Prinzip der Gewohnheitsbildung, und das lautet: Gewohnheiten entstehen durch Wiederholung. Immer und immer wieder muss die Gewohnheitsschleife ablaufen: Auslöser > Verhalten > Belohnung.[75] In unserem Apfel-Beispiel bedeutet das: Wenn wir viele Male, immer vormittags, sobald wir Hunger bekommen, einen Apfel essen, dann wird daraus mit der Zeit eine stabile Gewohnheit. Denn Wiederholungen von bestimmten Verhaltensweisen in der gleichen Umgebung führen dazu, dass diese zur Gewohnheit werden,[110] besonders dann, wenn wir uns dabei gut fühlen. Was zunächst Planung, Konzentration und vielleicht sogar Überwindung kostet, wird nach vielen Wiederholungen reine Routine. Aber da muss man erst einmal hinkommen. Das Tolle an Gewohnheiten aber ist, dass sie nach dieser Gewöhnungsphase im Autopilot funktionieren.

Wir alle haben das schon erlebt, zum Beispiel beim Fahrradfahren. Was erst schwierig war, geht nach vielen Wiederholungen ganz von allein, ohne dass wir darüber nachdenken müssen. Fahrrad- oder Autofahren setzen sich aus vielen kleinen Teilhandlungen zusammen, die mit der Zeit zu einer geschmeidigen Routine werden. Zu Beginn sind die Abläufe anstrengend und erfordern viel Aufmerksamkeit und Konzentration. Mancher glaubt sogar, dass er es nie lernen wird. Trotzdem schaffen es die meisten nach ausreichend Wiederholungen, sicher zu fahren.

Verhaltensänderung erfordert also vor allem auch Geduld. Niemand sollte frustriert sein, wenn er einen neuen Vorsatz nach fünf Wiederholungen immer noch anstrengend findet. Dass neue Handlungen anstrengend sind, lässt sich neurophysiologisch und stoffwechseltechnisch gut erklären. Veränderungen sind für unser Gehirn »teuer«, weil sie es dazu zwingen, neue neuronale Pfade zu schaffen und alte Pfade zu ändern. Garantiert ist aber, dass die Handlung mit jeder Wiederholung etwas leichter und flüssiger wird. Es ist aber durchaus möglich, dass Sie eine Handlung 60-mal und noch häufiger üben müssen, bevor sie zur Routine wird.

Wer sich nachhaltig ändern will, braucht also Durchhaltevermögen. Der Neurobiologe Gerhardt Roth bezeichnet Geduld als eine der wichtigsten Voraussetzung für Veränderungen.[66] Mit der Illusion vom schnellen Erfolg wird viel Geld verdient. Wir alle wollen ihn. Und haben die tief verankerte Tendenz, nach Effizienz zu suchen. Anders ausgedrückt: Wir mögen es bequem und strengen uns nur ungern an. Das macht uns empfänglich für gut verpackte Heilsversprechen. »Zehn Kilo abnehmen in nur zwei Wochen«, immer wieder fallen wir auf solche Versprechen herein. Studien zeigen, dass es Menschen zwar schaffen, als Teil eines Motivationsprogramms regelmäßig ins Fitnesscenter zu gehen, aber nur wenige Menschen bleiben danach dauerhaft dran.[43] Das wundert Ernährungsmediziner Jörn Klasen überhaupt nicht. Auch bei seinen Patienten beobachtet er diese Tendenz. Wenn sie gut begleitet sind und regelmäßig zum Arzt kommen, gelingt es ihnen ganz gut, neue Gewohnheiten zu etablieren. Auch bei den Patienten, die im Rahmen der Sendung *Ernährungs-Docs* über Monate begleitet werden, ist die Compliance hoch. Sie bekommen viel Aufmerksamkeit, werden engmaschig begleitet und stehen auch unter einem gewissen sozialen Druck, weil sie nach einiger Zeit erneut in der Sendung auftreten. Ganz auf sich allein gestellt, ist das deutlich schwieriger. Bis Gewohnheiten wirklich tief verankert sind, dauert es Wochen und oft sogar Monate. Viele werden ungeduldig. In einer schnelllebigen, durchgetakteten Welt fällt es schwer, lang anhaltend dranzubleiben.

Ich möchte das Bild des sich langsam entwickelnden Trampelpfads in Erinnerung rufen, das ich bereits im Kapitel »Die Architektur von Gewohnheiten« verwendet habe: Man muss den gleichen Weg viele Male gehen, bevor sich ein gut sichtbarer Trampelpfad entwickelt. Dieses Bild lässt sich tatsächlich direkt auf unser Gehirn übertragen. Lassen Sie sich also nicht entmutigen, wenn es zunächst sehr langsam vorangeht. Wenn Sie es schaffen durchzuhalten, werden Sie mit beständigen und ziemlich unverwüstlichen Gewohnheiten belohnt. Gehen Sie deswegen von Anfang an von kleinen und langsamen Erfolgen aus. Lassen Sie sich davon nicht abschrecken und unterschätzen Sie niemals die enorme Wirkung von kleinen Veränderungen über die Zeit. Erfolgreiche Veränderungen, auch sehr kleine, ziehen weitere Veränderungen nach sich. Über mehrere Jahre transformieren Sie so Ihr ganzes Leben (> S. 37).

Wiederholungen bewirken außerdem, dass uns eine Handlung mit der Zeit immer einfacher erscheint. Was für Fahrradfahren und Autofahren gilt, lässt sich auch auf das Fitnesscenter oder die Wokpfanne übertragen. Sobald wir die Abläufe kennen, wird uns das Befolgen des Rezepts oder Fitnessprogramms viel leichter fallen. Jeder Kochmuffel sei ermuntert, es auszuprobieren: Was beim ersten Mal wie Hexenwerk erscheint und einen schweißgebadet mit einem bestenfalls mittelmäßigen Ergebnis zurücklässt, wird schnell besser und einfacher. Nach einer gewissen Zeit können Sie dabei sogar Podcasts hören und mit richtig viel Routine kann Kochen sogar entspannen.

Wir lieben, was wir kennen

Weihnachten, Thanksgiving, Laternelaufen, Ausflüge zum Vatertag, Kaffeetrinken am Morgen, die Badewanne nach einem stressigen Tag – wir lieben Rituale und Feste. Wendy Wood zitiert den Psychologen Edward Titchener, der das Gefühl des Bekannten besonders schön beschrieb: Ein »Hauch von Wärme, (...) ein Gefühl von Eigentum, von Vertrautheit, von Heimatlichkeit, von Behaglichkeit«.[17] Gerade auch in Zeiten von Angst und Unsicherheit bieten uns Gewohnheiten Orientierung und Sicherheit.

Wir mögen, was wir kennen. Das gilt auch für Kinder und gerade auch beim Thema Essen. Kinder essen fast überall auf der Welt nicht genug Obst und Gemüse und behaupten beharrlich, sie würden Gemüse einfach nicht mögen. Hilflos ringen Eltern mit der Frage, wie man denn nun den Sprössling dazu bringen könnte, doch mehr gesunde Lebensmittel zu essen. Das taten auch britische Forscher und untersuchten Kinder im Alter von 6 bis 36 Monaten. Sie boten ihnen ein Nahrungsmittel an, das alle teilnehmenden Kinder noch nicht kannten: Artischockenpüree.[111] Außerdem gaben die Forscher den Kindern Karottenpüree, das jedes bereits häufig gegessen hatte. Die Forscher verglichen dann in einer Serie von Messungen, wie viel von den beiden Pürees die Kinder jeweils aßen. Wenig überraschend, bevorzugten die Kinder zunächst die Karotten und verschmähen das unbekannte Artischockenpüree. Je häufiger die Kinder jedoch die pürierten Artischocken angeboten bekamen und probiert hatten, desto lieber mochten sie sie.[111] Natürlich weigerten sich manche Kinder konsequent, das Artischockenpüree überhaupt zu probieren, aber grundsätzlich gilt: Kinder mögen, was wir ihnen »voressen« und was sie häufig angeboten bekommen.

Das gilt natürlich auch für uns Erwachsene: Auch wir mögen vor allem, was wir kennen. Das ist ein bekannter psychologischer Effekt, der nicht nur beim Essen gilt. Der Sozialpsychologe Robert Zajonc prägte dafür Ende der 1960er-Jahre den Begriff *Mere-Exposure-Effekt*:[112] Die Tendenz von Menschen, Dinge, die ihnen bekannt oder vertraut sind, positiver zu bewerten als Unbekanntes. Unterschiedliche Vorlieben und Gewohnheiten beim Essen sind damit gut erklärbar. Je nachdem, in welcher Region wir aufgewachsen sind, mögen wir völlig unterschiedliche Dinge. Die einen kann man mit Raupen und Froschschenkeln jagen, andernorts aber gelten sie als Leckerbissen. Wenn also wieder einmal jemand behauptet, »braune Nudel mag ich nicht«, hat das vor allem viel damit zu tun, dass Vollkornnudeln noch nicht häufig genug probiert wurden.

Wie viele Wiederholungen bis zur Gewohnheit?

Eine der Fragen, die mir immer gestellt wird, wenn ich über Gewohnheiten spreche, ist die: Wie viele Wiederholungen sind nötig? »Sind es wirklich 21 Tage?«, werde ich dann immer gefragt. Gewohnheitsexpertin Wendy Wood erklärt, die »magische 21« ist ein Mythos und nicht wissenschaftlich belegt.[17, 113] Nach ihren Recherchen stammt diese Angabe aus einem Buch aus den 1960er-Jahren, in dem vermutet wird, dass sich Menschen nach einem plastisch-chirurgischen Eingriff nach 21 Tagen an ihr neues Gesicht gewöhnt haben. Die Empfehlung hat also gar nichts mit Gewohnheiten zu tun, und trotzdem hält sie sich seitdem hartnäckig und zieht sich durch unzählige Publikationen. Nach Einschätzung von Forscherin Wendy Wood sind 21 Tage auch deutlich zu kurz, um eine starke Gewohnheit auszubilden. Sie hält zwei bis drei Monate für deutlich realistischer.[113] Seriös eine genaue Angabe zu machen ist aber sowieso gar nicht möglich, denn die nötige Anzahl der Wiederholungen hängt von vielen Faktoren ab, wie der Komplexität der Handlung, Persönlichkeitsmerkmalen und der Stabilität des Umfelds. Jeder wird das schnell bemerken: Manche Handlungen lassen sich schnell und einfach in den Alltag integrieren, bei anderen müssen wir immer wieder frustrierende Rückschläge hinnehmen und neu ansetzen.

Viel exakte Forschung zum Thema gibt es leider nicht, wie Phillippa Lally und Kollegen im Jahr 2010 feststellten, nachdem sie die gesamte Literatur zum Thema gesichtet hatten.[110] Nur in einer Studie aus dem Jahr 1988 hatten sie eine konkrete Angabe gefunden. Diese besagte, dass eine Verhaltensweise mindestens zwei Mal pro Monat und mindestens zehn Mal durchgeführt werden muss, bevor sie zur Gewohnheit wird.[110] Phillippa Lally führte daraufhin selbst eine Studie mit 96 Teilnehmern durch, die sich eine neue Gewohnheit aneignen wollten. Dabei handelte es sich um einfache Handlungen, wie einen Spaziergang nach dem Abendessen oder ein Stück Obst zum Nachtisch beim Mittagessen. Diese Handlungen sollten einmal pro Tag ausgeführt werden. Dann wurde untersucht, wie viele Wiederholungen die Teilnehmer brauchten, bis sie die Handlung automatisch ausführten, also nicht mehr darüber nachdenken mussten. Im Durchschnitt brauchten sie 66 Wiederholungen, um das zu erreichen. Die Spannbreite war allerdings sehr hoch und reichte von 18 bis zu 254 Tagen.[110] Es gibt also sehr große Unterschiede. Empfehlungen, die auf Mittelwerten beruhen, sind daher für viele zu kurz und für andere deutlich zu lang.

Jan Keller von der Freien Universität Berlin kam im Jahr 2021 mit seinen Kollegen zu ganz ähnlichen Ergebnissen. In einer Studie wurden 192 Erwachsene im Alter von 18 bis 77 Jahren täglich befragt. Die Teilnehmer hatten eine neue wünschenswerte Handlung im Bereich ihrer Ernährung ausgewählt, die sie nach einem Auslöser einmal pro Tag ausführen wollten (mehr Wasser trinken, Obst essen, einen Löffel Leinöl konsumieren usw.). Im Durchschnitt benötigten sie 59 Tage, bis die Handlungen zur Gewohnheit geworden waren und sie sie automatisch, ohne darüber nachzudenken, ausführten. Auch in dieser Untersuchung war die Spanne mit vier bis 335 Tagen enorm hoch.[75]

In den Studien wurden einfache Tätigkeiten untersucht, unsere Ernährung jedoch ist ein äußerst komplexes Verhalten, das sich aus vielen einzelnen Routinen zusammensetzt. Ernährungs-Doc Matthias Riedl schreibt zum Beispiel, dass es nach seiner Erfahrung mindestens ein halbes Jahr dauert, bis aus einem »Nichtkoch ein einigermaßen geübter wird«[114] und Ernährungs-Doc Jörn Klasen geht davon aus, dass es mindestens drei Jahre dauert, bis eine umfassende Ernährungsumstellung umgesetzt ist. Natürlich hängt das auch stark davon ab, von welchem Niveau man startet und wie gut die Unterstützung des sozialen Umfelds ist.

Zusammenfassend lässt sich sagen, dass es keine magische Anzahl an Wiederholungen gibt, bis eine Handlung zur Gewohnheit wird. Nicht einmal für einfache tägliche Verhaltensweisen, aber schon gar nicht für größere Verhaltenskomplexe wie die Ernährung. Gewohnheiten entwickeln sich unterschiedlich schnell. Meist brauchen sie viel Zeit. Um trotzdem eine Daumenregel zu nennen, empfehle ich Ihnen, eine neue Handlung zunächst über zwei Monate zu üben. Dann überprüfen Sie, ob sich eine Gewohnheit ausgebildet hat. Das ist dann der Fall, wenn Sie die Handlung automatisch ausführen, ohne lange darüber nachzudenken. Für die Beurteilung der Gewohnheitsstärke können Sie den Fragebogen von Seite 89 verwenden.

Wie viele Gewohnheiten gleichzeitig üben?

Ich werde auch immer gefragt, wie viele Gewohnheiten man gleichzeitig üben sollte. Meine Empfehlung lautet eindeutig: Konzentrieren Sie sich auf wenige Gewohnheiten, gerade zu Beginn. Das erhöht die Chance des Erfolgs erheblich und sollte Ihnen nicht trivial erscheinen. Ist eine Gewohnheit einmal etabliert, ist es einfach, sie zu vergrößern.

Nehmen Sie sich also zunächst nur ein bis zwei Micro Habits vor. Falls Sie ausreichend Kapazitäten haben, können Sie natürlich auch mehr Gewohnheiten üben. Mehr als sechs sollten es aber besser nie gleichzeitig sein, empfiehlt Neurowissenschaftler Andrew Huberman.[115] Hier ist weniger tatsächlich mehr. Denn einer der häufigsten Fehler ist, dass Menschen sich zu viel vornehmen, das Pensum nicht durchhalten und dann frustriert aufgeben.

Das bedeutet auch, dass Sie nicht alles gleichzeitig ändern können. Beginnen Sie mit etwas, das Ihnen Spaß macht und das Ihnen eher leichtfällt. Studien zeigen, dass der Erfolg dann viel wahrscheinlicher ist.[104] Rechnen Sie mit Hindernissen, auch wenn Sie gerade motiviert und sorgenfrei loslegen. Es wird Tage geben, an denen Sie sich müde oder gestresst fühlen. Planen Sie so, dass Sie Ihre neuen Verhaltensweisen auch an solchen Tagen durchhalten können. Deswegen wiederhole ich an dieser Stelle das Mantra: Kleine, einfache und wenige Verhaltensweisen führen zum Erfolg.

Healthy Habit Tagebuch – Den Fortschritt im Blick behalten

Behalten Sie Ihre Fortschritte stets im Blick und notieren Sie jeden Tag, ob es Ihnen gelungen ist, Ihre Micro Habit durchzuführen. Machen Sie auch aus der Dokumentation eine Gewohnheit und integrieren Sie sie in Ihren Tagesablauf. Zum Beispiel immer abends, nachdem Sie sich die Zähne geputzt haben (das Zähneputzen wird zum Auslöser für das Tagebuchschreiben). Für viele Menschen ist es sehr motivierend, schwarz auf weiß zu sehen, was sie geschafft haben.

Die einfachste Variante eines *Healthy Habit Tagebuchs* ist eine Liste zum Ankreuzen. Wenn Sie zum Beispiel Montag und Freitag etwas mit Ihrer Wokpfanne kochen, bekommt jeder dieser Tage ein Kreuzchen. Ich benutze ein Excel-Sheet, in das ich immer morgens als Erstes eintrage, ob ich am Vortag meine neu eingeführte Gewohnheit erledigt habe. Für nerdig veranlagte Menschen sind solche Excel-Tabellen auch deswegen toll, weil sich so Mittelwerte und andere Statistiken über Monate oder sogar Jahre ermitteln lassen.

Das Nachhalten der Erfolge hat noch einen anderen Effekt: Sie können Tage identifizieren, an denen Sie Ihre Gewohnheit nicht durchgeführt haben. Versuchen Sie, aufmerksam zu erkennen, woran das lag. Haben Sie sich zu viel vorgenommen? Hatten Sie besonders viel Stress? Oder haben Sie es einfach vergessen? Machen Sie sich keine Vorwürfe, sondern versuchen Sie, die Hindernisse zu beheben und probieren Sie es erneut. Wenn es Ihnen gelungen ist, freuen Sie sich bewusst über diesen Erfolg – auch über jeden kleinen – und bleiben Sie dran.

Das Healthy Habit Tagebuch

Notieren Sie sich jedes Mal, wenn Sie Ihre Healthy Habit geübt haben.

Tägliche Gewohnheiten

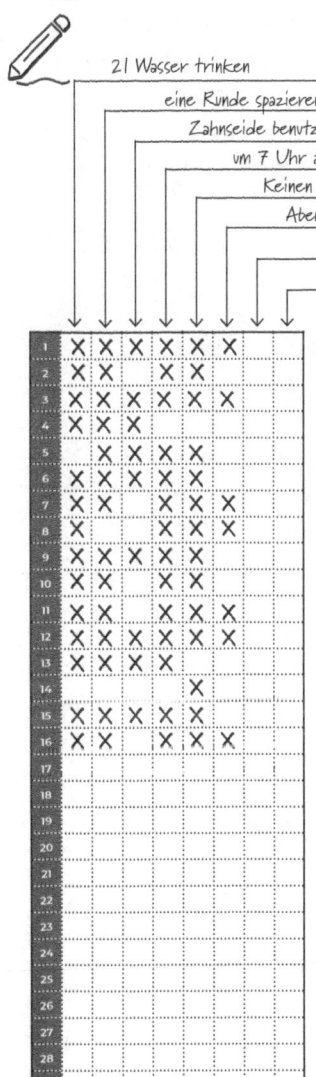

Spalten (Gewohnheiten):
1. 2l Wasser trinken
2. eine Runde spazieren
3. Zahnseide benutzen
4. um 7 Uhr aufstehen
5. Keinen Zucker in den Kaffee
6. Abends To-Do Liste schreiben

Tag	2l Wasser trinken	eine Runde spazieren	Zahnseide benutzen	um 7 Uhr aufstehen	Keinen Zucker in den Kaffee	Abends To-Do Liste schreiben
1	X	X	X	X	X	X
2	X	X		X	X	
3	X	X	X	X	X	X
4	X	X	X			
5		X	X	X	X	
6	X	X	X	X	X	
7	X	X		X	X	X
8	X			X		
9	X	X	X	X	X	
10	X	X		X		
11	X	X		X	X	
12	X	X	X	X	X	X
13	X	X	X	X		
14				X		
15	X	X	X	X	X	
16	X	X		X	X	
17						
18						
19						
20						
21						
22						
23						
24						
25						
26						
27						
28						
29						
30						
31						

TIPP

Machen Sie auch aus der Dokumentation eine Gewohnheit und integrieren Sie sie in Ihren Tagesablauf – zum Beispiel immer abends, nachdem Sie sich die Zähne geputzt haben. Das Zähneputzen wird so zum Auslöser.

Wöchentliche Gewohnheiten

	1	2	3	4	5
mind. 10 Min. lesen	X	X			
Joggen gehen	X				
Montag- und Freitagabend kochen	X	X			
Staub wischen	X				
nur 1x die Woche einkaufen	X				

Monatliche Gewohnheiten

Freunde einladen & kochen	
Fenster putzen	X
ein Abend ohne Kinder	X
Brief an einen Freund schreiben	

Monat: Mai

Verankern Sie über die Zeit immer mehr Healthy Habits in Ihrem Leben. Vielleicht schaffen Sie es in einem Jahr, sechs neue Healthy Habits in Ihrem Leben zu etablieren. Das wäre bereits eine deutliche Verbesserung in Ihrem Essverhalten und Ihrem Lebensstil. Über kurz oder lang verändern Sie so Ihr ganzes Leben – und zwar für immer. Dokumentieren Sie über die nächsten Jahre alle Healthy Habits, die Sie sich angeeignet haben in einer *Healthy Habit Sammlung*. Sie werden erstaunt sein, was Sie alles erreichen. Ich selbst nehme mir zweimal im Jahr – einmal im Januar und einmal in den Sommerferien – richtig viel Zeit und reflektiere über meine Gewohnheiten. Dann passe ich sie an und nehme mir neue vor.

Gewohnheitsstärke beurteilen

Wann ist eine Gewohnheit wirklich eine Gewohnheit? Woran kann man das festmachen? Bei der Gewohnheitsbildung kommt es darauf an, dass eine Handlung wirklich in Fleisch und Blut übergeht – im Englischen sagt man dazu, etwas wird zur »second nature«, also zur »zweiten Natur«. Eine Handlung ist dann eine Gewohnheit, wenn wir sie ohne Planung und Nachdenken ausführen.[17] Psychologen nennen diese Eigenschaft *Automatizität*. Die lässt sich auch messen, etwa mithilfe von Fragebögen.

Der »Self-Report Behavioural Automaticity Index« ist ein solcher Fragebogen, mit dem man die Stärke von Gewohnheiten einschätzen kann. Seine Zuverlässigkeit und Gültigkeit wurde mit statistischen Verfahren überprüft[116] und er wurde in verschiedenen Studien eingesetzt.[117] Weil der Index sehr kurz ist und nur vier Statements enthält, können Sie ihn auch gut zu Hause verwenden, um zu überprüfen, wie stark Ihre Gewohnheiten ausgebildet sind. Setzen Sie einfach Ihre Gewohnheit in das Textfeld ein und schätzen Sie sich selbst ein.

Gewohnheitsstärke messen

Wenn ich ....

(Beispiele: morgens Wasser trinke/nach der Arbeit Joggen gehe/eine Gemüsepfanne koche)

	stimme gar nicht zu				stimme voll und ganz zu
	1	2	3	4	5
tue ich das automatisch.	☐	☐	☐	☐	☐
tue ich das, ohne mich bewusst daran erinnern zu müssen.	☐	☐	☐	☐	☐
tue ich das ohne nach- zudenken.	☐	☐	☐	☐	☐
fange ich damit an, ohne zu bemerken, dass ich es tue.	☐	☐	☐	☐	☐

Mit diesen vier Fragen lässt sich überprüfen, ob eine Verhaltensweise zu einer Gewohnheit geworden ist. Der Fragebogen ist der *Self-Report Behavioural Automaticity Index* von Gardner et al. (2012),[116] deutsche Übersetzung von Thurn (2014).[118]

Inwieweit die Aussagen zutreffen, beantworten Sie auf einer fünffach gestuften Antwortskala von 1= »stimme gar nicht zu« bis 5 = »stimme voll und ganz zu«.[117] Ein höherer Wert steht also für eine stärkere Gewohnheitsausbildung. Summieren Sie die Werte für Ihre Einschätzungen auf. Sie können zwischen 4 und 20 liegen, und teilen Sie diesen Summenwert durch 4. Dadurch erhalten Sie den Mittelwert Ihrer Einschätzungen. Die Mittelwerte können zwischen 1 und 5 liegen. Ein Wert zwischen 3,5 und 4,0 steht für eine moderate Gewohnheitsstärke und Werte von 4,5 bis 5,0 für eine hohe Gewohnheitsstärke.[119]

Erst wenn sich eine starke Gewohnheit ausgebildet hat, sollten Sie sich die nächste Micro Habit vornehmen. Falls sich noch keine Gewohnheit gebildet hat (Werte kleiner 3,5), haben Sie verschiedene Möglichkeiten: Sie können die Gewohnheit kleiner machen, den Auslöser offensichtlicher gestalten, Widerstände reduzieren, die Gewohnheit attraktiver machen und/oder noch mehr Wiederholungen durchführen. Üben Sie so lange, bis sich eine starke Gewohnheit herausgebildet hat, auch wenn es länger dauert. Sie werden mit einer robusten und fast unverwüstlichen guten Gewohnheit belohnt, die Ihnen lebenslang hilft, das Richtige zu tun.

AUF EINEN BLICK – GEWOHNHEITEN GESTALTEN

Die **vier Prinzipien des Habit Designs** lauten:

#1 MICRO – Aller Anfang ist klein

- Brechen Sie Handlungen auf die kleinste, noch sinnvolle Einheit herunter. Solche Micro Habits schaffen Sie auch, wenn Sie gestresst sind oder keine Lust haben.
- Micro Habits sollten zu Beginn nicht länger als zwei Minuten dauern.

#2 KONTEXT – Die Umgebung zum Verbündeten machen

- Die Umgebung beeinflusst, wie wir uns verhalten. Deswegen ist ihre Gestaltung eines der effektivsten Werkzeuge der Verhaltensänderung: Machen Sie die Auslöser für Ihre Healthy Habits offensichtlich und die Durchführung so einfach und reibungslos wie möglich.
- Wenn-Dann-Pläne sind eine erfolgreiche Strategie, um Ihre Healthy Habits in der Umgebung zu verankern (»Wenn ich morgens in die Küche komme, trinke ich ein Glas Wasser.«).

#3 BELOHNUNG – Es muss sich gut anfühlen

- Wir wiederholen, was sich gut anfühlt und unterlassen, was unangenehm ist.
- Finden Sie eine Möglichkeit, sich selbst zu belohnen. Das kann schon ein freundlicher Gedanke oder ein inneres Schulterklopfen sein.

- Das Belohnungserleben zwischen guten und schlechten Gewohnheiten ist oft ungleich verteilt: Für gute Gewohnheiten bezahlen wir in der Gegenwart, für schlechte in der Zukunft. Für unser Verhalten ist allerdings das momentane Erleben wichtiger. Deswegen sollten Sie dafür sorgen, dass sich Ihre Healthy Habit auch im Moment gut anfühlt.
- Machen Sie Ihre Healthy Habit attraktiver, indem Sie sie mit einer Tätigkeit kombinieren, die Sie gerne tun. Zum Beispiel: »Ich werde einen Podcast hören, wenn ich Gemüse schnipple.«

#4 WIEDERHOLUNG – Übung macht den Meister

- Damit etwas zur Gewohnheit wird, muss es häufig wiederholt werden. Im Schnitt müssen wir eine Handlung 60-mal ausführen, bis sie zur Gewohnheit wird. Allerdings können auch deutlich weniger oder deutlich mehr Wiederholungen nötig sein.
- Üben Sie jede Healthy Habit zunächst über zwei Monate. Dann überprüfen Sie, ob Sie die Tätigkeit automatisch und ohne großes Nachdenken ausführen. Seien Sie geduldig und üben Sie gerade zu Beginn nur ein oder zwei Healthy Habits auf einmal.

Die Prinzipien des Habit Designs können Sie anwenden, um

1. eine neue gute Gewohnheit zu entwickeln,
2. eine schlechte Gewohnheit durch eine gute Gewohnheit zu ersetzen oder um
3. eine schlechte Gewohnheit zu stoppen.

Welche der Strategien am effektivsten und sinnvollsten ist, hängt von der jeweiligen Situation und den individuellen Zielen ab. Starten Sie mit der Variante, die Ihnen am leichtesten und attraktivsten erscheint.

(1) Eine neue gute Gewohnheit entwickeln

KLEIN

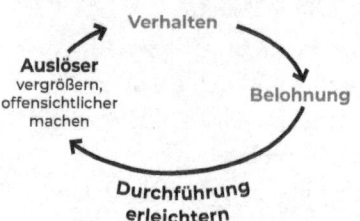

Eine neue Verhaltensweise sollte möglichst klein sein. Zum Beispiel zwei Liegestütze, drei Minuten meditieren oder einmal die Woche mehr Gemüse essen (Zwei-Minuten Regel). Healthy Habits schaffen wir auch, wenn wir gestresst sind oder keine Lust haben. Deswegen sind sie auf Dauer erfolgreicher als große Vorhaben.

OFFENSICHTLICH UND EINFACH

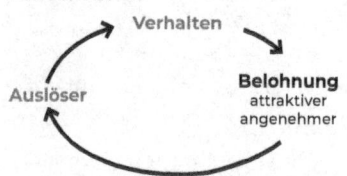

Die Umgebung sollte so gestaltet sein, dass sie an die Healthy Habit erinnert und es leichtfällt die Gewohnheit auszuführen. Machen Sie Auslöser so offensichtlich wie möglich (Wokpfanne auf den Herd stellen) und haben Sie alle Utensilien bereit, die Sie zum Kochen brauchen (Rezept, Kochgeschirr, Zutaten).

ANGENEHM

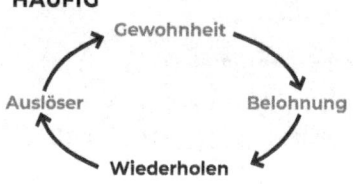

Eine Healthy Habit sollte so attraktiv wie möglich sein. Kombinieren Sie die neue Verhaltensweise zum Beispiel mit etwas, das Sie gerne tun. Zum Beispiel Podcast hören und kochen.

HÄUFIG

Wiederholen Sie die neue Healthy Habit häufig. Mit der Zeit entsteht so eine stabile Gewohnheit, die Sie automatisch ausführen, ohne groß darüber nachdenken zu müssen.

(2) Eine schlechte Gewohnheit durch eine gute Gewohnheit ersetzen

KLEIN

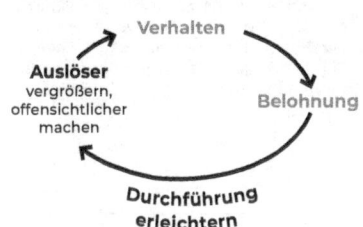

Ersetzen Sie eine schlechte Gewohnheit durch eine gesündere Alternative.
Zum Beispiel könnten Sie nachmittags statt eines ungesunden Muffins in Zukunft eine Handvoll Nüsse essen.
Nehmen Sie sich aber nicht zu viel auf einmal vor. Auch bei der Strategie »Ersetzen« gehen Sie immer in kleinen Schritten vor.

OFFENSICHTLICH UND EINFACH

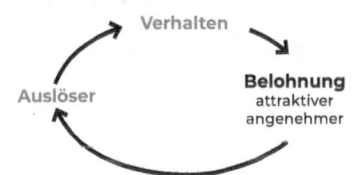

Behalten Sie den Auslöser Ihrer ursprüng-lichen Gewohnheit bei, zum Beispiel »Hun-ger am Nachmittag«, und nutzen Sie diesen für Ihre gesündere Alternative »eine Handvoll Nüsse essen«. Machen Sie den Auslöser mög-lichst groß und offensichtlich und die Durch-führung möglichst einfach.

ANGENEHM

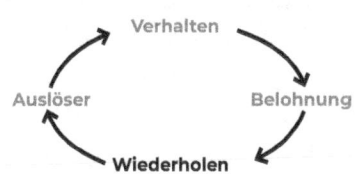

Gestalten Sie die Alternative so attraktiv wie möglich. Zum Beispiel könnten Sie sich jedes Mal einige Minuten zurücklehnen und eine Pause machen, wenn Sie einen gesunden Snack gegessen haben.

HÄUFIG

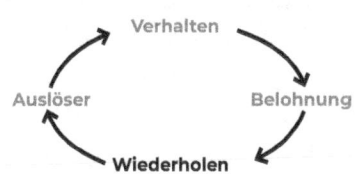

Wiederholen Sie die alternative Healthy Ha-bit häufig. So wird der Auslöser mit der Zeit immer fester mit der neuen Handlung ver-knüpft. Irgendwann wird der Auslöser auto-matisch die Alternative aktivieren.
Im Gehirn bleiben aber immer oder zumin-dest sehr lange Erinnerungsspuren an alte Gewohnheit erhalten, die auch nach längerer Zeit wieder aktiviert werden können.[67] Des-wegen kann es sein, dass Sie auch nach langer Zeit plötzlich wieder in alte Verhaltensmuster zurückfallen. Lassen Sie sich davon nicht ent-mutigen. Sobald es Ihnen auffällt, starten Sie erneut mit Ihrer gesünderen Alternative. Hilf-reich kann sein, Auslöser und Handlung als Wenn-Dann-Plan zu formulieren (»Wenn ich nachmittags Hunger bekomme, esse ich eine Handvoll Nüsse.«) (>S. 53).

(3) Eine schlechte Gewohnheiten stoppen

KLEIN

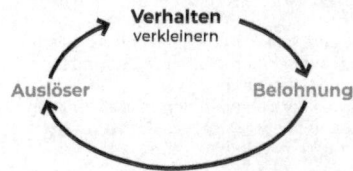

Das *Prinzip der kleinen Schritte* wenden Sie auch an, wenn Sie eine schlechte Gewohnheit loswerden wollen. Nehmen Sie sich nur einen kleinen Aspekt vor. Wenn Sie weniger Zucker konsumieren wollen, könnten Sie damit beginnen, zunächst nur den Zucker im Kaffee wegzulassen. Oft scheint es uns unmöglich, Dinge für immer aufzugeben. Daher kann es hilfreich sein, sich die Veränderung zunächst nur für einen kurzen Zeitraum vorzunehmen und diesen dann sukzessive zu verlängern.

UNSICHTBAR und SCHWIERIG

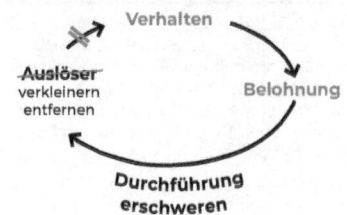

Gestalten Sie die Umgebung so, dass Sie die Auslöser für schlechte Gewohnheiten verkleinern, oder entfernen und die Durchführung erschweren. Kaufen Sie zum Beispiel keine Süßigkeiten. Wer keine Süßigkeit im Haus hat, wird nicht an sie »erinnert«, wenn er in den Schrank schaut. Und wenn der Appetit auf etwas Süßes einsetzt, ist der Zugriff deutlich erschwert.

UNAGENEHM

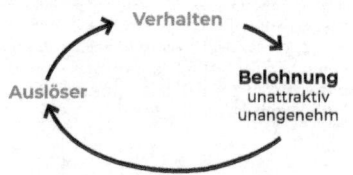

Machen Sie die Durchführung einer schlechten Gewohnheit so unattraktiv wie möglich. Sie könnten zum Beispiel einem Freund versprechen, dass Sie eine größere Summe Geld spenden, wenn Sie Süßkram essen.

HÄUFIG

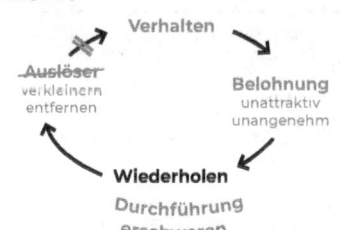

Wenn Sie eine schlechte Gewohnheit stoppen wollen, ist es wichtig, konstant dafür zu sorgen, dass die Auslöser fehlen und die Durchführung durchgehend, unattraktiv und schwierig bleibt. So werden Sie eine schlechte Gewohnheit mit der Zeit aufgeben.

GESUND ESSEN MIT HEALTHY HABITS

In den folgenden Kapiteln werden wir das Wissen über die Struktur und Funktionsweise von Gewohnheiten auf die Ernährung anwenden. Sie werden lernen, wie Sie Schritt für Schritt mithilfe von Healthy Habits Ihre Ernährung für immer verbessern. Wir beschäftigen uns damit, was einen gesunden Speisplan auszeichnet und wie Sie durch den richtigen Einkauf, die gesunde Zubereitung, einen Mahlzeitenrhythmus und die Unterstützung durch Ihr Umfeld zu einer gesunden Ernährungsweise finden.

Bevor wir dies tun, möchte ich Sie allerdings bitten, einen Moment darüber nachzudenken, *warum* Sie sich gesünder ernähren wollen. Vielleicht wollen Sie möglichst lange gesund für Ihre Familie da sein oder sich einfach besser und vitaler fühlen, vielleicht wollen Sie Ihre Herzgesundheit fördern, weil Ihr Vater an einem Herzinfarkt verstorben ist, oder Sie wollen Ihr Übergewicht oder Ihren Diabetes behandeln. Halten Sie Ihr »Warum« in einem Notizbuch oder in einem digitalen Dokument fest. Es kann hilfreich und motivierend sein, sich immer wieder daran zu erinnern, was die inneren Beweggründe für Veränderungen sind. Denn manchmal geht das im Kleinklein des Alltags verloren. Selbstoptimierung sollte nie zum reinen Selbstzweck werden, sondern immer unseren Träumen und Zielen dienen.

DER GESUNDE SPEISEPLAN

Die interessante Welt der Nährstoffe

Bevor wir den gesunden Speisplan kennenlernen, machen wir uns zunächst einige Grundlagen der Ernährung klar. Denn jedes Lebensmittel, das wir essen, besteht aus verschiedenen Nährstoffen.

Kohlenhydrate

Kohlenhydrate sind wichtige Energielieferanten und machen bei den meisten Menschen den größten Anteil ihrer Ernährung aus. Alle Kohlenhydrate sind aus Zuckermolekülen zusammengesetzt, auch wenn sie nicht süß schmecken. Diese werden unterschiedlich schnell vom Körper aufgenommen. »Langsame« Kohlenhydrate (auch komplexe Kohlenhydrate genannt) sind gesünder[120] und in folgenden Lebensmitteln enthalten:

- Vollkornprodukten, wie Vollkornbrot, Haferflocken, Vollkornnudeln und brauner Reis
- Hülsenfrüchten, wie Bohnen, Kichererbsen, Linsen und Erbsen
- Gemüse, wie Brokkoli, Spinat, Karotten und Süßkartoffeln
- Obst, wie Äpfel und Beeren

»Ungesunde« Kohlenhydrate werden schnell ins Blut abgegeben und lassen den Blutzuckerspiegel rasch ansteigen. Sie sind enthalten in:

- Weißmehlprodukten (Toastbrot, helle Nudeln) und weißem Reis
- Hochverarbeiteten Nahrungsprodukten, wie Tiefkühllasagne, Saucen und Cerealien
- Süßigkeiten, Kartoffelchips
- Softdrinks und anderen zuckerhaltigen Getränken, Fruchtsäften

Unsere heutige Ernährung hat einen viel zu hohen Anteil an ungesunden, »schnellen« Kohlenhydraten. Dadurch steigt das Risiko für Übergewicht, Diabetes, Fettleber und andere chronische Krankheiten.[121, 122]

Fette

Fette sind ebenfalls wichtige Energielieferanten, aber auch für den Aufbau unserer Zellmembranen und die Herstellung zahlreicher Hormone wichtig. Hochwertige Fette in Maßen machen nicht dick und führen nicht zu Herzerkrankungen.[123] Nehmen Sie daher vor allem hochwertige Fette aus pflanzlichen Ölen (Olivenöl, Leinöl und Rapsöl), Nüsse und Samen, Avocados und fettem Seefisch (Lachs, Sardinen, Hering und Makrele) auf. Die heutige Ernährung enthält oft einen zu hohen Anteil an gesättigten Fettsäuren.[124] Reduzieren Sie daher Wurst, Fleisch und Milchprodukte. Transfette machen krank und sollten am besten ganz gemieden werden.[125] Sie sind in Fertigprodukten wie Pizza, Pommes und Chips enthalten, die auch sonst ungesund sind.

Eiweiße

Eiweiße (auch Proteine genannt) haben eine Sonderstellung, weil sie nicht nur als Energielieferant, sondern auch als Struktur- und Baumaterial für unsere Zellen von großer Bedeutung sind. Ob Muskelgewebe, Organe, Blut oder Immunsystem, an allen Zellen sind Eiweiße strukturell beteiligt. Außerdem haben sie als Bestandteil von Enzymen und Hormonen wichtige regulierende Funktionen. Die um die 100.000 verschiedenen Proteine in unserem Körper sind aus 20 *Aminosäuren* zusammengesetzt.[126] Die Baupläne der Proteine sind im genetischen Code, der DNA, festgelegt. Neun der 20 Aminosäuren können im menschlichen Organismus nicht selbst hergestellt werden: Sie sind daher essenziell (unentbehrlich) und müssen mit der Nahrung aufgenommen werden.

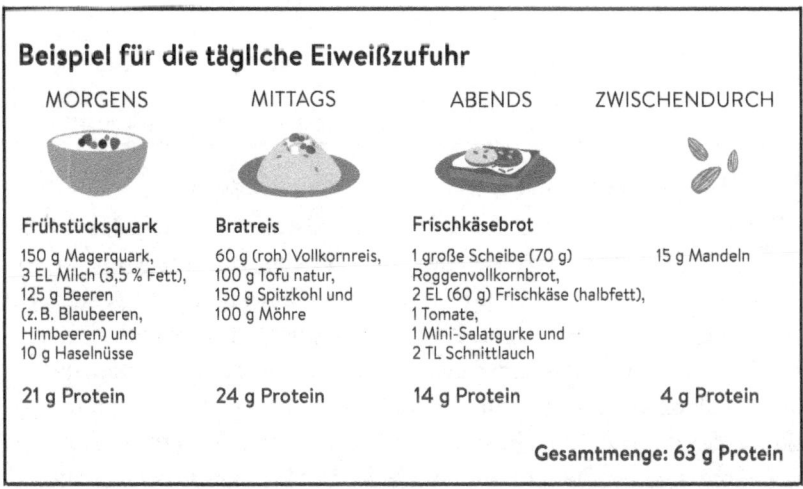

Beispiel für die tägliche Eiweißzufuhr

MORGENS	MITTAGS	ABENDS	ZWISCHENDURCH
Frühstücksquark	Bratreis	Frischkäsebrot	
150 g Magerquark, 3 EL Milch (3,5 % Fett), 125 g Beeren (z. B. Blaubeeren, Himbeeren) und 10 g Haselnüsse	60 g (roh) Vollkornreis, 100 g Tofu natur, 150 g Spitzkohl und 100 g Möhre	1 große Scheibe (70 g) Roggenvollkornbrot, 2 EL (60 g) Frischkäse (halbfett), 1 Tomate, 1 Mini-Salatgurke und 2 TL Schnittlauch	15 g Mandeln
21 g Protein	24 g Protein	14 g Protein	4 g Protein

Gesamtmenge: 63 g Protein

Die Deutsche Gesellschaft für Ernährung empfiehlt normalgewichtigen Erwachsenen, täglich 0,8 Gramm Eiweiß pro Kilogramm Körpergewicht zu sich zunehmen (ab 65 Jahren mindestens 1 Gramm).[127] Auch wenn Sie kalorienreduziert essen, sollten diese Richtwerte nicht unterschritten werden.

Ballaststoffe

Ballaststoffe sind Nahrungsbestandteile, die in pflanzlichen Lebensmitteln vorkommen und vom menschlichen Körper nicht vollständig verdaut werden können. Sie bestehen aus komplexen Kohlenhydraten, wie Zellulose oder Pektin, und sind vor allem in Gemüse, Obst, Vollkornprodukten, Hülsenfrüchten, Nüssen und Samen enthalten. Ballaststoffe sind wertvolle Bestandteile einer gesunden Ernährungsweise, da sie als Nahrung für Billionen Bakterien in unserem Darm (Mikrobiom) dienen, die Verdauung verlangsamen und das Sättigungsgefühl erhöhen. Sie beugen zahlreichen chronischen Krankheiten vor und verlängern sogar das Leben.[128] Essen Sie mindestens 30 Gramm Ballaststoffe pro Tag.

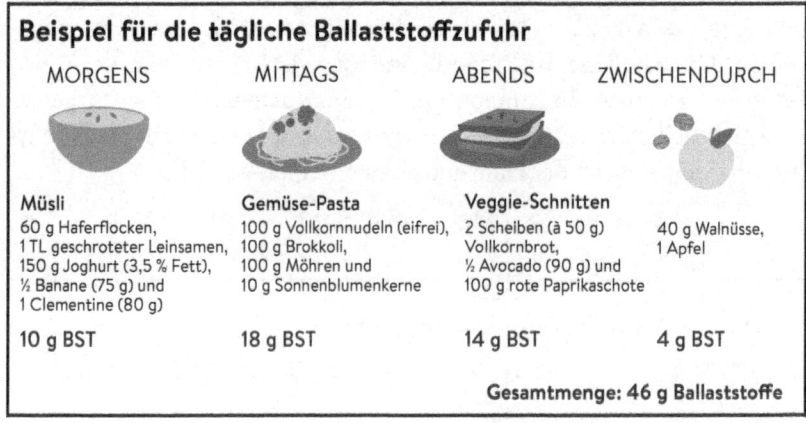

Beispiel für die tägliche Ballaststoffzufuhr

MORGENS	MITTAGS	ABENDS	ZWISCHENDURCH
Müsli	**Gemüse-Pasta**	**Veggie-Schnitten**	
60 g Haferflocken, 1 TL geschroteter Leinsamen, 150 g Joghurt (3,5 % Fett), ½ Banane (75 g) und 1 Clementine (80 g)	100 g Vollkornnudeln (eifrei), 100 g Brokkoli, 100 g Möhren und 10 g Sonnenblumenkerne	2 Scheiben (à 50 g) Vollkornbrot, ½ Avocado (90 g) und 100 g rote Paprikaschote	40 g Walnüsse, 1 Apfel
10 g BST	**18 g BST**	**14 g BST**	**4 g BST**

Gesamtmenge: 46 g Ballaststoffe

Vitamine, Mineralstoffe & sekundäre Pflanzenstoffe

Mikronährstoffe, das sind Vitamine, Mineralstoffe und sekundäre Pflanzenstoffe, liefern zwar keine Energie, sind aber für eine Vielzahl von Prozessen und Funktionen im Körper ungemein wichtig, einschließlich Stoffwechsel, Immunsystem, Knochenstärkung, Antioxidation, Sauerstofftransport und Entzündungshemmung. Gesunde Menschen, die sich abwechslungsreich ernähren und viel Obst und Gemüse, Vollkornprodukte, gesunde Öle und Hülsenfrüchte sowie wenig Fertigprodukte konsumieren, nehmen in der Regel ausreichend Mikronährstoffe zu sich.

Dass Vitamine und Mineralstoffe gesund sind, wissen wir schon lange, aber was sind *sekundäre Pflanzenstoffe*? Mit dem Sammelbegriff wird eine große Gruppe von in Pflanzen auftretenden Verbindungen zusammengefasst, von denen allein in der menschlichen Nahrung um die 10.000 verschiedene vorkommen.[129] Zum Beispiel *Resveratrol*, das in der Schale von roten Weintrauben gebildet wird und das Risiko für Stoffwechselkrankheiten wie Insulinresistenz und Fettleber senken kann.[130] Oder *Sulforaphan*, das in allen Kohlarten (zum Beispiel in Brokkoli) enthalten ist und vor chronische Entzündungen im Körper[131] und vielleicht sogar vor Krebs schützt.[132] Die Forschung zu sekundären Pflanzenstoffen steckt zwar noch in den Kinderschuhen, aber die bisherigen Studien zeigen zum Teil beeindruckende Ergebnisse.

Um das volle Gesundheitspotenzial der Vitamine, Mineralstoffe und sekundären Pflanzenstoffe auszuschöpfen, sollten Sie
· vielseitig essen und auf die große Vielfalt bei Gemüse, Obst und Hülsenfrüchte setzen,
· alle Farben des Regenbogens im Speiseplan unterbringen und
· Lebensmittel mal roh und mal gegart essen.

Die richtige Kombination der Nährstoffe

Seit es die Ernährungswissenschaften gibt, wird erbittert darüber gestritten, zu welchen Anteilen wir die verschiedenen Nährstoffe aufnehmen müssen, um optimal versorgt zu sein. Eine Einigung ist nicht in Sicht. Wahrscheinlich ist es aber viel weniger kompliziert, als es oft dargestellt wird. Viele Experten, darunter der Arzt und Langlebigkeitsforscher Peter Attia und der Ernährungswissenschaftler David Ludwig von der Harvard Medical School, weisen darauf hin, dass es vor allem ein paar einfache, aber wichtige Grundregeln zu beachten gilt: Essen Sie nicht zu viele Kalorien (aber auch nicht zu wenig), konsumieren Sie ausreichend Proteine (damit der Körper Gewebe reparieren und die biochemischen Reaktionen im Stoffwechsel aufrechterhalten kann), nehmen Sie ausreichend essentielle Fettsäuren (Omega-3 und Omega-6) auf (für die Zellmembranen und die Kommunikation zwischen den Zellen) und nehmen Sie genug Vitamine, Mineralstoffe und sekundäre Pflanzenstoffe zu sich.[133, 134] Abgesehen von diesen Mindestanforderungen, lässt sich unser Energiebedarf in nahezu beliebiger Kombination decken.[133] Viel wichtiger als die Frage des *richtigen Anteils* der Nährstoffe ist die *Qualität* der Lebensmittel.[135]

Nun haben wir einiges über die Nährstoffe erfahren. Aber auf unserem Teller landen nicht einzelne Nährstoffe, sondern Lebensmittel. Lebensmittel, zum Beispiel ein Apfel, ein Weizenkorn oder ein Hühnerei, sind aus den verschiedenen Nährstoffen zusammengesetzt und jedes hat dabei seine individuelle, ganz einzigartige Kombination.

Für die Frage, was täglich auf den Teller gehört, ist also die Auswahl und Kombination von Lebensmitteln entscheidend. Aber die Frage nach dem optimalen Speiseplan wird schnell kompliziert: Sollen wir wie unsere Vorfahren aus der Steinzeit essen (Paleo-Diät)? Oder besser wie in Regionen, in denen die Menschen besonders gesund alt werden (Mediterrane Diät, Okinawa Diät)? Sollten wir möglichst naturbelassen essen (Clean Eating)? Und andere Lebewesen mehr achten (vegetarische Ernährung, vegane Ernährung)? Sollten wir den Insulin-Stoffwechsel mehr berücksichtigen (ketogene Diät)? Oder neue wissenschaftliche Erkenntnisse zur Langlebigkeit in unserem Speiseplan beachten (Sirtuin-Diät)? Im Dschungel der Ernährungsinformationen kursieren viele Dogmen, Trends, Meinungen und persönliche Erfahrungen. Wie soll man die verschiedenen, oft widersprüchlichen Informationen bewerten und zu einer klaren Erkenntnis kommen, die sich auf dem Teller auch umsetzen lässt? Lange Zeit hatte ich darauf keine Antwort und fragte mich, ob es überhaupt eine Ernährungsweise gibt, die für alle Menschen zu empfehlen ist. Außerdem fand ich, dass ein gesunder Speiseplan auch die ökologische Nachhaltigkeit berücksichtigten müsste. Denn gesunde Menschen brauchen schließlich auch einen Planeten, auf dem sie leben können.

Der gesunde Speiseplan für heute und morgen – Planetary Health Diet

Nachdem ich mich durch unzählige Studien gekämpft hatte, stieß ich auf einen wissenschaftlichen Bericht, der mich sehr begeisterte und mich zu meinem ersten Buch »Gesunde Ernährung heute und morgen« inspirierte. Im Januar 2019 hatte eine hochkarätig besetzte Kommission, die EAT-Lancet-Kommission, in einer der hochrangigsten medizinischen

Fachzeitschriften, The Lancet, einen gesunden und nachhaltigen Speiseplan veröffentlicht.[136, 137] Die 37 Ernährungs- und Klimaexperten aus 16 Ländern hatten drei Jahre lang alle verfügbaren wissenschaftlichen Informationen aus der Gesundheitsforschung, aus der klinischen Forschung und aus etablierten Ernährungsempfehlungen zusammengetragen und analysiert. Das Ziel dabei war, einen gesunden Speisplan zu entwickeln, der für eine wachsende Weltbevölkerung innerhalb der planetaren Grenzen funktioniert. Eine solche umfassende Analyse ist nur möglich, wenn die geballte Kraft führender Wissenschaftler, hinter denen große Institute und renommierte Universitäten stehen, gebündelt wird. Das Ergebnis ist aus meiner Sicht die fundierteste und beste Ernährungsempfehlung, die es aktuell gibt.

Dieser Speiseplan (oft *Planetary Health Diet* genannt) enthält ganz konkrete Empfehlungen, was wir täglich essen sollten. Gleichzeitig ist er flexibel und lässt sich an fast alle Ernährungsstile, kulturelle Traditionen und individuelle Vorlieben anpassen. Den Hauptteil der Ernährungsweise stellen pflanzliche Lebensmittel dar, also Gemüse, Obst, Hülsenfrüchte, Vollkornprodukte und Nüsse. Auf tierische Lebensmittel muss nicht verzichtet werden, aber Eier, Geflügel, Fisch sowie Milchprodukte sollten nur in Maßen verzehrt werden.

Sie können den Speiseplan in Ihrem Alltag flexibel und einfach umsetzen, zum Beispiel mit den Flexi-Rezepten ab S. 124.

Eine Ernährung nach der Planetary Health Diet hat sehr viele positive Eigenschaften: Sie ist ausgewogen, pflanzenbasiert, vielfältig, ballaststoffreich, antientzündlich, immunabwehrstärkend, mikrobiomfördernd und klimaschonend. Sie fördert Leistungsfähigkeit und Wohlbefinden, schützt vor Übergewicht und chronischen Krankheiten und steht im Einklang mit den Regeln der Deutschen Gesellschaft für Ernährung.[138, 139]

Der Speiseplan mit täglichen Verzehrmengen (in Gramm)

Gemüse Brokkoli, Möhren, Lauch, Salat	300 (200–600)***	3 Portionen pro Tag
Stärkehaltiges Gemüse Kartoffeln, Kürbis	50 (0–100)	2 Portionen pro Woche
Obst Blaubeeren, Äpfel	200 (100–300)	2 Portionen pro Tag
Vollkorngetreide Brot, Nudeln, Reis	230 (max. 60 % der Gesamtenergie)	z. B. 1 Vollkornmüsli + 1 Portion Vollkornnudeln + 2 Scheiben Vollkornbrot
Hülsenfrüchte* Linsen, Bohnen	75 (0–100)	1 Portion pro Tag
Nüsse & Samen Walnüsse, Leinsamen	50 (0–75)	1 Handvoll Nüsse + 1 EL Samen pro Tag
Pflanzliche Öle** Lein-, Raps-, Olivenöl	50 (20–90)	2–4 EL pro Tag
Kräuter & Gewürze Rosmarin, Minze	5 (0–8)	1–2 EL Kräuter, 1 TL Gewürze pro Tag
Milchprodukte Milch, Joghurt, Käse	250 (0–500)	z. B. 1 Naturjoghurt + 2 Scheiben Käse pro Tag
Eier	15 (0–25)	2 Eier (Größe M) pro Woche
Fisch Lachs, Hering	30 (0–100)	1–2 Portion(en) pro Woche
Geflügel Huhn, Pute	30 (0–60)	1–2 Portion(en) pro Woche
Rotes Fleisch Rind, Schwein	15 (0–30)	z. B. 1 Burger pro Woche oder 2 Steaks à 220 g pro Monat
Zucker	25 (0–50)	2 EL pro Tag
Salz	< 6 (1,4–6)	1 TL pro Tag
Wasser	2 l	8 Gläser pro Tag

* getrocknete Hülsenfrüchte ** davon mind. zwei Drittel ungesättigte Fettsäuren
*** In Klammern ist die gesundheitsverträgliche Spanne der Verzehrmengen angegeben

Der gesunde Speiseplan wurde von der renommierten EAT-Lancet-Kommission entwickelt. Angaben modifiziert nach EAT-Lancet Commission (2019)[136] und Willett et al. (2019)[137]. Die Werte wurden gerundet. Die Angaben zu Zucker wurden an die Richtlinien der Deutschen Gesellschaft für Ernährung angepasst und die Angaben zu Wasser, Kräutern und Salz ergänzt.

Auf dem Teller – Eine Erkundung der verschiedenen Lebensmittel

Schauen wir uns die einzelnen Lebensmittelgruppen aus dem Speiseplan etwas genauer an. Der Speiseplan enthält nur *echte* Lebensmittel. Diese sollten, wann immer möglich, wenig verarbeitet, regional erzeugt und idealerweise bio sein.

Gemüse und Obst

Gemüse und Obst leisten mit ihrem bunten Potpourri an wertvollen Nährstoffen einen großen Beitrag zu einer gesunden Ernährung und sind wichtiger Bestandteil einer jeden Mahlzeit. Dabei gilt »Eat the Rainbow«: Essen Sie, um optimal mit Vitaminen und Mineralstoffen versorgt zu sein, möglichst bunt und um die 30 verschiedene pflanzliche Lebensmittel pro Woche.[140] Zu jeder Hauptmahlzeit sollte mindestens die Hälfte des Gerichts aus Gemüse oder Salat bestehen. Brokkoli, Fenchel, Spinat, Weißkohl, Möhren, Kürbis, Rote Bete und die meisten anderen Gemüse sind ballaststoffreich und füllen den Magen. Dadurch regulieren sie den Blutzucker und das Gewicht. Gemüse können Sie in unbegrenzter Menge essen, einzig bei stärkereichen Sorten wie Kartoffeln und Mais sollten Sie Maß halten. Die bei uns so beliebte Kartoffel sollte möglichst nur zweimal pro Woche frisch gekocht auf dem Speiseplan stehen. Verarbeitet und frittierte Kartoffelprodukte, wie Chips oder Pommes frites, schmecken zwar gut, sind aber ungesund und sollten seltene Genussmittel sein.

Vollkorngetreide

Lebensmittel aus dem ganzen Getreide, also Vollkornerzeugnisse, sind gesund und enthalten viele Ballaststoffe sowie Vitamine und Mineralstoffe. Sie sind ein wichtiger Bestandteil einer gesunden Ernährung.[141, 138] Essen Sie Getreideprodukte wie Brot, Nudeln, Pizza und Kuchen möglichst immer in der Vollkornvariante. Das Problem heute ist: Die meisten Menschen essen Getreide als Toastbrot, »weiße« Nudeln, Croissants oder Brezeln. Solche Produkte bestehen aus ausgemahlenem Weißmehl und sind ungesund, weil sie fast nur noch Stärke enthalten. Das heißt, sie bestehen fast nur noch aus Glukose, also Zuckern, die eine hohe und schnelle Insulinausschüttung auslösen. Zu viel davon führt zu Insulinresistenz, Übergewicht und Diabetes. (Das gilt übrigens für jedes Getreide, zum Beispiel auch für ausgemahlenen Dinkel.)

Versuchen Sie also nach und nach auf Vollkornprodukte umzustellen – hier können Sie die Werkzeuge des *Habit Designs* anwenden. Gehen Sie langsam und schrittweise vor. Sie können zum Beispiel ein Drittel Vollkornnudeln untermischen und den Anteil sukzessive erhöhen. Leider gibt es gerade in Restaurants und Kantinen oft noch kein Vollkornangebot. Tragen Sie durch stetes Nachfragen dazu bei, dass sich das ändert.

Hülsenfrüchte

Zu den Hülsenfrüchten gehören Erbsen, Bohnen, Linsen, Kichererbsen, Sojabohnen, Lupinen und Erdnüsse. Sie alle sind sehr gesund, denn sie enthalten bis zu 25 Prozent wertvolles pflanzliches Eiweiß und bis zu 20 Prozent Ballaststoffe. Dadurch haben sie einen positiven Effekt auf Blutzucker und Gewicht. Auch Entzündungsprozesse, die an fast allen chronischen Krankheiten beteiligt sind, können sie positiv beeinflussen.[142] Hülsenfrüchte boomen zwar in den Trendküchen, haben aber noch einen viel zu kleinen Anteil in der durchschnittlichen Ernährung. Sie gehören täglich oder mindestens mehrmals in der Woche auf den Speiseplan. Mittlerweile gibt es tolle und leckere Produkte, etwa Linsen-Nudeln oder Kichererbsen-Reis. Seien Sie kreativ und ersetzen Sie in Ihren Rezepten auch mal Fleisch durch Hülsenfrüchte (> »Healthy Habit Flexi Rezepte« ab S. 124).

Pflanzliche Öle

Viele pflanzliche Öle sind sehr gesunde Fette und wichtiger Teil einer ausgewogenen Ernährung. Dabei hat jedes Öl eine spezifische Fettsäuren-Zusammensetzung, die seinen Gesundheitswert bestimmt. Lein- und Rapsöl haben ein besonders günstiges Omega-6- zu Omega-3-Verhältnis, während Olivenöl einen hohen Anteil an Ölsäure hat. Deswegen gehören diese drei gesunden Öle in jede Küche.[143] Die besonders gesundheitsförderlichen langkettigen Omega-3-Fettsäuren (EPA und DHA) sind allerdings in substantiellen Mengen nur in bestimmten Fischen und Algen enthalten.

Nüsse und Samen

Nüsse (zum Beispiel Walnüsse, Haselnüsse, Cashewnüsse) und Samen (Leinsamen, Sonnenblumen- und Kürbiskerne) sind kleine Kraftpakete und enthalten reichlich gesunde Omega-3-Fettsäuren, pflanzliche Eiweiße und Ballaststoffe. Sie sollten jeden Tag eine Handvoll Nüsse (30 Gramm) sowie ein bis zwei Esslöffel Samen essen, zum Beispiel geschrotete Leinsamen über das Müsli am Morgen.

Milchprodukte

Milch besteht aus einer komplexen Kombination von Makro- und Mikronährstoffen sowie Wachstumsfaktoren. Diese Komplexität macht die Beurteilung des Gesundheitswertes von Milch schwierig, da manche Inhaltsstoffe gesundheitsförderlich und andere gesundheitsschädigend zu sein scheinen.[144] Das führt auch zu unterschiedlichen Ergebnissen in Studien. Ich rate in Anlehnung an die EAT-Lancet-Kommission, Milch(produkte) nur in Maßen zu verzehren – möglichst nicht mehr als 250 (max. 500) Gramm pro Tag. Bevorzugen Sie fermentierte Milchprodukte wie Joghurt und Quark. Gerade Quark hat viel Eiweiß und macht daher lange satt. Milchprodukte sollten wir auch deswegen nur maßvoll konsumieren, weil sie einen sehr hohen CO_2-Fußabdruck haben, das gilt insbesondere für Butter. Eine Reduktion von Milchprodukten ist nach Fleisch einer der größten Hebel, um die Umweltkosten unserer Ernährung zu begrenzen. Daher gibt es bei uns zu Hause nur noch Hafermilch.

Fisch

Fettreiche Fische wie Lachs, Sardine, Makrele oder Hering sind eine gute Quelle für langkettige Omega-3-Fettsäuren (EPA und DHA). Diese sind besonders gut erforscht und scheinen enorme positive Gesundheitseffekte zu haben: Sie tragen zu einer besseren Gehirnleistung, einer besseren Herzgesundheit, einem normalen Blutdruck und weniger chronischen Entzündungen bei.[145, 146] Neben diesen vielen positiven Eigenschaften kann Speisefisch aber auch mit zahlreichen Substanzen verunreinigt sein. Zum Beispiel durch Schwermetalle wie Quecksilber und Blei oder durch Pestizide. Bevorzugen Sie Fisch mit einem Bio- oder Nachhaltigkeitssiegel.

Fleisch

Der Verzehr von Fleisch ist eines der emotionalsten Themen in der aktuellen Ernährungsdebatte. Fleisch enthält viele gesunde Inhaltsstoffe, ist aber auch hinsichtlich Tierwohl und Klimaschutz sehr bedenklich. Essen Sie lieber weniger und dafür hochwertiges Fleisch, möglichst nur aus artgerechter Haltung und in Bio-Qualität. Wurst und anderes verarbeitetes Fleisch wurde von der Weltgesundheitsorganisation als krebserregend eingestuft und sollte nur in kleinen Mengen oder gar nicht verzehrt werden.[147]

Kräuter und Gewürze

Ob Ingwer, Pfefferminze, Rosmarin oder Zimt, sie alle enthalten viele Vitamine, Mineralien und sekundäre Pflanzenstoffe und haben positive Effekte auf die Gesundheit. Legen Sie sich ein Kräutergärtchen auf Balkon oder Fensterbank an und bringen Sie durch Kräuter und Gewürze mehr Aroma und Farbe auf den Teller.

Salz und Zucker

Unsere Ernährung enthält zu viel Salz und Zucker. Beides steckt zu hohen Anteilen in verarbeiteten Lebensmitteln. Versuchen Sie nach und nach, Ihren Speiseplan auf frische, unverarbeitete Lebensmittel umzustellen und Softdrinks und Süßigkeiten zu reduzieren sowie bevorzugt mit Kräutern zu würzen.

Wasser trinken

Vergessen Sie nicht, ausreichend Wasser zu trinken (ca. zwei Liter pro Tag). Neben Wasser sind auch ungesüßter Tee und Kaffee empfehlenswert. Stellen Sie sich tagsüber immer eine Karaffe mit Wasser in Reichweite. Zuckerhaltige Getränke (auch Säfte) und Alkohol sollten dagegen seltene Genussmittel sein.

Nachhaltige Ernährung

Die weltweite Lebensmittelproduktion gehört zu den größten Treibern des Klimawandels.[137] Sie bedroht durch Verschmutzungen von Meer und Land und immer stärkerer Ausdehnung von Agrarflächen die natürlichen Ökosysteme unserer Erde. Die wichtigste individuelle Entscheidung für eine gesunde und nachhaltige Ernährung ist es, weniger tierische Produkte zu essen. Reduzieren Sie daher den Konsum insbesondere von rotem Fleisch (Rind, Schwein) und von Milchprodukten. (> »11 Leitlinien für eine nachhaltige Ernährung« des Instituts für Energie- und Umweltforschung Heidelberg (IFEU) https://www.ifeu.de/themen/ernaehrung/ernaehrungswende).

Essen Sie außerdem möglichst regionale und saisonale Bio-Lebensmittel und vermeiden Sie Lebensmittelabfälle. Ein Drittel der hergestellten Lebensmittel landet in Deutschland in der Tonne.[148] Die täglichen Verzehrmengen der einzelnen Lebensmittelgruppen aus der Planetary Health Diet sind ein guter Richtwert für eine nachhaltige Ernährung. Die Wissenschaftler der EAT-Lancet-Kommission haben berechnet, dass eine solche Ernährung für 10 Milliarden Menschen (die wir vermutlichen Mitte des Jahrhunderts sein werden) innerhalb der planetaren Grenzen liegt.[137]

Die drei Regeln für eine gesunde Ernährung

Zusammenfassend lässt sich sagen, dass eine gesunde Ernährung nicht kompliziert ist. Sie haben sie bereits weitgehend umgesetzt, wenn Sie nur drei Regeln beachten.

#1 – Essen Sie »echte« unverarbeitete Lebensmittel

Essen Sie »echte« Lebensmittel, wie Gemüse, Hülsenfrüchte, Vollkornprodukte, Obst, Nüsse, gesunde Öle und Kräuter. Ergänzen können Sie diese pflanzlich basierte Ernährung durch moderate Mengen Milchprodukte, Eier, Fisch und Fleisch.

#2 – Essen Sie viele verschiedene Pflanzen

Vielfalt in der Ernährung ist wichtig, um ausreichend mit allen wichtigen Nährstoffen versorgt zu sein. Essen Sie um die 30 verschiedene pflanzliche Lebensmittel pro Woche.[140]

#3 – Essen Sie in Maßen

Viele Menschen nehmen heute zu viel Energie auf. Wer in Maßen isst, erhöht die Wahrscheinlichkeit auf ein gesundes und langes Leben.[149, 150]

Die Realität – Wir sind noch weit entfernt vom gesunden Speiseplan

Es kann gut sein, dass Ihre Ernährung erheblich von dem hier empfohlenen Speiseplan abweicht. Damit sind Sie nicht allein. Die Ernährung der Deutschen unterscheidet sich durchschnittlich sehr drastisch von den Empfehlungen der EAT-Lancet-Kommission, wie Sie an der Grafik auf dieser Seite sehen können. Der schwarze Kreis in der Abbildung unten symbolisiert die Empfehlungen aus der Planetary Health Diet. Sie sehen schnell, dass der Konsum an tierischen Lebensmitteln, insbesondere von rotem Fleisch, aber auch von Eiern, Milchprodukten und Geflügel deutlich oberhalb der Empfehlungen liegt. Bei Hülsenfrüchten, Vollkorngetreide und Nüssen liegen wir dagegen weit darunter. Hierzulande müssen wir unseren Verzehr von rotem Fleisch durchschnittlich auf ein Achtel, von Zucker auf ein Viertel, von Kartoffeln auf ein Drittel und von Eiern auf die Hälfte des jetzigen Konsums senken. Anders ausgedrückt: Wir müssen den Konsum von rotem Fleisch um 700 Prozent senken und den von Zucker um 272 Prozent. Bei Vollkornprodukten und Hülsenfrüchten sollten wir den Verbrauch dagegen rund auf das Zehnfache, bei Nüssen auf das Dreifache steigern.

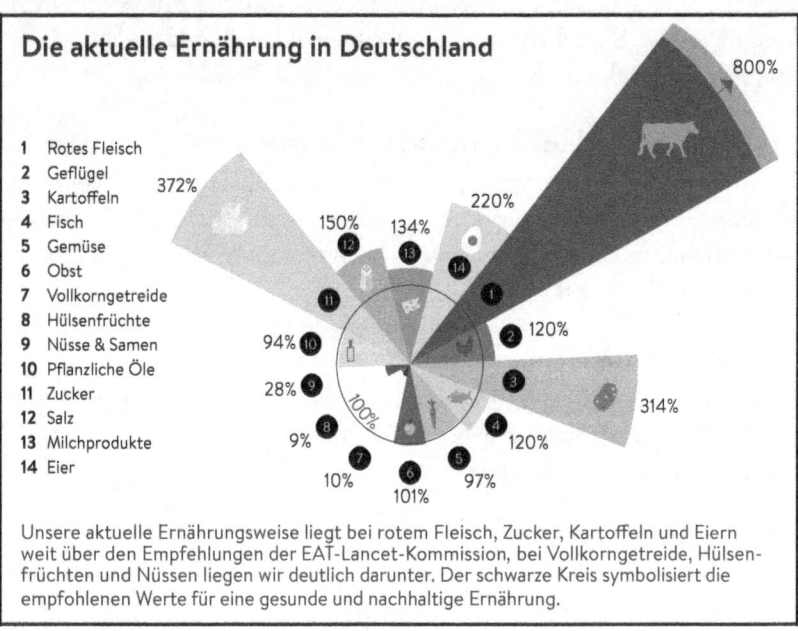

Die aktuelle Ernährung in Deutschland

1 Rotes Fleisch
2 Geflügel
3 Kartoffeln
4 Fisch
5 Gemüse
6 Obst
7 Vollkorngetreide
8 Hülsenfrüchte
9 Nüsse & Samen
10 Pflanzliche Öle
11 Zucker
12 Salz
13 Milchprodukte
14 Eier

800%
372%
150%
134%
220%
120%
314%
120%
97%
94%
28%
9%
10%
101%

Unsere aktuelle Ernährungsweise liegt bei rotem Fleisch, Zucker, Kartoffeln und Eiern weit über den Empfehlungen der EAT-Lancet-Kommission, bei Vollkorngetreide, Hülsenfrüchten und Nüssen liegen wir deutlich darunter. Der schwarze Kreis symbolisiert die empfohlenen Werte für eine gesunde und nachhaltige Ernährung.

Das Ernährungstagebuch – Was esse ich wirklich?

Um Ihre persönlichen Abweichungen von dem gesunden Speiseplan zu ermitteln, kann es sehr hilfreich sein, über einen gewissen Zeitraum ein Ernährungstagebuch zu führen. Oft ist uns gar nicht klar, was wir über den Tag verteilt eigentlich alles essen und trinken. Studien zeigen, dass sich Menschen stark verschätzen, wenn sie gefragt werden, was und wie viel sie gegessen haben.[151]

Das liegt vor allem auch daran, dass unser Essverhalten zu einem großen Teil aus Gewohnheiten besteht. Gewohnheiten sind uns aber, wie wir besprochen haben, oft gar nicht bewusst, und wir greifen automatisch zu Snacks und Getränken, ohne es richtig wahrzunehmen.

Deswegen empfehle ich Ihnen: Führen Sie über mindestens zwei Wochen ein Ernährungstagebuch. Notieren Sie alles, was Sie essen und was Sie trinken. Danach wissen Sie ganz gut, wo Sie stehen. Vielleicht klingt das mühsam und nach Zeitverschwendung. Aber Selbsterkenntnis und Klarheit über das eigene Verhalten sind Voraussetzungen für erfolgreiche Veränderungen.

Das Tagebuch hilft Ihnen zu erkennen, wo Ihre Abweichungen vom empfohlenen Speiseplan liegen und welches Ausmaß die Abweichungen haben. Vielleicht geht es Ihnen wie den meisten Deutschen und Sie essen zu viel Fleisch, Kartoffeln und Zucker, dafür zu wenig Vollkornprodukte und Hülsenfrüchte.

Notieren Sie sich jeden einzelnen Punkt und gehen Sie dann nach der Methode der kleinen Schritte vor. Konzentrieren Sie sich zunächst nur auf einen der Aspekte. Zum Beispiel könnten Sie sich vornehmen, zum Abendbrot zukünftig Vollkornbrot zu essen oder einmal die Woche ein Gericht mit Linsen zu kochen. Dann üben Sie diese Micro Habit über mindestens zwei Monate. Sie können dafür das Healthy Habit Tagebuch verwenden (> S. 87). Nach zwei Monaten bilanzieren Sie: Hat sich eine stabile Gewohnheit gebildet? Wenn nicht, dann üben Sie einfach weiter. So gehen Sie Schritt für Schritt vor. Seien Sie dabei geduldig mit sich. Es wird seine Zeit dauern, aber Sie werden so nach und nach auf eine gesunde Ernährung umstellen, die aus guten und unverwüstlichen Ge-

Das Ernährungstagebuch – Beispiel

Datum: 16.09.2023

Uhrzeit	Essen	Trinken
8.00 Uhr	Brötchen mit Butter und Marmelade	2 Tassen Kaffee
10.30 Uhr	Milchschnitte	-
12.00 Uhr	Reis mit Brokkoli und Schnitzel	1 Limonade
15.00 Uhr	Muffin	1 Becher Kaffee
18.00 Uhr	4 Scheiben Toastbrot mit Salami und Käse	1 Becher Kräutertee
21.00 Uhr	1 halbe Tüte Kartoffelchips	1 Limonade

wohnheiten besteht, und die Sie keine Willenskraft und Überwindung mehr kosten wird.

Notieren Sie sich während Sie üben jedes Mal, wenn Sie Ihre Micro Habit ausgeführt haben. Finden Sie dafür Ihre eigene Methode. Es muss kein episches Tagebuch sein; eine einfache Tabelle, in der Sie Ihre Fortschritte mit Kreuzchen notieren, reicht völlig. Ob Sie eine App benutzen, eine Excel-Tabelle oder ein schönes Notizbuch – finden Sie die Form, die gut zu Ihnen passt und sich einfach in Ihren Alltag integrieren lässt.

Was uns schmeckt ist reine Gewohnheit

Vielleicht können Sie sich nicht vorstellen, dass Sie jemals Linsen oder braune Nudeln mögen werden. Aber seien Sie versichert, wir mögen das, was wir kennen und häufig essen. Menschen essen in Japan Miso-Suppe zum Frühstück, in England Würstchen und gebackene Bohnen, in Mali Hirsebrei und in Frankreich Croissants mit Marmelade. Sie alle lieben ihr Frühstück und können sich kein anderes vorstellen – weil sie es schon immer so essen.

Wendy Wood, die renommierte Gewohnheitsforscherin, betont deswegen auch, dass es vor allem eine Methode gibt, die Menschen zum gesunden Essen bewegt: ungewohnte Lebensmittel immer wieder probieren. Erinnern Sie sich an die Studie mit dem Artischockenpüree (> S. 82)? Kleinkindern, die zunächst kein Artischockenpüree mögen, gewöhnten sich mit der Zeit daran und aßen immer mehr davon. Wenn wir ein neues Lebensmittel in unseren Speiseplan aufnehmen wollen, sollten wir dies gerade zu Beginn in hoher Frequenz tun, sonst kann der Gewöhnungseffekt nicht richtig wirken.[114] Probieren Sie ein neues Lebensmittel, zum Beispiel Linsen, alle paar Tage und nicht nur hin und wieder. Für den geschmacklichen Gewöhnungseffekt reicht auch eine kleine Menge. Es muss nicht immer gleich ein ganzes Gericht sein.

Immer wieder höre ich »Braune Nudeln mag ich nicht«. Dabei handelt es sich auch hier vor allem um eine geschmackliche Gewohnheit. Probieren Sie Vollkornnudeln immer wieder. Und machen Sie es sich dabei so einfach wie möglich: Probieren Sie sich bei den Nudeln durch. Es gibt inzwischen viele verschiedene Varianten. Anfangs mischen Sie zunächst »normale« weiße Nudeln mit einem kleineren Anteil »brauner« Nudeln und erhöhen den Vollkornanteil nach und nach. Genauso können Sie beim Backen vorgehen und zunächst bei Rezepten einen kleineren Anteil mit Vollkornmehl ersetzen – das können Sie dann langsam steigern. Ich backe inzwischen alle Kuchen mit Vollkorn- oder Type 1050er-Mehl, das auch noch viele Nährstoffe enthält. Die Type-Kennzeichnung, also die Nummer auf dem Mehl, gibt übrigens an, wie hoch der Mineralstoffgehalt des Mehls ist (Nährstoffgehalt in Milligramm/100 Gramm Mehl). Das heißt, je höher die Zahl auf dem Mehl, desto gesünder.

Ein weiteres Beispiel für die Veränderbarkeit unseres Geschmacks kann eine zweiwöchigen »Zuckerfrei-Challenge« sein. In einer kleinen Studie mit 20 Personen untersuchten Forscher, ob sich der Geschmackssinn für Süßes verändern lässt.[152] Bereits nach drei Tagen berichteten 50 Prozent und nach sechs Tagen 87 Prozent der Teilnehmer, dass sie weniger Gelüste nach Süßem hatten. Nach zwei Wochen fanden 95 Prozent der Probanden, dass gesüßte Lebensmittel »zu süß« schmeckten. Offensichtlich lässt sich unser Geschmack für Süßes sehr schnell verändern und unser Verlangen danach reduzieren.

Personalized Nutrition – Den Speiseplan individuell anpassen

Zum Ende dieses Abschnitts möchte ich noch darauf hinweisen, dass der wissenschaftlich fundierte Speiseplan der EAT-Lancet-Kommission zwar sehr gute allgemeine Richtwerte für eine gesunde Ernährung liefert. Aber die Antwort auf die Fragen nach der optimalen Ernährung für jeden Einzelnen lässt sich nicht mit Mittelwerten und allgemeinen Empfehlungen beantworten. Denn Genetik, Stoffwechsel und Mikrobiom sind bei jedem Menschen einzigartig und eigentlich bräuchten wir individuelle Ernährungsempfehlungen für jeden einzelnen Menschen (Stichwort: *Personalized Nutrition*). Die technischen Voraussetzungen, wie DNA-Sequenzierung, Biotracking und künstliche Intelligenz haben sich in den letzten Jahren rasant entwickelt. Aber bisher gelingt es noch nicht ausreichend, aus den gewonnenen Daten sinnvolle individuelle Ernährungsempfehlungen abzuleiten.[153] Wir müssen uns also vorerst weiterhin mit den heutigen Mitteln zufriedengeben. Das bedeutet vor allem, dass Sie neben den allgemeinen Empfehlungen, die Sie jetzt kennengelernt haben, auch selbst experimentieren und Ihre Ernährung an Ihre individuellen Vorlieben, Unverträglichkeiten und Bedürfnisse anpassen. Zusätzlich kann eine Blutuntersuchung Auskunft über Ihre Nährstoffversorgung geben und ein Ernährungsberater (zum Beispiel ein Arzt mit entsprechender Zusatzqualifikation oder ein Ökotrophologe) kann mit Ihnen aufgrund Ihrer Familienanamnese und Vorerkrankungen individuelle Strategien für Ihre optimierte Ernährung entwickeln.

SPEISEPLAN

Notizen – Was möchte ich ändern?

Sind Ihnen während des Lesens dieses Kapitels Dinge eingefallen, die Sie ändern wollen? Schreiben Sie alles auf. Hier ist Platz für neue Healthy Habits und Notizen.

Beispiele für Healthy Habits:

▸ Ich fülle meinen Teller mittags halb mit Gemüse auf.

▸ Ich esse wochentags keine Wurst zum Abendbrot.

▸ Ich nehme keinen Zucker in meinen Kaffee.

▸ Ich esse mittwochs ein Gericht mit Hülsenfrüchten (zum Beispiel Linsen).

▸ Ich esse Brot nur noch in der Vollkornvariante.

Meine Notizen zum Thema Speiseplan

....

....

....

....

....

....

....

....

VOM EINKAUF BIS ZUM SUPERKÜHLSCHRANK

Gesunde Ernährung beginnt beim Einkauf

Fertigpizza und Eiscreme oder Brokkoli und Vollkornbrot? Was landet in Ihrem Einkaufswagen? Wer es schafft, vor allem gesunde Lebensmittel einzukaufen und einen Großteil der Mahlzeiten zu Hause selbst kocht, hat viel erreicht. Oder gehen Sie noch mal los, um eine Flasche Ketchup zu kaufen, wenn Sie gerade Lust darauf haben? Sie werden vielleicht fluchen, aber die Barriere ist einfach zu hoch. Stattdessen werden Sie Ihr Gericht ohne Ketchup essen und sich in den meisten Fällen sehr schnell daran gewöhnen. Behalten Sie das bei, können Sie sich schon bald gar nicht mehr vorstellen, dass Sie bis vor Kurzem Ketchup zu Kartoffeln brauchten. Das ist die Macht der Gewohnheiten.

Genau deshalb beginnt gesunde Ernährung beim Einkauf. Aber das ist leichter gesagt als getan. Ich möchte hier nochmals auf den Zusammenhang hinweisen, den ich bereits in der Einführung beschrieben habe. Wenn wir im Supermarkt einfach intuitiv kaufen, setzen wir uns einem erheblichen Gesundheitsrisiko aus. Die Lebensmittelindustrie nutzt unsere Instinkte und ihre hochgradig verarbeiteten Lebensmittel so, dass sie in uns ein Verlangen erzeugen und uns gut schmecken. Wie beschrieben, lebten Menschen bis vor 10.000 Jahren (evolutionär gesehen ein kurzer Zeitraum) in ihrer artgerechten Umgebung. Dort gab es nur Lebensmittel, an die sie durch ihre evolutionäre Entwicklung angepasst waren: Blätter, Beeren, Wurzeln und Fleisch von wilden Tieren. Heute enthält unsere Umgebung, Produkte wie Frühstückscerealien, Softdrinks und Tiefkühlkost. Und zwar rund um die Uhr in unbegrenzter Menge. Evolutionär angepasst an all das sind wir nicht. Deswegen warnen inzwischen viele Wissenschaftler und praktizierende Ärzte, dass uns die stark verarbeiteten Lebensmittel krank machen und für die Zunahme von Zivilisationskrankheiten wie Allergien, Diabetes und Krebs mitverantwortlich sind.[154, 155]

Damit wir zu Hause gesund essen können, ist es wichtig, das »Richtige«, also gesunde, unverarbeitete Lebensmittel, einzukaufen. Dafür brauchen wir gute Einkaufgewohnheiten. Wie wir bereits im Verlauf des Buches an vielen Stellen gesehen haben, wird unser Verhalten maßgeblich von der Umwelt getriggert. Wenn wir uns also nicht bewusst gute Gewohnheiten zulegen, werden wir mit hoher Wahrscheinlichkeit auf die Marketing-tricks der Ernährungsindustrie hereinfallen.

Was ist also beim gesunden Einkaufen zu beachten? Schreiben Sie sich unbedingt eine Einkaufsliste. Verfassen Sie die Liste in einem Moment, in dem Sie sich wohlfühlen und satt sind. Gehen Sie niemals hungrig ein-kaufen. Und kaufen Sie immer nur das, was auf Ihrer Liste steht. Gehen Sie vor der Kasse nochmals Ihren Einkaufswagen durch: Haben sich dort Artikel verirrt, die nicht auf der Liste stehen? Dann ab damit zurück ins Regal. Im Supermarkt sind ein Großteil der Lebensmittel hochverarbeitet und ungesund. Der Supermarkt ist daher nur für das zielstrebige Einkau-fen streng nach Einkaufsliste geeignet. Nutzen Sie vor allem die Gemüse- und Obstabteilung und kaufen Sie ansonsten möglichst nur unverarbei-tete Lebensmittel, wie Linsen, Nüsse, Vollkornnudeln oder braunen Reis, Fisch und Fleisch oder wenig verarbeitete Lebensmittel ohne Zusätze wie Joghurt oder Vollkornbrot. Kaufen Sie keine hochverarbeiteten Nah-rungsprodukte wie Fertiggerichte, Saucen, Softdrinks, gesüßte Milch-produkte oder Süßigkeiten. Wenn Sie diese Dinge nicht zu Hause haben, werden Sie sich automatisch viel gesünder ernähren.

Visuelle Reize und Gerüche haben einen großen Einfluss auf unser Ein-kaufsverhalten. Allein der Geruch von gegrilltem Hühnerfleisch führt dazu, dass wir Fleischsnacks kaufen.[156] Sollte es Ihnen regelmäßig passie-ren, dass Sie andere Dinge eingekauft haben, als Sie eigentlich wollten, versuchen Sie sich Ihr Verhalten möglichst detailliert bewusst zu machen. Um welche Lebensmittel handelt es sich? Wie hungrig waren Sie wäh-rend des Einkaufs? Waren Sie gestresst? Planen Sie dann mit der Hilfe von konkreten Wenn-Dann-Plänen (> S. 53), was Sie tun können, da-mit es Ihnen beim nächsten Einkauf nicht wieder passiert. Schreiben Sie sich eine Einkaufsliste und kaufen Sie nur ein, was darauf steht. Probie-ren Sie das immer wieder.

Wer viel beschäftigt ist oder chronisch ungesunde Lebensmittel einkauft, kann seine Lebensmittel auch in einem Supermarkt online bestellen. Sie können auf der Website des Supermarkts zwei Listen mit Lebensmitteln abspeichern eine mit Lebensmitteln, die Sie wöchentlich brauchen, und eine mit Lebensmittel, die Sie unregelmäßiger kaufen, wie Olivenöl und Waschmittel. Die wöchentliche Liste lässt sich direkt in den virtuellen

Einkaufswagen übertragen, die andere Liste gehen Sie schnell durch und bestellen, was Sie zusätzlich brauchen. Der wöchentliche Einkauf dauert so nur noch wenige Minuten.

Falls Sie gerne physisch einkaufen und den Schnack mit der Verkäuferin schätzen, kann zum Beispiel ein Wochenmarkt oder ein Hofladen der richtige Ort für Sie sein. Hier gibt es fast nur gesunde, unverarbeitete Lebensmittel. Ich kaufe fast alles in einem inhabergeführten Bioladen in meiner Straße. Die »Laune der Natur« versorgt die Nachbarschaft mit einem Bio-Vollsortiment. Eine Säule des Konzeptes ist das optionale Mitgliedermodell, mit dem Mitglieder deutlich günstiger einkaufen. Zwar höre ich im Bekanntenkreis häufiger, dass das trotzdem zu teuer sei. Aber gerade saisonales Gemüse und Obst ist vergleichsweise günstig. Fleisch und andere teure Lebensmittel kaufe ich selten, aber dafür mit gutem Gewissen.

Wenn es Ihnen trotz dieser Tipps nicht gelingt, gesund einzukaufen, reflektieren und analysieren Sie Ihr Kaufverhalten erneut mithilfe eines Tagebuchs. Überlegen Sie Strategien, die Ihnen helfen können. Vielleicht kaufen Sie besser auf einem Wochenmarkt ein oder gehen mit einer Freundin los, die Sie unterstützt. Inzwischen gibt es außerdem in vielen Regionen die Möglichkeiten, sich eine »Bio-Kiste« nach Hause liefern zu lassen – auch für Berufstätige eine tolle Gelegenheit, an frische und saisonale hochwertige Lebensmittel zu kommen. Außerdem ist es ein Beitrag zum Klima- und Artenschutz und eine Unterstützung für die Landwirte aus der Region.

Wir entscheiden mit unserem Einkauf auch, welche Form der Landwirtschaft wir unterstützen. Die heutige intensive Landwirtschaft gilt als größte Bedrohung für die Vielfalt der Tier- und Pflanzenwelt.[157] Die Bio-Landwirtschaft dagegen fördert die Artenvielfalt und setzt sich für den Schutz von Böden und Gewässern ein.[158] Das Kaufen von Bio-Produkten ist daher immer auch eine Investition in Nachhaltigkeit. Aber auch sonst gibt es viele gute Gründe, bio zu essen. Der Hauptgedanke des ökologischen Landbaus ist ein Wirtschaften im Einklang mit der Natur durch die Förderung der Bodenfruchtbarkeit, eine artgerechte Tierhaltung und Verzicht auf anorganische Düngung, Gentechnik und Antibiotika. Außerdem dürfen Bio-Produkte nur 49 von insgesamt 320 zugelassenen Zusatzstoffen enthalten.

Oft wird das Argument vorgebracht, dass diese Art des Einkaufens zu teuer ist. Nachhaltiges Wirtschaften und artgerechterer Umgang mit Tieren haben ihren Preis. Leider ist es eine Realität, dass sich nicht jeder die Produkte im Bio- oder Hofladen leisten kann. Vielleicht ist es aber auch bei schmalem Geldbeutel möglich, einen Teil der Lebensmittel in Bio-Qualität zu kaufen.

Was mich daran ärgert, ist, das konventionelle Produkte oft nicht ihren wahren Preis kosten, weil die ökologischen und gesundheitlichen Kosten, die sie verursachen, nicht im Preis berücksichtig werden. Diese Kosten sind erheblich, wie Analysen zeigen, und werden aktuell auf die gesamte Gesellschaft abgewälzt.[159, 160] Die Politik ist dringend aufgefordert, jedem Bürger den Zugang zu gesundem und nachhaltig produziertem Essen zu ermöglichen. Das gilt insbesondere auch für Schulessen.

Nur gesunde Lebensmittel im Schrank – Aufräumen kann glücklich machen

Man kann mit Aufräumen tatsächlich weltberühmt werden. Wie Tausende andere habe ich die Aufräum-Bibel der Japanerin Marie Kondo verschlungen. Bei Maries »Magic Cleaning« räumt man nicht Stück für Stück ein wenig hier und dort auf, sondern mit System und für immer. Es wird ausgemistet mit Spaß, Dankbarkeit und Achtsamkeit – behalten wird nur, was wirklich nötig und schön ist. Man muss in der Küche nicht übertreiben und sicher auch keine japanische Aufräum-Anleitung lesen. Trotzdem kann es bei einer Ernährungsumstellung sehr hilfreich und regelrecht befreiend sein, wenn Sie Küche und Vorratskammer einmal gründlich aufräumen. Denn wie ich beschrieben habe, spielt unsere Umgebung für unsere Gewohnheiten eine zentrale Rolle.

Eine Küche und ein Vorratsschrank, in denen sich nur die Dinge befinden, die eine gesunde Ernährung fördern, wird zur großen Unterstützung auf Ihrem Weg. Werfen Sie alle verarbeiteten Lebensmittel weg, wie Nutella, Chips, Softdrinks, Lakritzschnecken, Ketchup, Fertigsoßen. Ja, richtig! Werfen Sie sie weg, nicht erst aufbrauchen. Das ist der einzige Fall, wo ich das Wegwerfen von Lebensmitteln befürworte. Der wichtige Grundsatz, keine Lebensmittel zu verschwenden, gilt nicht für hochverarbeitete, ungesunde Produkte. Je schneller Sie sich von Ihnen trennen, umso besser! Falls Sie das Ketchup für einen Grillabend behalten wollen, verstauen Sie es an einem schwer erreichbaren Platz ganz oben und weit hinten im Schrank. Softdrinks und Säfte haben sehr viel Zucker und sollten am besten ganz aus Ihrem Leben verschwinden. Schaffen Sie stattdessen Platz im Kühlschrank für große Mengen Gemüse und im Eisfach für tiefgefrorene Beeren sowie bereits geputztes, klein geschnittenes Gemüse. In Ihren Schränken schaffen Sie Platz für Vollkornnudeln, braunen Reis, Hülsenfrüchte, wie Linsen und Kichererbsen, und für Dosen und Gläser mit Tomaten, Mais, Bohnen und Nüssen. Vielleicht haben Sie Lust, sich schöne Gefäße oder Gläser für Ihre Lebensmittel zuzulegen. Eine Küche mit solchen Lebensmitteln sieht toll aus. Das gute Gefühl, das sie ausstrahlt, wird Sie unterstützen – vor allem in den Momenten, wenn Sie Süßkram vermissen.

Super Fridge – der Kühlschrank als Verbündeter

Nachdem Sie den Kühlschrank einmal entrümpelt haben, können Sie ihm auch gleich eine ganz neue Funktion im Sinne Ihrer neuen, gesunden Gewohnheiten übertragen. Tiny Habits-Autor BJ Fogg nennt seinen Kühlschrank *Super Fridge*,[55] denn er ist sein wichtiger Verbündeter in Sachen gesunder Ernährung. Wenn er seinen Kühlschrank öffnet, sind darin eine große Anzahl Glasbehälter mit verschiedenen gewaschenen und geschnittenen Gemüsesorten, zum Beispiel Brokkoli, Sellerie, Blumenkohl, Zucchini und Zwiebeln. Es gibt auch Behälter mit gekochtem Quinoa, Naturjoghurt, Senf und frischen Kräutern. »Die Lebensmittellandschaft in unserem Superkühlschrank ist wunderschön anzusehen«, berichtet der Autor begeistert. Sobald man den Kühlschrank öffnet, ergeben sich auf den ersten Blick viele Möglichkeiten, etwas Gesundes zu essen. Eine vollwertige Mahlzeit zuzubereiten dauert nur noch wenige Minuten und nahrhafte Snacks sind jederzeit verfügbar.

Natürlich kostet es Zeit, den Superkühlschrank jede Woche neu zu befüllen. Am Wochenende wird eingekauft und alles für die kommende Woche vorbereitet. Man kann das mit der Familie gemeinsam machen oder dabei einen Podcast hören. Über die Woche ist es dann das Ziel, alles aufzuessen und nichts verderben zu lassen. Der Super Fridge ist das beste Beispiel für erfolgreiches Umgebungsdesign: Er schafft eine Umgebung, in der gesunde Ernährung leichtfällt und Spaß macht. Ohne Willenskraft und Verzicht landen ganz automatisch nur noch gesunde Sachen auf dem Teller. »Mithilfe unseres Superkühlschranks haben wir abgenommen, schlafen besser und haben mehr Energie«, schreibt BJ Fogg.[55]

Vorrats- und Einkaufsliste – ein Beispiel

Was soll alles hinein in den Super Fridge? Beispielhaft finden Sie hier zur Orientierung eine meiner typischen Einkaufs- und Vorratslisten. Falls es Ihr Geldbeutel zulässt, kaufen Sie so viel wie möglich in Bio-Qualität. Eier, Fleisch und Fisch sollten, wenn irgend möglich, immer in Bio-Qualität gewählt werden.

Gemüse
Brokkoli
Möhren
Zucchini
Staudensellerie
Kohlrabi
Gurken
Tomaten
Salate zum Beispiel Radiccio, Ruccola, Miniromana
Pilze
Kartoffeln
Zwiebeln, rote und Schalotten
+ was das Gemüseregal sonst noch hergibt

Obst
Äpfel
Birnen
Avocados
Blaubeeren, frisch oder gefroren
Ingwer, frisch
Himbeeren, gefroren
Zitronen

Milchprodukte und Eier
Eier, bio
Feta
Frischkäse
Joghurt und Quark, natur
Käse

Fleisch und Fisch
Hähnchenbrustfilet, bio
Wildlachs, bio

Vorrat
Hafer- und andere Vollkornflocken
Hafermilch
Vollkornnudeln und -spaghetti
Quinoa
Linsen
Leinöl
Rapsöl
Olivenöl
Gemüsebrühe
Apfelessig
Balsamicoessig

Senf

Tofu

Dicke Bohnen im Glas

Gewürzgurken im Glas

Oliven

Vollkornmehl, Weizen oder Dinkel

Walnüsse, naturbelassen

Mandeln, naturbelassen

Leinsamen, geschrotet

Nussmus

Honig

Marmelade

Gewürze

Pfefferkörner für die Mühle

Ceylon-Zimt

Muskatnuss

Dill

Italienische Kräuter

Salz

EINKAUF & LAGERUNG

Notizen – Was möchte ich ändern?

Sind Ihnen während des Lesens dieses Kapitels Dinge eingefallen, die Sie ändern wollen? Schreiben Sie alles auf. Hier ist Platz für neue Healthy Habits und Notizen.

Beispiele für Healthy Habits:

▶ Ich bestelle mir eine Bio-Kiste beim Bauern in meiner Region mit gesundem Gemüse und Obst.

▶ Ich schreibe eine Einkaufsliste – und halte mich dann daran.

▶ Ich bestücke am Samstag meinen Kühlschrank mit klein geschnittenem Gemüse für die kommenden Tage.

....

....

....

....

....

DIE MAHLZEITEN MIT VIER EINFACHEN FLEXI-REZEPTEN

Kochen – Warum kein Weg daran vorbeiführt

Sie haben einen gesunden Speiseplan kennengelernt, Ihr Einkaufsverhalten überdacht und vielleicht schon etwas angepasst. Nun lassen Sie uns die Schürze umbinden und aus den gesunden Zutaten Mahlzeiten herstellen. Dafür gibt es unzählige Möglichkeiten. Ich selbst war lange Zeit ein richtiger Kochmuffel und hatte das Gefühl, dass mir zum Kochen mindestens unter der Woche einfach die Zeit fehlt. Vor einigen Jahren habe ich dann einfache flexible Rezepte entdeckt und die waren für mich ein echter Gamechanger. Alles begann mit dem Kauf einer Wokpfanne. Damit kann ich ein leckeres und buntes Gericht in nur 15 Minuten kochen. Bis heute lautet meine Regel: Wochentags darf die Zubereitung des Frühstücks nicht länger als zehn Minuten und das Kochen nicht länger als 20 Minuten dauern. Alles muss gesund, aber eben auch alltagstauglich sein. Die Grundidee meiner *Flexi-Rezepte* ist: Jede Mahlzeit besteht aus vielen frischen, vor allem pflanzlichen Lebensmitteln, die ständig variiert werden. Unser Kühlschrank ist immer voll mit vielen verschiedenen Gemüsesorten, Salaten und Kräutern. Ob Bolognese, Pizza, Wokpfanne oder Curry, ich schnipple einfach klein, was der Kühlschrank hergibt, und komme so schnell auf zehn oder noch mehr pflanzliche Lebensmittel pro Gericht. Die erwähnte Empfehlung, 30 verschiedene pflanzliche Lebensmittel pro Woche zu essen (> S. 103), erreiche ich so spielend.[140] Wie beschrieben, ist diese Vielfalt wichtig, um optimal mit Vitaminen, Mineralstoffen und sekundären Pflanzenstoffen versorgt zu sein.

Die drei Grundregeln der gesunden Ernährung (> S. 107) sind mit den Flexi-Rezepten einfach umzusetzen: Man kocht aus echten Lebensmitteln und erreicht durch die Variationen eine große Vielfalt. Wer dann auch noch darauf achtet, nicht zu viel zu essen, hat wirklich viel erreicht. Außerdem lassen sich die flexiblen Rezepte an fast jede Ernährungsausrichtung, zum Beispiel eine vegetarische oder vegane Ernährung, anpassen.

Die Healthy Habit Flexi-Rezepte bestehen immer aus verschiedenen Komponenten.

Komponente 1: Die Sattmacher und Energielieferanten Komplexe Kohlenhydrate wie Vollkornnudeln, Vollkornreis, Bulgur, Kartoffeln, Bohnen, Hülsenfrüchte oder Quinoa.

Komponente 2: Für die Muskeln Eiweißlieferanten wie Linsen, Vollkornnudeln, Tofu, Feta, Mozzarella, Quark, Ei, Fisch, Fleisch.

Komponente 3: Die Vitaminlieferanten Viele verschiedene Gemüse, wie Paprika, Tomaten, Kohlrabi, Brokkoli, Zucchini, Aubergine.

Komponente 4: Die Würzigen Richtig lecker wird jedes Gericht mit Kräutern und Gewürzen, wie Dill, Schnittlauch, Ingwer, Pfefferminze, Rosmarin oder Zimt. Für manche Gerichte, zum Beispiel Gemüsepfanne oder Hülsenfrüchtesalat, kommt noch eine geschmacksgebende Soße dazu. Sie wird ruckzuck aus flüssigen (wie Essig, Öl, Nussmus, Sahne, passierte Tomaten, Sojasoße, Zitronensaft) und würzenden Zutaten (Kräuter, Gewürze, Salz) gezaubert.

Sie können übrigens jedes beliebige Rezept zum Flexi-Rezept machen. Das bedeutet einfach nur, dass Sie die Zutaten durch mehr Gemüsesorten, frische Salatblätter und Kräuter ergänzen und diese dann ständig variieren. Meine vier Flexi-Rezepte für Frühstück, Wokpfanne, Brotmahlzeit und Meal Prep finden Sie ab Seite 124.

Kochen ist eine wertvolle Fähigkeit, die es Ihnen ermöglicht, bewusste Entscheidungen über Ihre Ernährung zu treffen. In unserer hektischen Welt, in der Schnelligkeit und Komfort oft im Vordergrund stehen, sind Fertiggerichte und Lieferdienste zu einer bequemen Lösung für unsere Mahlzeiten geworden. Doch selbst zu kochen bietet viele Vorteile, vor allem gesundheitliche, aber auch finanzielle und ökologische. Nur wenn Sie Ihre Mahlzeiten selbst zubereiten, haben Sie die volle Kontrolle darüber, was auf Ihrem Teller landet. Sobald Sie Fertigprodukte aufwärmen oder auswärts essen, bekommen Sie etwas aufgetischt, dessen Qualität Sie nur schwer beurteilen können. Außerdem liegt es in der Natur der Sache, dass Lebensmittelhersteller, Restaurantbetreiber oder Lieferdienste bei ihrer Preisfindung zwischen Qualität und Gewinn abwägen: Wer günstiges Essen anbieten will, muss bei der Qualität Abstriche machen. Selbst bei hochpreisigem Essen ist es aber keinesfalls garantiert, dass es auch hochwertig ist und dass die Hersteller überhaupt etwas von gesunder Ernährung verstehen. Natürlich gibt es Köche, die wahre Pioniere in Frage von Gesundheit und Nachhaltigkeit sind, das hat aber berechtigterweise seinen Preis. Wer eine gesunde Ernährung sucht, die erschwinglich ist, kommt am Selbstkochen nicht vorbei.

Für manche mag das abschreckend klingen. Wer bislang gar nicht oder kaum gekocht hat, sollte sich auch hier ganz langsam herantasten. Ich kann Sie beruhigen: Kochen kann jeder lernen. Auch hier gilt die *Methode der kleinen Schritte*. Mein Rat: Beginnen Sie mit einfachen Wok-Gerichten (Rezept S. 125). Falls Ihnen das nicht zusagt, suchen Sie sich ein anderes einfaches Rezept, zum Beispiel ein Curry oder einen Auflauf. Kochen Sie das Rezept einige Male. Sie werden merken, dass Sie ganz schnell Fortschritte machen. Mit etwas Übung entdecken die meisten Menschen Freude am Zubereiten einer Mahlzeit. Wo sonst im Leben haben Sie in 30 Minuten ein so befriedigendes Ergebnis?!

Oft ist es möglich, ein altes Lieblingsgericht abzuwandeln und mit gesünderen Zutaten zu kochen. Zum Beispiel schmeckt eine Pizza mit einem Vollkornboden und reichlich Gemüse köstlich und liefert gleichzeitig wertvolle Ballaststoffe und Nährstoffe. Fleisch kann in vielen Gerichten (Chili con Carne oder Spaghetti Bolognese) durch eine gesündere pflanzliche Alternative (zum Beispiel Linsen) ersetzt werden.

Ein weiterer Tipp ist: Sammeln Sie Rezepte. Eignen Sie sich zunächst drei Rezepte an – damit kommen Sie ziemlich weit. Je routinierter Sie sind, desto leichter wird es Ihnen fallen, Rezepte zu variieren. Wok-Gerichte, aber auch Aufläufe und Suppen bieten sich hierfür gut an. Es gibt inzwischen viele Online-Portale, die kostenlos tolle Rezepte bereitstellen. Wer unter gesundheitlichen Problemen leidet, findet bei den *Ernährungs-Docs* online und in Büchern zahlreiche Rezepte und hilfreiche Tipps für Krankheitsbilder, wie Haut- oder Darmprobleme, Diabetes und Bluthochdruck.

Entwickeln Sie über die Zeit ein Repertoire mit verschiedenen Rezepten. Meistens reichen zehn Rezepte völlig aus, um abwechslungsreich zu kochen. Das Gewohnheitstier in uns will allerdings ein einmal erlerntes Rezept immer gleich kochen. Deswegen hilft es, wenn Sie sich ganz bewusst vornehmen, die Zutaten jedes Mal ein bisschen zu variieren. Irgendwann wird auch das Variieren zur Gewohnheit.

Healthy Habit Flexi-Rezepte

Flexi-Rezept: Frühstück

Ein gesundes und ausgewogenes Frühstück besteht aus Vollkornflocken, Ballaststoffen, Proteinen und gesunden Fetten. Rechnen Sie pro Person etwa 60 g Vollkornflocken, zum Beispiel Haferflocken, eine 5-Korn-Mischung oder Hirseflocken. Für Overnight Oats können Sie diese bereits am Vorabend in ca. 150 ml Haferdrink oder Milch einweichen und über Nacht in den Kühlschrank stellen. Wer die Flocken lieber als Porridge genießen möchte, kocht sie morgens mit 150 ml Haferdrink oder Milch auf. Oder Sie können die Flocken natürlich auch einfach ein paar Minuten in der kalten Milch einweichen.

Fügen Sie dann zu dieser Basis zwei bis drei Esslöffel Quark oder Naturjoghurt hinzu.

Nun können Sie ganz nach Geschmack und Belieben ergänzen. Besonders vorteilhaft ist es, wenn Sie im Laufe der Woche immer wieder variieren, um möglichst viele unterschiedliche Nährstoffe zu integrieren.

- Geben Sie einen Esslöffel Lein-, Hanf- oder Walnussöl über Ihre Müslischale.
- Streuen Sie gehackte Nüsse, Kerne oder Saaten über Ihr Frühstück. Auch ein Esslöffel Nussmus, etwa Mandel-, Haselnuss- oder Erdnussmus, ergänzt eine Extraportion Nährstoffe und Geschmack.
- Fügen Sie Ihrem Frühstück ein bis zwei Handvoll Beeren, etwa Himbeeren, Blaubeeren oder Johannisbeeren, hinzu. Dafür können Sie auch eine Tiefkühlmischung verwenden und die Beeren über Nacht oder im Topf auftauen lassen.
- Reiben Sie einen frischen Apfel über das Müsli. Gelegentlich tun es auch ein bis zwei Esslöffel Apfelmark für die fruchtige Note.

Flexi-Rezept: Wokpfanne

Bunt und vielfältig lässt sich besonders schnell mit einer Wokpfanne kochen. Jeder kann so ein leckeres Gericht in 20 Minuten zaubern. Und so einfach geht es: Schneiden Sie viel Gemüse klein, pro Person zwischen 250 und 400 Gramm. Nehmen Sie gerne viele verschiedene Sorten pro Mahlzeit, zum Beispiel Brokkoli, Spinat, Möhren, Blumenkohl, Lauch, Bohnen, Pastinake, Zucchini, Aubergine und Süßkartoffeln. Geben Sie 100 Milliliter Wasser und das Gemüse in die Wokpfanne. Dann verschließen Sie die Pfanne mit dem Deckel und bringen den Inhalt zum Kochen. Sobald das Wasser kocht, reduzieren Sie die Temperatur auf mittlere Hitze und garen den Inhalt etwa zehn bis 15 Minuten, bis das Gemüse weich ist.

Würzen Sie nach Herzenslust, zum Beispiel mit Kurkuma, Pfeffer, Salz und Chili.

Verfeinern Sie das Gericht – der Fantasie sind hier keine Grenzen gesetzt:

· Geben Sie nach dem Garen über Ihr Gericht ein bis zwei Esslöffel kalt gepresstes gesundes Pflanzenöl wie Olivenöl-, Raps- oder Leinöl.
· Hacken Sie frische Kräuter wie Rosmarin, Petersilie oder Schnittlauch und streuen Sie diese über Ihr Gericht.
· Würzen Sie mit Ingwer, Chili, frisch gemahlenem Pfeffer und allem, was der Gewürzschrank hergibt. Erweitern Sie gegebenenfalls Ihren Gewürzbestand.
· Streuen Sie Nüsse, Kerne oder Käse über Ihr Gericht.
· Träufeln Sie frisch gepressten Zitronensaft oder Sojasauce darüber.

Servieren Sie das Wokpfannengericht abwechselnd mit Linsen, Hirse, Quinoa, Naturreis, Vollkornnudeln, Tofu oder frischen Kartoffeln. Ab und zu können Sie Fisch oder Geflügel direkt mit in die Pfanne geben.

Flexi-Rezept: Brotmahlzeit

Eine gesunde Brotmahlzeit eignet sich für jede Mahlzeit, ob als Frühstück, Abendbrot oder auch als Snack zwischendurch. Die Grundlage ist immer ein Vollkornbrot.

Achten Sie beim Einkauf darauf, echtes Vollkornbrot zu kaufen – nur wo »Vollkorn« draufsteht, ist auch »Vollkorn« drin. »Mehrkorn« dagegen bedeutet nur, dass das Brot aus einer Mehlmischung aus mindestens drei Getreidesorten gebacken wurde. Oft verwenden Hersteller auch Farbmalz oder Zuckercouleur, um Brot dunkler zu färben und nach »Vollkorn« aussehen zu lassen. Auch ein Brot mit vielen Kernen und Saaten muss kein Vollkornbrot sein. Hier lohnt sich immer ein Blick auf die Zutatenliste oder Nachfragen beim Bäcker Ihres Vertrauens.

Rechnen Sie pro Mahlzeit zwei Scheiben Vollkornbrot pro Person. Bestreichen Sie das Brot mit einem Aufstrich Ihrer Wahl, legen Sie eine proteinhaltige Komponente auf und ergänzen Sie mit Rohkost. Alternativ können Sie sich zum Brot auch einen frischen Salat aus Rucola, Tomaten, Gurken und anderem Gemüse der Saison zubereiten.

- Als gestrichene Komponente eignet sich Hummus, Frischkäse, Hüttenkäse, Quark, Tomatenmark, Ajvar, Pesto oder Avocado. Auch püriertes Gemüse ist eine herzhafte Variante. Auch Butter in Maßen ist aus gesundheitlicher Sicht in Ordnung (sie hat allerdings einen sehr hohen ökologischen Fußabdruck).
- Ergänzen Sie darauf eine Scheibe Käse, Tofu oder hart gekochte Eier in dünnen Scheiben. Alternativ können Sie die Scheibe Brot mit etwas Rührei belegen. Auch Räucherlachs, Puten- oder Hähnchenbrust darf gelegentlich sein.
- Frischer wird die Stulle mit ein paar Scheiben Gurken, Tomate oder Radieschen.
- Geschmackliche Varianz bringen Sie in Ihren Brotalltag, wenn Sie Senf, saure Gurken, Zitronensaft, Balsamicocreme oder verschiedene Nussmuse parat haben. Zu bestimmten Zutaten passt auch Obst, etwa Birne oder Trauben in Scheiben
- Auch frische Kräuter wie Kresse, Petersilie oder Dill bringen Abwechslung.

Flexi-Rezept: Hülsenfrüchte-Salat auch als Meal Prep

Ein Hülsenfrüchte-Salat lässt sich prima vorbereiten und eignet sich daher auch besonders gut als gesundes Mittagessen zum Mitnehmen ins Büro oder für unterwegs. Hülsenfrüchte liefern pflanzliche Proteine, die lange satt machen, ohne den Blutzuckerspiegel zu belasten. Folgendes Basisrezept können Sie beliebig variieren. Mischen Sie dafür folgende Zutaten:

- Pro Person eine Tasse Hülsenfrüchte wie gekochte Kichererbsen, Linsen oder Bohnen (alternativ eine Tasse gekochter Quinoa, Hirse, Bulgur, brauner Reis oder Dinkelkörner)
- Eine Tasse gegartes Gemüse wie Zucchini, Rote Bete oder Süßkartoffel (alternativ eine Tasse Rohkost wie Tomaten, Gurke Paprika oder Blattsalat) in mundgerechte Stücke geschnitten.
- Dressing bestehend aus zwei Esslöffeln nativem Oliven-, Lein- oder Hanföl, 1 EL Zitronensaft, Essig oder Senf, Salz und Pfeffer, eventuell ergänzt durch 1 EL Joghurt, 1 EL Nussmus, 1 TL Sojasauce oder 1 TL Honig.

Diese Grundmischung können Sie nun nach Lust, Laune und Saison abwandeln:

- Ergänzen Sie pro Person 75 g Feta, Ziegenkäse oder marinierten Tofu. Auch Mozzarella oder anderer Käse in Würfeln kann gut passen.
- Probieren Sie frische Kräuter wie Thymian, Schnittlauch oder Koriander. TK-Kräutermischungen sind eine gute Alternative für die kalte Jahreszeit.
- Fügen Sie Ihrem Salat geröstete Nüsse, Kerne und Saaten hinzu.
- Versuchen Sie Oliven, Kapern, getrocknete Tomaten, eingelegte Peperoni oder auch selbst gezogene Sprossen als Geschmacksträger für Ihren Salat.

Diesen Salat können Sie bis zu drei Tage im Voraus zubereiten und gut verschlossen im Kühlschrank aufbewahren. Am besten füllen Sie ihn portionsweise in geeignete Schraubgläser oder Boxen ab, dann brauchen Sie morgens nur kurz in den Kühlschrank greifen, bevor Sie das Haus verlassen.

Von morgens bis abends – den ganzen Tag im Blick

Wenn Sie Ihre Mahlzeiten planen, haben Sie immer auch den ganzen Tag im Blick. Ein Mahlzeitenrhythmus – darauf werde ich im nächsten Kapitel noch ausführlicher eingehen – ist entscheidend, um Heißhungerattacken vorzubeugen und ein gesundes Hungergefühl zu entwickeln. Damit Sie einen Eindruck bekommen, wie gesunde Mahlzeiten über den ganzen Tag aussehen könnten, habe ich Ihnen Beispiele für zwei Tage aufgeschrieben. Sie erreichen so auch die empfohlenen Mengen an Eiweiß und Ballaststoffen.

Der gesunde Speiseplan: Beispiele für zwei Tage

Beispiel 1

MORGENS	MITTAGS	ABENDS	ZWISCHENDURCH
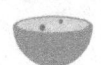			
Porridge	**Wokpfanne**	**Süßkartoffelsalat**	
200 ml Milch (3,5 % Fett), 150 ml Wasser, 60 g Haferflocken, 1 Birne (150 g) und 10 g Haselnüsse	125 g Hähnchenbrustfilet, 100 g rote Paprika, 100 g Brokkoli, 1 Möhre (75 g), 75 g Zuckerschoten, 20 g Cashewkerne, 1 ½ EL Olivenöl, dazu 60 g (roh) Hirse	200 g Süßkartoffeln, 100 g grüne Bohnen, 75 g Baby-Spinat, 1 Apfel (125 g), 10 g Walnüsse und 1 ½ EL Walnussöl	80 g Erdbeeren, 20 g Cashewkerne

Energiemenge gesamt: 1965 kcal, 80 g Eiweiß (17 % der Energie), 80 g Fett (36 % der Energie) und 250 g Kohlenhydrate gesamt (47 % der Energie), davon 39,5 g Ballaststoffe

---

Beispiel 2

MORGENS	MITTAGS	ABENDS	ZWISCHENDURCH
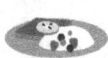		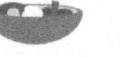	
Hüttenkäse-Frühstück	**Eintopf**	**Rührei**	
200 g körniger Frischkäse (halbfett), 125 g Beeren (z. B. Blaubeeren, Himbeeren), 1 Kiwi (75 g), 20 g Haferflocken, 15 g Mandeln und 1 ½ Scheiben Pumpernickel (80 g)	60 g (roh) Linsen, 150 g Kartoffeln, 150 g Kürbis, 150 g Lauch, 100 g Blumenkohl und 1 ½ EL Olivenöl	2 Eier (120 g), 1 Schalotte (30 g), 100 g Zucchini, 80 g Cocktailtomaten, 30 g Rucola, 2 TL Olivenöl, 10 g Kürbiskerne und 2 Scheiben Vollkornbrot (à 50 g)	20 g Walnüsse, 1 Apfel (125 g)

Energiemenge gesamt: 1990 kcal, 93 g Eiweiß (19 % der Energie), 79 g Fett (35 % der Energie) und 249 g Kohlenhydrate (45 % der Energie), davon 53 g Ballaststoffe

Frühstück – das Powerhaus der gesunden Ernährung

Auf das Frühstück möchte ich besonders eingehen, weil der Morgen der Inbegriff an Routine ist. Daher bietet das Frühstück im Sinne der guten Gewohnheiten viel Potenzial als Basis einer gesunden Ernährung. Das Frühstück ist ein »Gewohnheits-Powerhaus«, schreibt daher auch die Forscherin Wendy Wood.[17] Es ist bei den meisten Menschen mindestens an Wochentagen immer gleich. Was wir am Montagmorgen gefrühstückt haben, werden wir mit hoher Wahrscheinlichkeit auch von Dienstag bis Freitag essen. Denn das Frühstück ist bei den meisten Menschen die routinierteste aller Mahlzeiten. Während viele gerade mittags, aber auch abends außer Haus essen, nehmen wir das Frühstück üblicherweise zu Hause ein, bevor der Arbeits- oder Schultag beginnt.

Warum ist das Frühstück so routiniert? Dank der Grundlagen, die wir bisher erarbeitet haben, erkennen wir die Gründe dafür schnell. Das Frühstück findet fast immer im gleichen Kontext (zum Beispiel in der Küche) und zur selben Zeit statt. Dazu kommt noch, dass der Morgen normalerweise nicht die Zeit für bewusste Entscheidungen ist. Wir bereiten uns auf den Tag vor, treiben die Kinder an, duschen noch schnell, lesen vielleicht die Zeitung. Wir bereiten ohne Nachdenken Kaffee und Müsli zu. Manche stürzen auch hastig aus dem Haus und holen sich auf dem Weg etwas beim Bäcker – das ist aber natürlich die weniger vorteilhafte Variante.

Denn ein gesundes Frühstück ist eine wichtige Basis für eine gute Ernährung. Das Frühstück sollte neben langsam verdaulichen Kohlenhydraten (zum Beispiel Vollkornflocken) ausreichend Ballaststoffe (zum Beispiel geschrotete Leinsamen), Proteine (zum Beispiel Quark) und gesunde Fette (zum Beispiel ein Esslöffel Leinöl) enthalten.

Gegen ein ausgiebiges Frühstück spricht nichts. Denn in der ersten Tageshälfte ist die Insulinempfindlichkeit am höchsten.[161] Deshalb können morgens größere kohlenhydratreiche Mahlzeiten besser verstoffwechselt werden. (Falls es möglich ist, warten Sie nach dem Aufstehen eine Stunde ab, bevor Sie frühstücken. Denn während dieser Zeit sinkt der Spiegel des Schlafhormons Melatonin weiter ab und Melatonin behindert die Insulinausschüttung.[162]) In einer Studie zeigte sich, dass übergewichtige Patienten mehr Gewicht verloren, wenn sie den größten Teil der

Kalorien in der ersten Tageshälfte aßen.[163] Außerdem scheint ein gutes Frühstück impulsivem Snacken vorzubeugen.[164] Auch bei Kindern wirkt sich eine gesunde Morgenmahlzeit, kombiniert mit dem Weglassen von ungesunden Snacks, positiv auf die Blutzuckerregulation aus.[165]

Healthy Habits in der Kantine und unterwegs

Gesundes und regelmäßiges Essen während der Arbeit und unterwegs kann eine ziemliche Herausforderung sein. Es ist aber durchaus möglich, auch außer Haus gesund zu essen. Das erfordert jedoch ein gewisses Maß an Planung und manchmal auch etwas Vorbereitung.

Healthy Habits in der Kantine

- Planen Sie im Voraus! Schauen Sie sich die Speisekarte der Kantine im Voraus an, um eine gesunde Option auszuwählen, bevor Sie die Kantine überhaupt betreten. Formulieren Sie einen Wenn-Dann-Plan, um die gesunde Option umzusetzen (»Wenn ich die Kantine betreten, gehe ich direkt zur Salatbar«).
- Füllen Sie sich in der Kantine den Teller immer halb mit Gemüse oder bestellen Sie zwei Portionen Gemüse, damit Sie genug Ballaststoffe und Vitamine bekommen.
- Vermeiden Sie alle hoch verarbeiteten Lebensmittel wie aufgewärmte Fertiglasagne, Kroketten, Pommes oder Fertigpizza.
- Meiden Sie zuckerhaltige Getränke wie Limonade oder Fruchtsaft und wählen Sie stattdessen Wasser, ungesüßten Tee oder Kaffee.
- Nehmen Sie sich auch in der Kantine genug Zeit fürs Essen.

Healthy Habits unterwegs – Meal Prep

- In vielen Büros gibt es weder eine Kantine noch eine Küche. Betreiben Sie Meal Prep: Bereiten Sie sich am Tag zuvor zum Beispiel einen Bulgursalat vor, den können Sie gut in einer Lunchbox mit ins Büro nehmen. Oder essen Sie mittags ein belegtes Vollkornbrot mit Salat und kochen erst abends ein einfaches und schnelles Gericht mit viel Gemüse.
- Organisieren Sie sich gesunde Zwischenmahlzeiten wie etwas Obst oder Gemüse, einen Joghurt, Nüsse oder ein kleines belegtes Vollkornbrot.

- Stellen Sie sich eine Flasche Wasser in Sichtweite auf den Schreibtisch und füllen Sie regelmäßig ein Glas damit.

Healthy Habits im Restaurant
- Suchen Sie nach Restaurants oder Imbissständen, die sich auf gesunde Küche spezialisiert haben, und verwenden Sie Bewertungs-Apps oder Websites, um herauszufinden, welche Restaurants gute Bewertungen für gesunde Mahlzeiten haben.
- Schauen Sie sich die Speisekarte im Voraus an und wählen Sie Gerichte aus, die gesunde Zutaten wie Gemüse, Vollkornprodukte, mageres Protein und gesunde Fette enthalten.
- Vermeiden Sie frittierte Lebensmittel und wählen Sie stattdessen gegrillte, gebackene, gedünstete oder pochierte Optionen.
- Vermeiden Sie große Portionen. Teilen Sie gegebenenfalls Ihr Essen mit jemand oder nehmen Sie Reste mit nach Hause.

Snacks – auch zwischendurch immer auf Gesundheit eingestellt

Auch beim Snacken kommt es auf die Qualität an. Gesunde Snacks wie Nüsse, klein geschnittenes Gemüse, Obst oder ungesüßter Joghurt können einen Beitrag zu einer gesunden Ernährung leisten. Gegen ein bis drei solcher Snacks pro Tag ist aus gesundheitlicher Sicht bei Normalgewichtigen nichts einzuwenden. Vielmehr kann dadurch sogar die Aufnahme von wichtigen Vitaminen und Nährstoffen aus Gemüse und Obst optimiert werden.[166]

Trinken – Wasser, Wasser, Wasser

Wasser ist das gesündeste Getränk der Welt. Trinken Sie möglichst zwei Liter Wasser pro Tag, gerne auch als »Infused Water«, also aufgepeppt mit Ingwer, Gurke, Zitrone, Himbeere etc. Stellen Sie Wasser in Reichweite bereit, zum Beispiel bei der Arbeit, beim Lesen oder beim Fernsehen.

Ungesüßter Tee und Kaffee sind ebenfalls gesund. Grüner Tee kann dazu beitragen, den Blutdruck, den Cholesterin- und den Blutzuckerspiegel zu senken.[167] Die optimale Dosis ist zwei bis drei Tassen täglich. Auch von ungesüßten Kräutertees können Sie problemlos einen Liter täglich trinken.

Viele sind überrascht, wenn Sie hören, dass Kaffee gesund sein soll, denn er galt lange als schlecht fürs Herz. Studien zeigen aber, mit drei bis max. fünf Tassen (à 125 ml) Kaffee am Tag tun Sie Ihrer Gesundheit sogar einen Gefallen.[168] Bei Espresso und Mokka besser etwas weniger konsumieren – und Zucker am besten immer ganz weglassen. Koffein wird sehr langsam abgebaut, deswegen sollten Sie acht bis zehn Stunden vor dem Zubettgehen kein Koffein mehr trinken.[169] Manche Menschen reagieren besonders empfindlich. Ich selbst trinke nach zwölf Uhr mittags nur noch koffeinfreien Kaffee.

Limonaden wie Cola, Orangen- und Zitronenlimo enthalten sehr viel Zucker oder Süßstoff. Viele Experten vermuten, dass unser enorm hoher Konsum an zuckerhaltigen Erfrischungsgetränken maßgeblich zur weltweiten Übergewichts- und Diabetespandemie beiträgt.[170] Auch die großen Gesundheitsorganisationen warnen inzwischen eindringlich vor Limonaden.[171] Fruchtsäfte haben – viele wissen das nicht – natürlicherweise genauso viel Zucker wie Limonaden. Daher sollten Sie auch auf Säfte und Fruchtsmoothies möglichst verzichten.

Und was ist mit Alkohol? Alkohol ist immer ungesund – das gilt leider auch für Rotwein. Auch wenn immer wieder behauptet wird, Alkohol in Maßen sei kein Problem, weisen Studien nach, dass das Risiko für gesundheitliche Beeinträchtigungen durch Alkohol vom ersten Glas an steigt.[172] Daher sollte Alkohol nur in kleineren Mengen und selten getrunken werden.

DIE MAHLZEITEN

Notizen – Was möchte ich ändern?

Sind Ihnen während des Lesens dieses Kapitels Dinge eingefallen, die Sie ändern wollen? Schreiben Sie alles auf. Hier ist Platz für neue Healthy Habits und Notizen.

Beispiele für Healthy Habits:

▸ An Wochentagen esse ich jeden Morgen um 8 Uhr Haferflocken mit Joghurt und Beeren.

▸ Ich koche Dienstag- und Freitagabend ein Wokpfannengericht.

▸ Mittwoch und Donnerstag nehme ich mir einen Hülsenfrüchte-Salat mit ins Büro.

▸ Wochentags trinke ich keinen Alkohol.

✎...

....

....

....

....

....

....

....

....

....

MÄSSIGUNG – WARUM WIR DIE ALTE TUGEND WIEDERENTDECKEN SOLLTEN

Nun haben wir uns mit dem Speiseplan, dem Einkauf und der Zubereitung von Mahlzeiten beschäftigt. Damit kommen wir jetzt zu einem der grundlegendsten und wichtigsten Themen der Ernährung. Wir leben heute in weiten Teilen der Welt in einem Überfluss an Nahrungsenergie. Nicht zu viel dieser Energie aufzunehmen, ist folglich zu einem der wichtigsten Faktoren einer gesunden Ernährung geworden.[173] So rät der Biologe und Langlebigkeitsforscher David Sinclair von der Harvard Medical School: »Nachdem ich seit 25 Jahren die Alterung erforsche und Tausende von wissenschaftlichen Fachartikeln gelesen habe, kann ich zumindest einen Rat geben und einen bombensicheren Weg nennen, um länger gesund zu bleiben; es ist ein Tipp, den jeder sofort umsetzen kann, um seine Lebensdauer so weit wie möglich zu verlängern: Essen Sie weniger.«[174]

In Maßen essen – Weniger Energie und mehr Gesundheit

Jeder Körper benötigt fortwährend Energie, vor allem für den sogenannten Grundumsatz, also für Atmung, Herzschlag und Stoffwechsel. Der Grundumsatz ist die Energie, die wir bräuchten, wenn wir 24 Stunden regungslos im Bett liegen würden. Er hängt von Alter und Geschlecht ab, aber auch von Umgebungstemperatur, Körpergewicht und Gesundheitszustand. Neben dem Grundumsatz bestimmt vor allem unsere körperliche Aktivität, wie viele Kalorien wir benötigen – und die ist sehr unterschiedlich, je nach Berufstätigkeit, Sportverhalten und unbewussten Bewegungen (zum Beispiel zappeln).[175] Nach Angaben der Deutschen Gesellschaft für Ernährung benötigen normalgewichtige Erwachsene im Alter von 25 bis 50 Jahren, die sich wenig bewegen (sitzende Tätigkeit mit wenig oder keiner anstrengenden Freizeitaktivität) durchschnittlich ungefähr 2.000 kcal pro Tag (Männer: 2.300, Frauen: 1.800 kcal).[176] Wenn wir mehr Energie (Kalorien) aufnehmen, als wir verbrauchen, speichert unser Körper die überschüssige Energie als Fett für Zeiten, in denen weniger Energie zur Verfügung steht. Aber in der heutigen Welt kommen diese Zeiten nie. Daher ist es wichtig, eine Balance zwischen der aufgenommenen Energie und der verbrauchten Energie zu finden und zu halten.

Wenn Sie ein Gefühl dafür bekommen wollen, wie viele Kalorien Sie an einem Tag aufnehmen, können Sie dies mithilfe einer App abschätzen, in die Sie eintragen, was und wie viel Sie gegessen haben. Tun Sie dies ruhig einmal für zwei Wochen. Danach haben Sie einen ganz guten Eindruck, wie viele Kalorien Sie zu sich nehmen und vor allem auch, welche Lebensmittel wie viel zu Ihrer Bilanz beitragen. Natürlich sollte aus der Kalorienzählerei keine Obsession werden. Es geht nur darum, ein grobes Gefühl für die Energiedichte von Lebensmitteln und Gerichten zu bekommen. Stellen Sie nach zwei oder drei Wochen das Zählen am besten wieder ein und konzentrieren Sie sich darauf, Ihre guten Gewohnheiten zu üben. Dauerhaft Kalorien zu zählen, empfehle ich also ausdrücklich nicht. Hier besteht die Gefahr, sich zu sehr auf die Anzahl der Kalorien zu fokussieren und nicht auf die Verbesserung der Qualität der Ernährung. Der Fokus sollte aber eindeutig darauf liegen: Es geht darum, dass Sie immer mehr frische und unverarbeitete Lebensmittel in Ihren Speiseplan aufnehmen und immer weniger Fertigprodukte essen. Wer den empfohlenen Speiseplan (> S. 102) mit viel Gemüse und Hülsenfrüchten umsetzt und einen gesunden Lebensstil mit ausreichend Bewegung pflegt, braucht keine Kalorien zu zählen.

Unsere Mahlzeiten sind heute sehr viel größer als früher.[177] Allein in den vergangenen zwanzig Jahren haben sich in Fastfood-Restaurants in den USA die Portionsgrößen verdoppelt und zum Teil sogar verdreifacht.[178] Menschen fällt es schwer, Portionsgrößen richtig einzuschätzen, und wir liegen häufig falsch, wenn wir beurteilen sollen, wie viel wir gegessen haben. In einer Studie nahmen die Studienteilnehmer in einer Kantine Pasta mit Käsesauce in normale Portionsgrößen zu sich (248 g, 422 kcal). An manchen Tagen baten die Forscher die Köche allerdings, die Portionen um 50 Prozent zu vergrößern (377 g, 633 kcal). Die Kantinenbesucher aßen daraufhin 43 Prozent mehr. Nach dem Essen wurden sie interviewt. Die meisten Befragten waren der Ansicht, dass sie die gleiche Menge wie immer gegessen hatten.[151]

Die Portionen werden immer größer

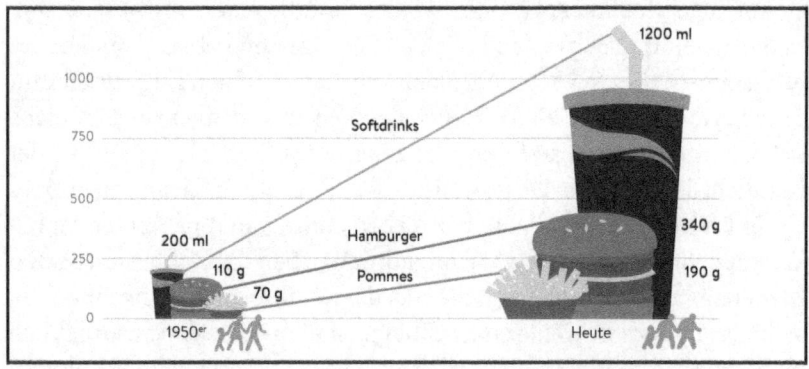

Die Portionsgrößen sind seit den 1950er-Jahren enorm angestiegen. Hier gezeigt am Beispiel für Fastfood-Menüs in den USA.[177] Machen Sie kleinere Portionsgrößen wieder zum Standard.

Wir müssen uns also ganz gezielt vornehmen, kleinere Portionsgrößen wieder zum Standard zu machen, weil uns unser Gefühl oft täuscht. Ein einfacher Trick dabei ist, kleinere Teller zu verwenden. Und essen Sie langsamer. Durch gutes Kauen unterstützen Sie die Verdauungsprozesse. Sättigungssignale erreichen unser Gehirn erst nach einer gewissen Zeit. Viele essen so schnell, dass sie diese Signale immer verpassen.[179] Verlängern Sie Ihre Mahlzeit auf mindestens 20 Minuten, damit Sie Ihre natürlichen Sättigungssignale überhaupt wahrnehmen können, rät Ernährungsexperte Michael Greger.[78]

Abnehmen – Gute Gewohnheiten statt Diäten

Sehr viele Menschen essen ständig zu viel und über die Hälfte der Deutschen ist bereits übergewichtig.[180] Vielleicht fragen Sie sich, ob die paar Kilo, die Sie zu viel haben, bereits in die Kategorie »Übergewicht« fallen. Die Frage lässt sich relativ leicht beantworten: Sie benötigt dazu nur die Angaben zu Ihrer Körpergröße und zu Ihrem Gewicht. Diese werden mithilfe des *Body-Mass-Index (BMI)* ins Verhältnis gesetzt und dienen als guter Richtwert für die Einordnung des Gewichts einer erwachsenen Person. Die Formel lautet: BMI = Körpergewicht in Kilogramm durch Körpergröße in Metern zum Quadrat. Beispiel: $62 \text{ kg}/(1,65 \text{ m})^2 = 22,8$.

Im Internet finden sich zahlreiche BMI-Rechner. Nach der Einteilung der WHO haben Menschen mit einem BMI im Bereich von 18,5 bis 24,9 ein normales Gewicht[181] (ab 65 Jahren bis 29). Mit einem BMI über 25 gelten Menschen als übergewichtig und mit einem BMI über 30 als fettleibig bzw. adipös (krankhaft übergewichtig). In Deutschland sind 54 Prozent der Menschen übergewichtig, davon 18 Prozent fettleibig.[180]

BIN ICH ÜBERGEWICHTIG?
Gewichtskategorien für drei Größekategorien

Größe	Gewichtskategorie (BMI)		
	Normal* (18,5-24)	Übergewichtig (25-29)	Fettleibig (>30)
162 bis 165 cm	50 bis 65 kg	66 bis 79 kg	> 79
173 bis 175 cm	57 bis 74 kg	74 bis 89 kg	> 89
183 bis 185 cm	64 bis 83 kg	84 bis 99 kg	> 100

* Ein BMI unterhalb der angegebenen Werte weist auf Untergewichtigkeit hin.
Aus: MSD Manuals[182]

Der BMI berücksichtigt allerdings nicht die Verteilung des Körperfettes. Da Bauchfett besonders schädlich ist, sollte man zusätzlich seinen Bauchumfang messen. Dieser sollte bei Frauen unter 88 cm, bei Männern unter 102 cm liegen.[183] Lassen Sie mich kurz erläutern, warum das Bauchfett so schädlich ist: Es gibt zwei Arten von Fettgewebe, das subkutane und das viszerale Fett. Subkutanes Fett sitzt zum Beispiel an Po und Hüfte und ist als Reserve für schlechte Zeiten gedacht. Dieses Fett stört uns optisch, ist aber, wenn es keine extremen Ausmaße hat, gesundheitlich meist unproblematisch. Viszerales Fett dagegen lagert sich um die inneren Organe herum im Bauchraum ab, wie Leber und Darm, und zeigt sich äußerlich vor allem an einem erhöhten Bauchumfang. Viszerales Fett ist stoffwechselaktiv, das heißt, es setzt Botenstoffe frei, die chronische Entzündungen auslösen und in Zusammenhang mit zahlreichen Erkrankungen, wie Diabetes und Herz-Kreislauf-Erkrankungen, stehen.[184]

Mit einem BMI über 30 und/oder einen Bauchumfang von mehr als 88 cm bzw. 102 cm ist das Risiko für diverse chronische Krankheiten stark erhöht. Eine Gewichtsreduktion sollte dringend unter ärztlicher Aufsicht geschehen.[183] Schwerpunktpraxen für Ernährungsmedizin finden Sie unter www.bdem.de und Ernährungsberater auf der Website des Berufsverbands Oecotrophologie www.vdoe.de.

Millionen Menschen wollen abnehmen. Das ist auch sinnvoll, denn Übergewicht ist ein Hauptrisikofaktor für viele schwere chronische Krankheiten. Übergewicht ist aber nichts, wofür man sich schämen müsste. Im Grunde ist es eine ganz normale Reaktion auf die heutige Ernährungsumgebung (> S. 13).[185] Unzählige Menschen haben über die letzten Jahrzehnte mit Diäten gehungert und ihr Essverhalten eingeschränkt. Und dann wieder ganz schnell an Gewicht zugelegt. Aber, wie ich in der Einführung beschrieben habe, funktionieren Crash-Diäten nicht. Alle Veränderungen beim Thema Ernährung sollten im Sinne der Healthy Habits in kleinen Schritten erfolgen und langfristig angelegt sein. Das Credo muss lauten: Gute Gewohnheiten statt Diäten.

Wenn Sie abnehmen wollen, legen Sie Ihren Fokus vor allem auf die Verbesserung der Qualität Ihrer Ernährung. Die Qualität ist viel wichtiger als der oft obsessiv diskutierte »richtige« Anteil von Fetten oder Kohlenhydraten. Randomisierte Studien zeigen, dass Übergewichtige bei hochwertiger Kost sowohl mit einer fett- als auch einer kohlenhydratreduzierten Diät abnehmen.[135] Essen Sie also frisch zubereitete Mahlzeiten aus »echten« Lebensmitteln mit viel Gemüse und Hülsenfrüchten (> S. 103) – das bedeutet viele Ballaststoffe, die sich positiv auf die Blutzuckerregulation auswirken. Eine vollwertige, überwiegend pflanzliche Ernährung bietet maximalen Nährwert bei minimalen Kalorien und ist somit die beste Gewichtsregulierung, schreibt Ernährungsexperte Michael Greger in seinem Buch »How not to Diet«.[78] Wer zuvor viel Zucker und verarbeitete Nahrungsprodukte gegessen hat, kann durch das Umstellen auf diese Ernährung erheblich an Gewicht verlieren. Konkret bedeutet das, dass Sie sich einzelne kleine Aspekte vornehmen und diese täglich üben, bis sie zu einer guten Gewohnheit geworden sind. »Fängt man an, echtes Essen zu essen, das aus der Erde wächst, purzeln die Pfunde von ganz allein und bringen einen aufs Idealgewicht« schreibt Michael Greger.[78]

Viele, aber nicht alle erreichen durch eine pflanzenbetonte, artgerechte Ernährung ein normales Gewicht. Es kann sein, dass Sie trotzdem mehr Kalorien zu sich nehmen, als Sie verbrauchen. Da hilft dann nur eins: Die Kalorienaufnahme begrenzen. Das können Sie erreichen, indem Sie die Größe Ihrer Portionen reduzieren und das Zeitintervall begrenzen, in dem Sie essen. Weitere Tipps finden Sie in dem Abschnitt »21 Healthy Habits zum Abnehmen«.

Und was ist mit Bewegung?

Bewegung ist ohne Frage entscheidend für ein gesundes Leben und hat enorm viele positive Effekte. Wer regelmäßig Sport treibt, lebt bis zu zehn Jahre länger.[186] Und schon ein bisschen mehr Aktivität im Vergleich zu keiner Bewegung macht einen signifikanten Unterschied.[134]

Entwickeln Sie also mit der Zeit auch gute Gewohnheiten im Bereich Bewegung und Sport. Definieren Sie, welche Art von Bewegung oder Sport Sie regelmäßig ausüben möchten und setzen Sie sich spezifische Ziele. Zum Beispiel: »Ich möchte dreimal pro Woche für 30 Minuten joggen.« Starten Sie auch hier klein: Indem Sie zunächst nur wenige Minuten laufen gehen. Es geht zu Beginn nur darum, eine Gewohnheit zu etablieren. Sobald sich diese entwickelt hat, können Sie Intensität und Dauer steigern. Schaffen Sie eine Routine, indem Sie feste Zeiten für Ihre sportlichen Aktivitäten einplanen und machen Sie diese zu einem festen Bestandteil Ihres Tagesablaufs. Finden Sie Aktivitäten, die Ihnen Spaß machen. Dann ist es viel wahrscheinlicher, dass Sie die Gewohnheit aufrechterhalten. Suchen Sie nach Unterstützung und trainieren Sie mit Freunden, Familie oder Gleichgesinnten. Das schafft Verbindlichkeit und erhöht den Spaßfaktor. Auch Fitnessgruppen oder Sportvereine können eine sehr hilfreiche Unterstützung bieten. Seien Sie geduldig: Das Entwickeln von Gewohnheiten braucht, wie wir schon häufiger gesehen haben, vor allem Zeit und Ausdauer. Es ist normal, dass es gerade anfangs Herausforderungen und Rückschläge gibt. Bleiben Sie dran und erlauben Sie sich auch, mal einen schlechten Tag zu haben. Starten Sie einfach am nächsten Tag neu.

Denken Sie immer daran, auch außerhalb der dezidierten Sportzeiten aktiv zu bleiben. Durch kleine Anpassungen im Alltag kann man die Bewegung erhöhen und einen insgesamt aktiveren Lebensstil erreichen. Statt mit dem Auto, können Sie kürzere Strecken zu Fuß zurücklegen. Gehen Sie zum Beispiel zur Arbeit, zum Einkaufen oder zum Treffen mit Freunden stets zu Fuß. Stichwort 10.000 Schritte pro Tag. Es gibt zwar keine wissenschaftliche Evidenz für genau diese Anzahl an Schritten – die schöne runde Zahl war eher ein Marketing-Gag für einen Schrittzähler,[187] – aber eine gute Basis für mehr Alltagsbewegung sind viele Schritte in jedem Fall. Meiden Sie grundsätzlich Aufzüge und Rolltreppen und nehmen Sie stattdessen immer die Treppe. Das Treppensteigen ist eine großartige Möglichkeit, um die Beinmuskulatur zu stärken. Machen Sie es sich zur Gewohnheit, regelmäßige Spaziergänge in Ihren Tagesablauf einzubauen. Gehen Sie zum Beispiel in Ihrer Mittagspause spazieren oder machen Sie einen kurzen Spaziergang nach dem Abendessen. All diese Dinge werden früher oder später zu Gewohnheiten und sind aus Ihrem Leben nicht mehr wegzudenken.

Beachten Sie aber dabei auch, dass der Rat, man müsse sich nur genug bewegen, dann würde auch das Gewicht stimmen, eher ein Mythos zu sein scheint.[188] Wir verbrennen zwar mehr Kalorien bei sportlichen Aktivitäten und zu Beginn kann man durch vermehrten Sport auch tatsächlich deutlich abnehmen. Aber viele kennen es, nach einer gewissen Zeit stellt sich ein Plateau ein, die Gewichtsabnahme stagniert. Neuere Studien weisen darauf hin, dass im Körper bei regelmäßiger Aktivität adaptive Prozesse ablaufen, durch die der Körper die Energiezufuhr bei anderen Aufgaben drosselt.[189] Nach Einschätzung von Peter Attia, Mediziner und Langlebigkeitsexperte, ist Bewegung der beste Hebel, um die Gesundheits- und Lebensspanne zu verlängern,[134] aber das beste Mittel zur Gewichtskontrolle scheint die Ernährung zu sein.[189] Ein Burger oder Pommes lässt sich also leider nicht mit einer Runde Joggen ausgleichen.[190] An einer maßvollen, artgerechten Ernährung führt also kein Weg vorbei.

Rhythmus – Wann und wie oft ist entscheidend

Dass wir zu viel essen, hat vor allem auch damit zu tun, dass wir *ständig* essen. Früher aßen die meisten Menschen täglich drei Mahlzeiten. Heute essen wir bis zu elfmal am Tag und zwischen Mahlzeiten und Sacks liegen nur kurze Pausen.[191] Viele von uns nehmen einen Großteil der Kalorien nach 18 Uhr zu sich und fasten nur während des Schlafens. Das hat einen großen Einfluss auf unseren Stoffwechsel. Inzwischen weisen immer mehr Ärzte, Gesundheits- und Ernährungswissenschaftler darauf hin, dass Übergewicht und Diabetes auch mit unserem veränderten Essensrhythmus zusammenhängen.[192] Deswegen kann ein bewusster Mahlzeitenrhythmus sehr hilfreich sein, um Mäßigung in die Ernährung zu bringen.

In der Steinzeit, also vor Tausenden von Jahren, aßen Menschen wahrscheinlich nur ein- bis zweimal am Tag, oft auch tagelang gar nichts. Unser Stoffwechsel und unsere Verdauung sind evolutionär darauf ausgerichtet. Heute sind wir einem Überangebot von Kalorien ausgesetzt und es ist zu einer großen Herausforderung geworden, ein gesundes Gleichgewicht zwischen dem Satt-Zustand (hoher Insulinspiegel) und dem Fasten-Zustand (niedriger Insulinzustand) herzustellen. Unsere Ernährung hat einen hohen Anteil an schnellen Zuckern (Weißmehl, Limonaden usw.) und enthält oft zu wenig Ballaststoffe und Eiweiß. Das führt zu einem schnellen und hohen Blutzuckeranstieg, der dann sehr schnell wieder abfällt. Oft unter das Ausgangsniveau. Das erzeugt ein starkes Hungergefühl, oft entstehen daraus richtige Heißhungerattacken. Der schnelle Riegel soll dann Abhilfe verschaffen, löst vor allem aber auch einen neuen Blutzuckeranstieg aus.

Diesem schnellen Auf und Ab des Blutzuckerspiegels können wir mit regelmäßigen Mahlzeiten vorbeugen, denn sie regulieren unser Hungergefühl.[193] Etablieren Sie einen möglichst gleichbleibenden Rhythmus für Ihre Mahlzeiten, zum Beispiel 9 Uhr Frühstück, 13 Uhr Mittagessen, 15:30 Uhr gesunder Snack und 18 Uhr Abendessen. Nutzen Sie hier Ihr Wissen, wie Gewohnheiten funktionieren: »Uhrzeit« ist ein effektiver Auslöser für Verhalten.[17] Machen Sie sich also einen Mahlzeitenplan und halten Sie diesen mindestens zwei Monate ein. Hat sich Ihr Körper erst an den Essensrhythmus gewöhnt, wird sich Ihr Hungergefühl regulieren und daran anpassen. Wahrscheinlich sind die Essenszeiten nach zwei Monaten für Sie zur Gewohnheit geworden, und es wird Ihnen leichtfallen, sie einzuhalten.

Bewusst genießen – Wie Achtsamkeit beim Essen zu mehr Genuss führt

Neben einem regelmäßigen Rhythmus kann mehr *Achtsamkeit* ein wichtiges Werkzeug für maßvolles Essen sein. Versuchen Sie, Ihr Verhalten möglichst wachsam und aufmerksam wahrzunehmen. Wenn Sie das nächste Mal den Drang verspüren, eine Tüte Chips aufzureißen, erkennen Sie dieses Verlangen, halten Sie einen Moment inne und beobachten Sie, was in Ihrem Körper passiert. Fühlen Sie die Freude, wenn es Ihnen gelingt, dem Drang zu widerstehen und eine ungesunde Gewohnheit zu unterbrechen. Setzen Sie sich stattdessen einen Tee auf, lassen Sie sich ein Bad ein oder gehen Sie spazieren. Genießen Sie dabei das Loslassen eines alten Zwangs und wiederholen Sie den Vorgang beim nächsten Mal.[194] Sie sind dabei, eine neue (gesunde) Gewohnheit zu etablieren.

In Sachen Ernährung können wir den Fokus ganz klar auf den Genuss legen. Den Geschmack von Lebensmitteln, Gewürzen und Gerichten bewusst wahrzunehmen, kann Ihr Wohlbefinden enorm steigern. Genießen Sie immer mal wieder Lebensmittel ganz bewusst. Man muss dabei nicht übertreiben und minutenlang die Textur einer Rosine betrachten, wie es das klassische Beispiel einer Achtsamkeitsübung lehrt. Schließen Sie einfach kurz die Augen und beißen Sie in einen Apfel oder ein anderes Lebensmittel, als wäre es das erste Mal. Sie werden dadurch Feinheiten und Unterschiede erleben, die Ihnen früher nie aufgefallen sind. Zum Beispiel, wie unterschiedlich verschiedene Apfelsorten schmecken. Versuchen Sie den Geschmack (süß, sauer, salzig, bitter und aromatisch/herzhaft (umami)), den Geruch, die Farbe und die Textur von Lebensmitteln wahrzunehmen. Kauen Sie ausgiebig, um das Erleben zu intensivieren. Genießen Sie mit allen Sinnen. Dekorieren Sie das Gericht mit Kräutern. Kombinieren Sie Ihre Mahlzeit mit Ruhe und ausreichend Zeit, auch das steigert Genuss und Wohlbefinden. Genussvolles Essen ist ein sehr wirkungsvolles Mittel gegen Stress und Unzufriedenheit. Zelebrieren Sie immer wieder bestimmte Mahlzeiten für sich allein oder mit Freunden und Familie – gerade auch dann, wenn Sie eigentlich keine Zeit dafür haben.

Fasten – Die Praxis des bewussten Nicht-Essens

Es gibt inzwischen viele Studien, die belegen, dass sich Fasten sehr positiv auf das Gewicht und die Gesundheit auswirken kann.[149, 195] In seiner Evolution war der Mensch immer mit längeren Phasen des Nicht-Essens konfrontiert. Dass der Hunger in weiten Teilen der Welt überwunden wurde, zählt zu den größten Errungenschaften des modernen Lebens. Aber das hat auch seinen Preis. Es mehren sich die Hinweise, dass unser Körper Phasen des Nicht-Essens braucht, um sich zu regenerieren. Für viele Stoffwechselvorgänge, darunter die Blutzuckerregulation und das Mikrobiom, sind längere Essenspausen entscheidend.[195] Bestimmte Zellreinigungsprogramme (*Autophagie*), bei denen defekte Zellen repariert oder entsorgt werden, finden vor allem statt, wenn der Körper längere Zeit keine Nahrung aufnimmt.[196]

Es gibt verschiedene Methoden des Fastens, nach denen tage- oder stundenweise auf Nahrung verzichtet wird.[197] Zu den sichersten und am besten untersuchten gehört das *Intervallfasten*, das sich besonders für Fasten-Einsteiger eignet. Hier wird das natürliche Fasten über die Nacht verlängert. Versuchen Sie, mindestens zwölf Stunden pro Tag keine Nahrung aufzunehmen, also zum Beispiel von 20 Uhr bis 8 Uhr am Morgen. Vielleicht schaffen Sie es auch, das Intervall noch weiter auszudehnen. Nach Einschätzung von Fastenexperte Andreas Michalsen von der Berliner Charité sind tägliche Essenspausen von 14 bis 16 Stunden optimal.[162]

21 Healthy Habits zum Abnehmen

Hier finden Sie eine Liste mit Micro Habits, die Ihnen helfen können abzunehmen bzw. Ihr Gewicht zu halten. Üben Sie diese einzeln ein, bis sie zu festen Gewohnheiten werden. Beginnen Sie mit Micro Habits, die Ihnen leichter fallen und die sich unkompliziert in Ihren Alltag integrieren lassen.

1. **Essen Sie viel Gemüse,** das füllt den Magen und versorgt Sie mit Mikronährstoffen. Füllen Sie Ihren Teller bei jeder Mahlzeit halb mit Gemüse und Salat auf.

2. **Verbessern Sie die Qualität Ihrer Ernährung** und essen Sie nur *echte* Lebensmittel, wie Gemüse, Obst, Hülsenfrüchte, Vollkornpro-

dukte, gesunde Öle, Nüsse, Samen und Kräuter. Außerdem Milchprodukte, Eier, Fisch und Fleisch für diejenigen, die tierische Produkte essen.

3. **Meiden** Sie alle **stark verarbeiteten Nahrungsprodukte,** wie Pizza, Pommes, Fertiglasagne, Frühstückscerealien, Soßen usw.[11] Diese haben fast immer eine hohe Kaloriendichte und viele ungesunde Zusatzstoffe, zudem wenig Vitamine, Mineralstoffe und Ballaststoffe. Das gilt auch für vegane Fertigprodukte.

4. Achten Sie auf eine **ausreichende Eiweißaufnahme**. Eiweiß sättigt besonders gut und spielt eine Rolle bei vielen wichtigen Körperfunktionen. Auch wenn Sie Kalorien reduzieren, sollten die empfohlenen Richtwerte für den Eiweißkonsum nicht unterschritten werden.

5. Wer abnehmen will, kann **Fette oder Kohlenhydrate reduzieren.**[135] Solange Sie dabei auf die Qualität der Ernährung achten, können Sie mit beiden Strategien Gewicht verlieren. Experimentieren Sie. Manche Menschen profitieren besonders davon, wenn Sie Kohlenhydrate reduzieren: Essen Sie dann zum Beispiel Brot, Reis, Nudeln und Kartoffeln nur in sehr kleinen Mengen oder gar nicht.

6. Obst ist gesund. Aber gerade **zuckerreiche Obstsorten**, wie Bananen und Trauben, sollten Sie **nur wenig** zu sich nehmen. Trockenobst, Säfte und Fruchtsmoothies meiden Sie am besten ganz.

7. **Reduzieren Sie zugesetzten Zucker.** Verzichten Sie möglichst auf Süßigkeiten, Nachtisch und Softdrinks.

8. **Essen Sie viele ballaststoffreiche Lebensmittel**, wie Gemüse, Vollkornprodukte, Hülsenfrüchte, Samen und Nüsse. Ballaststoffe regulieren den Blutzuckerstoffwechsel und unterstützen bei der Gewichtsreduktion.[198]

9. **Trinken Sie möglichst nur Wasser,** etwa zwei Liter pro Tag. Auch ungesüßter Tee und Kaffee ist empfehlenswert. Stellen Sie sich tagsüber immer eine Karaffe mit Wasser in Reichweite. Säfte, Softdrinks und Fruchtsmoothies sollten Sie dagegen meiden.

10. **Verzichten Sie weitgehend auf Alkohol.** Er enthält viel Energie (sieben Kilokalorien pro Gramm) und ist auch sonst ungesund.

11. Halten Sie einen Rhythmus aus **drei satt machenden Hauptmahlzeiten** ein, dazwischen machen Sie jeweils eine vierstündige Essenspause. Wenn Sie zwischendurch etwas brauchen, dann nur gesunde Snacks, wie eine Handvoll Nüsse, Gemüsesticks oder Naturjoghurt.

12. Trinken Sie **vor jeder Mahlzeit ein Glas Wasser**, das kurbelt den Stoffwechsel an und wirkt sättigend.

13. Es ist besser für den Stoffwechsel, wenn Sie den **Großteil der Kalorien in der ersten Tageshälfte aufnehmen**. Machen Sie das Frühstück oder das Mittagessen zur Hauptmahlzeit im Stil von Kaiser, König, Bettelmann.[78, 163]

14. **Essen Sie grundsätzlich weniger,** also kleinere Portionen. Sie können zum Beispiel kleinere Teller benutzen oder sich weniger auftun.

15. **Kauen Sie gut** und nehmen Sie sich Zeit beim Essen.[199]

16. **Begrenzen Sie das tägliche Intervall, in dem Sie Ihre Mahlzeiten aufnehmen auf unter zwölf Stunden** (Intervallfasten) oder noch kürzer, zum Beispiel auf zehn oder acht Stunden.

17. **Bauen Sie mehr Bewegung in Ihren Alltag ein.** Hilfreich kann dabei ein Schrittzähler sein (Richtwert: 10.000 Schritte pro Tag). Nehmen Sie grundsätzlich die Treppe statt den Aufzug.

18. **Achten Sie auf ausreichend Schlaf.** Schlafmangel verstärkt das Verlangen nach kalorienreichen Lebensmitteln.

19. **Lernen Sie, mit Stress umzugehen.** Stress hat über Kortisol und andere Stresshormone einen großen Effekt auf den Blutzucker. Es ist nicht einfach, aber versuchen Sie, Stress zu regulieren, zum Beispiel durch Sport, Spaziergänge und Meditation.

20. **Regulieren Sie Ihre Gefühle nicht mit Essen.** Wenn Sie das nächste Mal traurig oder gelangweilt sind, üben Sie gezielt gesündere Alternativen, wie spazieren gehen, baden oder eine Freundin anrufen. (> S. 174)

21. **Seien Sie immer freundlich zu sich selbst.** (> S. 182) Akzeptieren Sie, dass es manchmal nicht so klappt, wie Sie sie es sich vorgestellt hatten. Starten Sie am nächsten Tag neu. (> S. 177)

MÄSSIGUNG

Notizen – Was möchte ich ändern?

Sind Ihnen während des Lesens dieses Kapitels Dinge eingefallen, die Sie ändern wollen? Schreiben Sie alles auf. Hier ist Platz für neue Healthy Habits und Notizen.

Beispiele

▸ Ich esse nur einen Snack am Nachmittag. Sonst esse ich nicht zwischen den Mahlzeiten. Bei Hunger trinke ich ein großes Glas Wasser.

▸ Ich etabliere einen regelmäßigen Mahlzeitenrhythmus: 9 Uhr Frühstück, 13 Uhr Mittagessen, 15:30 Uhr gesunder Snack und 18 Uhr Abendessen.

▸ Ich esse nur über 9 Stunden pro Tag, von 9 Uhr bis 18 Uhr.

GEMEINSAM MACHT ES MEHR SPASS

Nun haben wir einiges über gesunde Lebensmittel und die Art und Weise, wie wir essen sollten, erfahren. Eine wichtige Einflussgröße fehlt aber noch: andere Menschen. Würden alle um uns herum gesund essen, wäre es auch für uns viel leichter. Unser Essverhalten wird nämlich sehr stark von den Menschen in unserem Umfeld geprägt. Im Guten wie im Schlechten.[17] Wie stark die Umgebung unser Verhalten beeinflusst, damit haben wir uns bereits ausgiebig beschäftigt. Andere Menschen sind die vielleicht wichtigste Einflussgröße in unserer Umgebung.

Wir Menschen haben ein evolutionär tief verankertes Bedürfnis, Teil einer sozialen Gruppe zu sein, und beeinflussen uns in hohem Maße gegenseitig. Wir sind Herdentiere. Teil einer Gruppe zu sein, war über Hunderttausende von Jahren eine wichtige Überlebensstrategie. In der wilden Natur war ein einzelnes Menschlein hilflos und zum Sterben verurteilt. Deswegen hat der Mensch eine grundlegende Tendenz, sich den Regeln der Gruppe anzupassen. Unser *Tribe* war früher ein Volksstamm, heute besteht er meist aus einer Mischung von Familienmitgliedern, Freunden, Bekannten und virtuellen Personen. Und diese Menschen prägen unsere Gewohnheiten grundlegend. Wenn sich unsere Freunde gesund ernähren, werden wir es mit hoher Wahrscheinlichkeit auch tun, wenn sie sich viel bewegen, orientieren wir uns daran, und auch wie gut sie mit Stress umgehen, beeinflusst uns. Unser ganzes Leben eignen wir uns neue Verhaltensweisen an und orientieren uns dabei vor allem an Nahestehenden (Familie und Freunde), der Mehrheit (Stamm) und den Mächtigen (Menschen mit Status und Prestige). Gerade auch von den prägenden Menschen in unserer Kindheit übernehmen wir viele Verhaltensweisen, die wir oft lebenslang beibehalten und die uns häufig gar nicht richtig bewusst sind.[200]

Trotz aller Individualisierungstendenzen neigen Menschen deshalb zur Konformität. Ob wir übergewichtig oder schlank sind, hängt zu einem hohen Maß von unseren Freunden ab. Eine Studie, in der 12.067 Menschen über 32 Jahre verfolgt wurden,[201] zeigte, dass die Wahrscheinlichkeit, selbst fettleibig zu werden, um 57 Prozent steigt, wenn ein Freund oder eine Freundin innerhalb der 32 Jahre fettleibig wurde. Das ist erstaunlich und gilt auch umgekehrt: Wenn ein Ehepartner an einem

Gewichtsreduktionsprogramm teilnahm, nahm auch der unbehandelte Partner ab.[202]

Unsere Tendenz, uns der Gruppe anzupassen, ist in der psychologischen Forschung schon lange bekannt. In den 1950er-Jahren zeigten sozialpsychologische Experimente, dass Menschen bewusst falsche Antworten geben, um der Mehrheitsmeinung zu entsprechen.[203] In einem Experiment saß eine Testperson mit einer Gruppe anderer Personen in einem Raum und sollte einschätzen, ob bei einer Grafik mit drei Linien zwei gleich lang waren oder nicht. Die Testperson wusste nicht, dass die anderen Teilnehmer Schauspieler waren und mit dem Versuchsleiter zusammenarbeiteten. Nun gaben die anderen Versuchsteilnehmer nach und nach Antworten, die offensichtlich falsch waren. Sie behaupteten, die Linien seien nicht gleich lang, obwohl sie dies ganz offensichtlich waren. Viele Testpersonen reagierten beim Hören der ersten falschen Antworten unruhig und lachten unsicher. Als sie dann schließlich ihre eigene Einschätzung abgeben sollten, gaben die meisten ebenfalls die falsche Antwort, obwohl sie wussten, dass diese falsch war. Je mehr Schauspieler zuvor die falsche Antwort gegeben hatten, umso wahrscheinlicher tat dies auch die Testperson. Interessanterweise reichte oft ein »Partner«, der die richtige Antwort gab, dass die Versuchsperson den Mut aufbrachte, sich gegen die Gruppe zu stellen und die richtige Antwort zu geben.[203] Das bedeutet für die Ernährungsumstellung? Wir brauchen mindestens einen unterstützenden Partner, gerade wenn es in unserem Umfeld viele ungesunde Esser gibt. Wichtig ist, dass es sich um einen verlässlichen Partner handelt. Denn die Studien zeigten auch: Wechselt der Partner später zur Meinung der Gruppe, schließen wir uns ebenfalls der »falschen« Meinung an.[203]

Die Bedeutung des sozialen Umfelds für Verhaltensänderung ist enorm, sagt auch James Clear. Er wurde in einem Interview gefragt, was er anders machen würde, wenn er seinen Weltbestseller zu Gewohnheiten noch einmal schreiben könnte. Er antwortete ohne langes Zögern: »Der Bedeutung des sozialen Umfelds würde ich viel mehr Beachtung schenken«.[204] Wenn uns unser Umfeld bei einer Ernährungsumstellung unterstützt, ist die Wahrscheinlichkeit auf Erfolg also deutlich höher. Wenn in unserem Freundeskreis bereits einige Vegetarier sind, wird es uns viel leichter fallen, ebenfalls weniger Fleisch zu essen. Wenn wir aber zu den ersten gehören, die anders essen, ist es deutlich schwerer, die Veränderungen beizubehalten. Eine Ernährungsumstellung, die vom sozialen Umfeld sogar sabotiert wird, ist ein wirklich schwieriges Unterfangen. Dann ist es unbedingt erforderlich, sich Unterstützer zu suchen.

Familie und Freunde einbeziehen

Zusammen macht es mehr Spaß. Wer sich gesünder ernähren will, sollte versuchen, seine Angehörigen mit an Bord zu holen. Wenn alle im Haushalt mitmachen, wird es viel leichter. Finden Sie also den richtigen Dreh, um für Ihr Vorhaben zu werben. Vielleicht können Sie durch ein leckeres Gericht überzeugen, Sie empfehlen Ihrem Partner ein Buch oder Sie erzählen einfach von Ihren neuen Erkenntnissen – möglichst ohne dabei zu belehren. Bestenfalls sind Ihre Mitbewohner bald genauso begeistert und überzeugt wie Sie selbst. Dadurch, dass alle an einem Strang ziehen, entwickelt Ihr Vorhaben eine Eigendynamik. Vielleicht kocht Ihr Partner bald auch ein Gericht mit viel Gemüse oder bereitet ein gesundes Power-Frühstück zu.

Es kommt aber nicht selten vor, dass die Lieben überhaupt nicht begeistert sind von den neuen Plänen. Meine Kinder haben sich zum Beispiel bis heute in keiner Weise für meine leckeren Beluga-Linsen begeistern lassen. Wenn es nur um ein Lebensmittel geht, findet man problemlos Kompromisse. Aber der Widerstand kann sich auch viel umfassender auf die gesamte Ernährung beziehen. Dann vereinbaren Sie klare Regeln zu Ihrer Unterstützung. Das kann bedeuten, dass Sie etwas anderes essen als Ihr Partner oder dass Sie bestimmte Zutaten, wie Wurst und Zucker, weglassen, während Ihr Partner diese weiterhin isst. Bitten Sie Ihre Nächsten aber unbedingt, Ihr Vorhaben zur Ernährungsumstellung zumindest so weit zu unterstützen, dass sie Sie nicht sabotieren. Denn Veränderungen gegen den Widerstand der Nächsten ist anstrengend und auf Dauer kaum durchzuhalten.

Fangen Sie dann einfach an. Menschen lassen sich oft mehr durch Beobachtungen als durch Ratschläge beeinflussen.[205] Nichts ist überzeugender, als mitzuerleben, dass sich jemand fitter, besser und ausgeglichener fühlt. Viele Menschen brauchen auch erst ausreichend Zeit, um sich an neue Gedanken zu gewöhnen. Gerade wenn wir unsere Angehörigen nicht unter Druck setzen, sind sie manchmal schneller mit an Bord, als wir dachten.

Kontraproduktiv ist meistens, wenn die neuen Einsichten über gesunde Ernährung zum anstrengenden und belehrenden Tischgespräch werden und Sie die anderen fortwährend damit behelligen. Auch wenn dies mit den besten Absichten geschieht. Aus eigener Erfahrung weiß ich nur zu gut, dass es nicht hilft, mit Endlos-Vorträgen die gesamte Familie zu nerven, warum »zuckerfrei« so gesund ist. Einfach machen und auch damit klarzukommen, wenn nicht alle mitziehen, scheint der viel bessere Weg zu sein. In einem Haushalt können auch durchaus verschiedene Ernährungsstile nebeneinander koexistieren. Nur weil Sie fleischlos leben wollen, muss das nicht für alle Familienmitglieder gelten. Wenn Ihr Partner sich gerade nicht gesünder ernähren will, aber mehr Sport treiben möchte, nörgeln Sie nicht an ihm herum – auch, wenn es für Sie völlig einleuchtend ist, dass eine bessere Ernährung zu effektiverem Training führt. Unterstützen Sie ihn stattdessen. Jeder Mensch hat eine begrenzte Kapazität und Veränderungsbereitschaft. Aber Veränderungen bewirken weitere Veränderungen. Wahrscheinlich wird Ihr Partner sich nach einiger Zeit ganz von selbst für eine gesündere Ernährung interessieren.

Machen Sie auch durchaus mal eine Ausnahme, um mit Bekannten und Freunden zusammen zu sein. Gerade wenn Sie schon mehrere Monate dabei sind, können Sie Ihren Speiseplan flexibler auslegen. Essen Sie ruhig einmal ein Würstchen oder eine deftige Mahlzeit nach 22 Uhr. Denn es ist wissenschaftlich nachgewiesen, dass uns gute Beziehungen gesund halten.[206] Achten Sie aber darauf, dass Sie danach schnell wieder in die Spur kommen. Wenn Sie wenig Zucker essen wollen, genehmigen Sie sich bei Freunden das Eis, aber verzichten Sie gleich am nächsten Tag wieder darauf.

Es kann sein, dass Ihr Partner oder andere Familienmitglieder sich dauerhaft nicht überzeugen lassen und sich nicht ändern wollen. Eine 70-jährige Dame schilderte mir neulich, wie schwer es ihr fiel zu akzeptieren, dass ihr Partner nicht die gleichen Ernährungsziele hatte wie sie selbst. Er wollte weiterhin jeden Tag seinen Fleischbraten, abends viel Wurst, außerdem Unmengen Zucker in den Kaffee. Sie hatte über die letzten Monate auf eine gesunde Ernährung umgestellt und fühlte sich viel fitter und vitaler. Sie wünschte sich ein langes und gesundes gemeinsames Leben mit ihrem Ehemann und so erzeugten seine ungesunden Essgewohnheiten viel Ärger und Frust bei ihr. Es dauerte eine längere Zeit, bis sie einigermaßen akzeptieren konnte, dass ihr fast 80-jähriger Ehemann seine liebgewonnen Angewohnheiten behalten will.

Wenn andere sich nicht ändern wollen, müssen wir das akzeptieren. Auch wenn es schwer zu ertragen ist. Es gibt in einer Partnerschaft dann im Grunde nur drei Wege: sich trennen, die ganze Zeit nörgeln oder einen Weg finden, mit den unterschiedlichen Lebensweisen umzugehen. Variante eins sollte keine Option sein, wenn es sich um eine ansonsten funktionierende Beziehung handelt, gerade wenn Kinder mit im Spiel sind. Variante zwei sollte ebenfalls keine Option sein, denn sie macht unglücklich. Das heißt, es müssen Wege gefunden werden, die unterschiedliche Lebensweisen und Überzeugungen nebeneinander existieren lassen. Menschen wünschen sich in wichtigen Themen Einigkeit, gerade mit ihren Liebsten. Unser Gehirn sucht immer nach Effizienz und Kohärenz – das ist physiologisch einfach günstiger. Das moderne Zusammenleben erfordert aber ein viel höheres Maß an Flexibilität und Akzeptanz von Unterschieden. Versuchen Sie sich Strategien anzueignen, um besser damit zurechtzukommen. Konkrete Absprachen helfen und Freundlichkeit sich selbst und anderen gegenüber auch (> S. 182).

Neue Unterstützer finden

Natürlich ist es einfacher, wenn alle im Haushalt an einem Strang ziehen. Wenn das aber nicht der Fall ist, suchen Sie aktiv nach Menschen in Ihrem erweiterten Umfeld, für die Ihr angestrebtes Verhalten bereits normal ist. Vielleicht finden Sie eine Yoga-Gruppe, eine Kollegin oder andere Eltern auf dem Spielplatz. Auch ein Buchclub zu Gesundheitsthemen oder eine Kochgruppe können viel Spaß machen und Sie auf Ihrem Weg unterstützen. Viele Menschen neigen dazu, wenn sie allein etwas Neues ausprobieren, schnell an ihren Fähigkeiten zu zweifeln. Suchen Sie also mindestens einen Mitstreiter (»buddy«). Das »Buddy-Prinzip« wird beim Militär, bei Tauchern, bei den Pfadfindern und auch in vielen Schulen oder Firmen erfolgreich eingesetzt: Zwei Menschen tun sich zur gegenseitigen Unterstützung, Motivation und Kontrolle zusammen. Es kann motivieren, zusätzlich Vorbilder in Büchern, Blogs oder sozialen Netzwerken zu suchen. Sie sollten aber neben virtuellen Unterstützern und Vorbildern immer mindestens einen »Buddy« in der echten Welt haben.

MITEINANDER

Notizen – Was möchte ich ändern?

Sind Ihnen während des Lesens dieses Kapitels Dinge eingefallen, die Sie ändern wollen? Schreiben Sie alles auf. Hier ist Platz für neue Healthy Habits und Notizen.

Beispiele für Healthy Habits:

▸ Ich suche mir eine Freundin, mit der ich einmal die Woche zusammen koche.

▸ Ich helfe einer Person in meinem Umfeld, gesünder zu essen.

▸ Ich spreche mit meinem Partner, wie er mich noch besser unterstützen kann.

....

....

....

....

....

....

....

....

....

HEALTHY HABIT CHALLENGE

Nun sind Sie dran. Wenden Sie jetzt das Handwerkszeug an, das Sie sich im Laufe des Buches angeeignet haben. Gehen Sie dabei in drei Schritten vor.

Schritt 1: Wählen Sie eine Healthy Habit aus und gestalten Sie sie nach den Prinzipien des Habit Designs: klein, einfach und angenehm.

Schritt 2: Üben Sie Ihre Healthy Habit regelmäßig.

Schritt 3: Überprüfen Sie nach zwei Monaten, ob sich eine Gewohnheit gebildet hat. Davon leiten Sie ab, ob Sie Ihre Healthy Habit noch weiter üben oder sich die nächste vornehmen.

Vielleicht haben Sie sich während des Lesens Notizen gemacht. Fertigen Sie gerne eine Liste an mit allen Dingen, die Sie an Ihrer Ernährung ändern wollen. Und dann üben Sie die Aspekte Schritt für Schritt. Beginnen Sie mit einer Healthy Habit, deren Umsetzung Ihnen einfach, angenehm oder besonders sinnvoll erscheint. Die folgende Challenge Vorlage können Sie immer wieder für jede einzelne Healthy Habit verwenden.

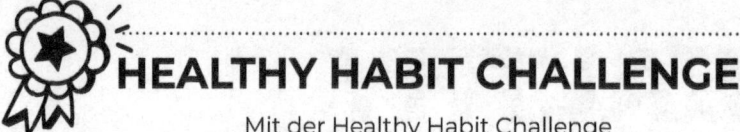

HEALTHY HABIT CHALLENGE

Mit der Healthy Habit Challenge
üben Sie Ihre gesunden Gewohnheiten.

SCHRITT 1: AUSWÄHLEN
Tipp: Gehen Sie die folgenden Punkte mit einem Freund oder einer Freundin durch, das ist motivierend und regt die Kreativität an.

Meine neue Healthy Habit:
Wählen Sie eine Handlung aus, die Sie üben wollen, und brechen Sie sie auf die kleinstmögliche Einheit herunter (»Zwei-Minuten-Regel«, S. 46). Falls Sie eine schlechte Gewohnheit loswerden wollen, ersetzen Sie diese durch eine gute und behalten den Auslöser bei (> S. 93).

✐ ....

Dieser Auslöser soll mich an meine Healthy Habit erinnern:
Wählen Sie einen Auslöser (zum Beispiel eine Uhrzeit, einen Ort oder eine vorangehende Handlung).
Tipp: Formulieren Sie Auslöser und Healthy Habit als Wenn-Dann-Plan (»Wenn ich morgens in die Küche komme, dann ...«, S. 53). Verinnerlichen Sie diesen Plan.

✐ ....

So oft werde ich meine Healthy Habit ausführen:
Je häufiger Sie Ihre Healthy Habit üben, umso schneller wird sie zu einer Gewohnheit (S. 80 ff.).

☐ täglich
__ mal pro Woche, jeweils am _____
__ mal pro Monat, jeweils am _____

Ich mache die Durchführung leichter, indem
Legen Sie sich zum Beispiel alles zurecht, was Sie brauchen (> S. 59 ff.).

✐ ....

....

Ich belohne mich während oder direkt nach der Durchführung, indem

Sie können sich belohnen, indem Sie zum Beispiel jedes Mal etwas Freundliches denken oder etwas Angenehmes tun (> S. 67).

✎ ....

....

Welche Hindernisse könnten auftreten und was kann ich dann tun?

Schreiben Sie alles auf, was die Durchführung Ihrer Healthy Habit behindern könnte. Überlegen Sie, was Sie tun können, um Hinder-nisse zu vermeiden, mit ihnen besser umzugehen oder nach Aussetzern wieder schnell in die Spur zu kommen (ab S. 160).

✎ ....

....

....

....

Ich starte am: Hier das Datum eintragen.

___ / ___ / _____

Ich lege einen Bilanz-Termin fest, an dem ich überprüfe, ob sich eine feste Gewohnheit ausgebildet hat:

In der Regel ist der Bilanz-Termin zwei Monate nach Start.

___ / ___ / _____

☐ Den Bilanz-Termin habe ich in meinen Kalender eingetragen.

VIEL SPASS BEIM ÜBEN!

Das Healthy Habit Tagebuch

Notieren Sie sich jedes Mal, wenn Sie Ihre Healthy Habit geübt haben.

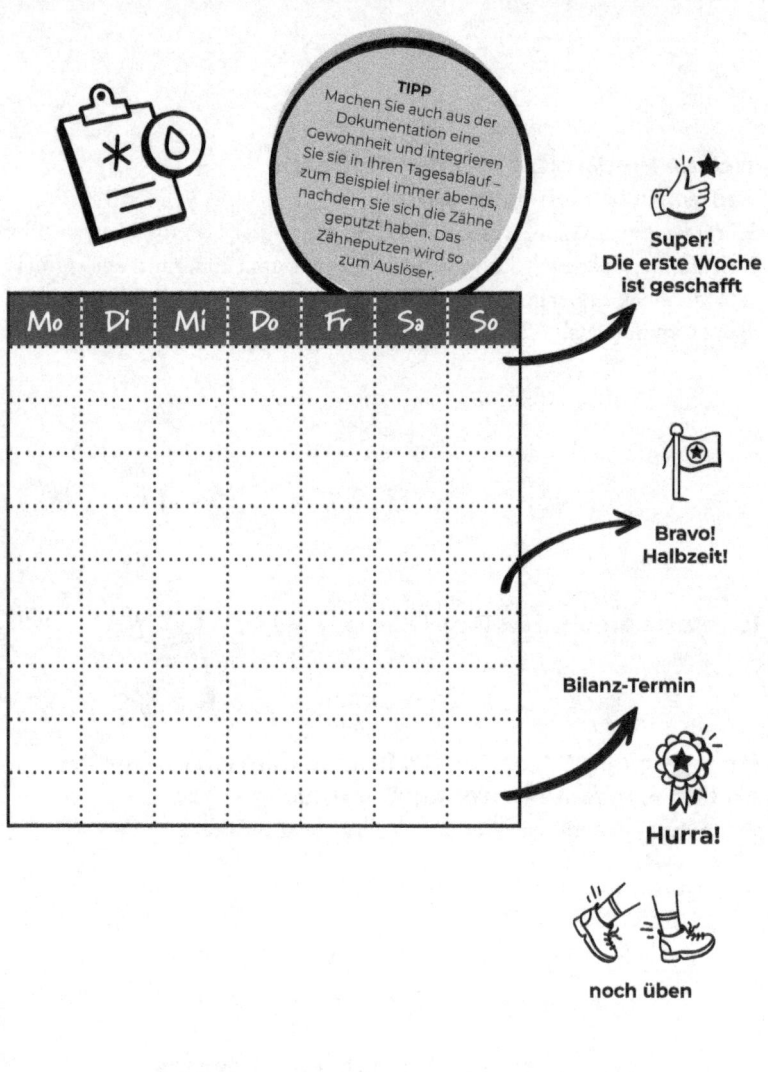

TIPP

Machen Sie auch aus der Dokumentation eine Gewohnheit und integrieren Sie sie in Ihren Tagesablauf – zum Beispiel immer abends, nachdem Sie sich die Zähne geputzt haben. Das Zähneputzen wird so zum Auslöser.

Mo	Di	Mi	Do	Fr	Sa	So

Super!
Die erste Woche ist geschafft

Bravo!
Halbzeit!

Bilanz-Termin

Hurra!

noch üben

HEALTHY HABIT
Bilanz-Termin

Meine Healthy Habit ist zu einer festen Gewohnheit geworden:
Eine Handlung ist zur Gewohnheit geworden, wenn
Sie sie automatisch und ohne großes Nachdenken ausführen. (> S. 89)

 ○ JA

HURRA!!! Sie haben es geschafft. Sie haben sich eine neue gesunde Gewohnheit angeeignet. Nun können Sie mit der nächsten Healthy Habit weiter machen.

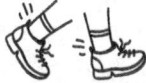 ○ NOCH NICHT

Kein Problem, bleiben Sie dran und üben Sie weiter. Reflektieren Sie, woran es lag. Vielleicht können Sie Ihre Healthy Habit verkleinern oder zu einer anderen Uhrzeit durchführen. Definieren Sie einen neuen Bilanz-Termin (in der Regel nach 2 weiteren Monaten). Tragen Sie das Datum in Ihren Kalender ein.

Seien Sie sich selbst immer ein freundlicher Coach. Diese Haltung ist davon geprägt, dass Sie immer akzeptieren, dass Sie nur das schaffen, was Sie schaffen. Machen Sie sich immer wieder klar, dass Sie in einer Ernährungsumgebung leben, die es Ihnen sehr schwer macht. Und dass Sie sich weder schlecht oder schuldig fühlen müssen. Versuchen Sie innere Kritiker zu beruhigen und seien Sie gut zu sich selbst. Oft brauchen wir mehrere Anläufe, das ist vollkommen normal.

AUF EINEN BLICK –
GESUND ESSEN MIT HEALTHY HABITS

Speiseplan

Setzen Sie den gesunden Speiseplan Schritt für Schritt um. Dabei geht es vor allem darum, »echte« Lebensmittel zu essen und Fertigprodukte zu meiden. Essen Sie Gemüse, Hülsenfrüchte, Vollkornprodukte, Obst, Nüsse, gesunde Öle und ergänzen Sie, wenn Sie möchten, mit moderaten Mengen an Milchprodukten, Eiern, Fisch und Fleisch. Trinken Sie vor allem Wasser. Die meisten Menschen essen zu viel Zucker, Fleisch und Kartoffeln und zu wenig Vollkornprodukte, Hülsenfrüchte und Nüsse. Füllen Sie Ihren Teller bei Hauptmahlzeiten immer halb mit Gemüse oder Salat auf.

Einkauf

Der richtige Einkauf ist ein wichtiger Beitrag zur gesunden Ernährung. Schreiben Sie sich immer eine Einkaufsliste. Gehen Sie niemals hungrig einkaufen. Wenn möglich, kaufen Sie Lebensmittel in Bio-Qualität. Haben Sie nur das im Haus, was Sie essen wollen.

Mahlzeiten

Bereiten Sie Ihre Mahlzeiten aus frischen Lebensmitteln zu und variieren Sie die Zutaten ständig. Gewöhnen Sie sich unbedingt ein gesundes Frühstück an. Das beugt Snacken vor und ist ein wichtiger Start in einen gesunden Tag. Kochen Sie mehrmals pro Woche Gerichte mit viel Gemüse und Hülsenfrüchten. Eignen Sie sich Strategien an, um auch außer Haus, in der Kantine oder im Restaurant, gesund zu essen und zu trinken.

Mäßigung

Essen Sie maßvoll. Das erreichen Sie durch kleinere Portionen, gutes Kauen und einen Mahlzeitenrhythmus. Wenn Sie abnehmen wollen, gehen Sie in kleinen Schritten nach den Regeln des Habit Designs vor. Nur nachhaltige Veränderungen bringen auch langfristig Erfolg.

Gemeinsam

Menschen orientieren sich an anderen Menschen. Unser soziales Umfeld hat einen großen Einfluss auf unser Verhalten. Beziehen Sie Ihre Familie mit ein und suchen Sie sich Verbündete in Ihrem Umfeld.

Challenge

Mit der *Healthy Habit Challenge* üben Sie Ihre Healthy Habits in drei Schritten. (1) Wählen Sie eine Micro Habit aus und wenden Sie die Prinzipien des Habit Designs an (2) Üben Sie die Micro Habit über zwei Monate. (3) Überprüfen Sie dann, ob sich eine Gewohnheit gebildet hat. Davon leiten Sie ab, ob Sie Ihre Micro Habit noch weiter üben oder sich die nächste vornehmen.

HINDERNISSE BEWÄLTIGEN – WENN DAS LEBEN DAZWISCHEN-KOMMT

HINDERNISSE AUF DEM WEG ZU HEALTHY HABITS

Das Thema Verhaltensänderung wäre trivial, wenn es nicht viele Barrieren und Hindernisse auf dem Weg zum Erfolg gäbe. Wer nachhaltig seine Ziele verfolgen will, muss sich mit diesen Schwierigkeiten befassen, sie erkennen und mit ihnen umgehen. In kleinen Schritten vorzugehen und die Umgebung so zu gestalten, dass sie die eigenen Ziele unterstützt, sind wichtige Werkzeuge zum Erfolg, die wir bereits ausführlich kennengelernt haben. Eines muss ich Ihnen aber leider sagen: Auch wenn Sie diese beachten, werden Sie Rückschläge erleiden. Jeder, der sein Verhalten ändern möchte, wird früher oder später nicht das schaffen, was er sich vorgenommen hat. Das gehört einfach fest zum Thema Verhaltensänderung dazu. Aber es gibt eine Lösung: Wenn wir uns gleich zu Beginn darauf einstellen, ja geradezu damit rechnen, können wir uns Werkzeuge aneignen, um schnell wieder in die Spur zu kommen.

Ich beschäftige mich seit vielen Jahren mit Persönlichkeitsentwicklung und Zielerreichung und ich kann Ihnen versichern: Auch mein eigener Weg ist gepflastert von Rückschlägen und Motivationslöchern. Es braucht nur ein Kind krank zu sein und alle Vorsätze sind vergessen ... Auch heute passiert es mir immer noch, dass ich in stressigen Phasen wieder verstärkt zur Eiscreme greife, zu viel Kaffee trinke und zu selten selbst koche. Aber ich kann Ihnen auch berichten, dass diese Ausrutscher seltener geworden sind und ich heute viel schneller wieder auf Kurs komme.

Wenn Sie jetzt beginnen, Ihre Gewohnheiten zu ändern, lassen Sie sich nicht von Fehltritten aus der Bahn werfen. Denn gerade im Bereich der Gewohnheiten liegen Rückfälle quasi in der Natur der Sache – Sie wissen jetzt auch, warum. Unsere alten Gewohnheiten sind tief in uns verankert, auch neuronal in unserem Gehirn. Sie werden durch Auslöser in unserer Umgebung aktiviert. Wir können das nicht verhindern, auch nicht mit Bewusstsein und Willenskraft, weil die neuronalen Korrelate von Gewohnheiten kaum für Willenskraft zugänglich sind. Rückschläge sind bei Gewohnheitsänderungen also vorprogrammiert. Nur durch beständiges Üben können wir uns mit der Zeit gesündere Alternativen aneignen.

Wenn Sie mich fragen, welches Werkzeug ich auf dem Weg zur gesünderen Ernährung für das wichtigste halte, würde meine Wahl ohne Zögern auf das *Umgebungsdesign* fallen. Denn die Umgebung liefert die Auslöser für unsere Gewohnheiten. Wenn wir unseren Schrank mit Süßigkeiten füllen, den Kühlschrank mit Junkfood bestücken, wenn wir uns in Fastfood-Restaurants aufhalten und im Supermarkt vor verlockenden Produkten stehen, ist es fast unmöglich, gesunde Entscheidungen zu treffen. Deswegen müssen wir in den eigenen vier Wänden eine gesunde Ernährungsumgebung schaffen und für unterwegs gute Gewohnheiten entwickeln, die uns helfen, den Verlockungen so weit wie möglich aus dem Weg zu gehen. Wie Sie gesund einkaufen, Mahlzeiten selbst zubereiten, Ihre Freunde mit an Bord holen und auch in der Kantine gesünder essen, haben wir besprochen.

Die Ernährungsumgebung ist entscheidend, aber bei Weitem nicht das einzige Hindernis. Motivationstiefs, bestimmte Emotionen oder Gedankenspiralen, aber auch Stress oder Müdigkeit können uns abhalten. Katy Milkman beschreibt in ihrem Buch »How to change«, wie Impulsivität, Verschieberitis, Vergesslichkeit, Bequemlichkeit, mangelndes Selbstvertrauen und der Einfluss anderer uns regelmäßig von unseren Zielen abbringen.[43] Das ist völlig normal und gehört zum Leben einfach dazu.

Bei den Healthy Habits kommt noch dazu, dass Ergebnisse oft lange auf sich warten lassen. Wir aber haben hohe Erwartungen, sind auf schnelle Ergebnisse fokussiert und chronisch ungeduldig. Gewohnheiten entwickeln sich langsam und das kann eine ziemliche Herausforderung sein. Auch ich bin äußerst ungeduldig und dass ich eine Kleinigkeit bis zu 60 Mal wiederholen soll, bevor ich auch nur erste Erfolge erwarten darf, ist für mich immer noch starker Tobak. Geholfen hat mir dabei die Beschäftigung mit der Funktionsweise von Gewohnheiten – und ich hoffe, Ihnen geht es ähnlich. Ich musste erst begreifen, dass es gar nicht anders geht und dass Handlungen viele Male wiederholt werden müssen, bevor sich stabile Gewohnheiten bilden können. Und das Tröstliche daran ist, dass gute Gewohnheiten nach einer Übungsphase ungeheuer robust sind. Es hat mir auch geholfen, mich nicht mehr so stark auf große Ziele zu konzentrieren, wie ein bestimmtes Gewicht oder den ultimativen gesunden Lebensstil, sondern vor allem auf die Durchführung einer einzelnen täglichen Healthy Habit.

Aber auch wenn wir nur eine einzige Healthy Habit pro Tag üben, ist es alles andere als sicher, dass wir das dauerhaft schaffen. Wir legen motiviert los, aber dann sind wir müde, gestresst, das Wetter ist schlecht oder uns läuft etwas Interessanteres über den Weg. Nicht selten vergessen wir im Verlauf unsere Healthy Habit einfach. Damit uns das aber nicht ständig passiert, sollten wir mit der Zeit immer besser erkennen, was uns abhält. Dazu gehört oft auch die Arbeit an unseren inneren Überzeugungen, manchmal brauchen wir die Unterstützung von anderen Menschen oder müssen Arbeitskontexte umstrukturieren. Das Ziel dabei ist, dafür zu sorgen, jeden Tag einige Minuten in die eigene Weiterentwicklung zu investieren, indem wir eine Healthy Habit üben. Nehmen Sie sich nicht mehr vor als das, aber seien Sie dabei konsequent und räumen Sie nach und nach alle Hindernisse aus dem Weg, die Sie davon abhalten. Denken

Sie immer daran: Nach einer Übungsphase werden Sie mit einer robusten guten Gewohnheit belohnt, die Ihnen lebenslang dient.

In den folgenden Kapiteln werden wir uns mit einigen typischen Hindernissen befassen und vor allem mit den Werkzeugen, um diese zu überwinden. Schnappen Sie sich wieder Ihr Tagebuch und notieren Sie sich, welche Schwierigkeiten bei Ihnen auftreten. Experimentieren Sie mit Strategien, die Ihnen helfen, mit diesen umzugehen. Auch hier gilt wieder: Nehmen Sie sich nicht zu viel vor. Die meisten inneren Hindernisse haben viel mit Gewohnheitsverhalten zu tun und lassen sich nur langsam und in kleinen Schritten verändern.

Stress – Wenn alles zu viel wird

Zu viel Stress ist einer der wichtigsten Gründe, warum wir nicht das schaffen, was wir uns vorgenommen haben. Viele stehend dauernd unter einem Gefühl der Anspannung oder Überforderung. Knapp zwei von drei Menschen in Deutschland (64 Prozent) fühlen sich manchmal oder häufig gestresst.[207] Nach einer Studie der Techniker Krankenkasse leiden von den häufig Gestressten 80 Prozent unter Erschöpfung, 52 Prozent an Schlafstörungen, 40 Prozent an Kopfschmerzen und 34 Prozent an Niedergeschlagenheit. Die Folgen der Corona-Pandemie, der Krieg in der Ukraine, die steigenden Preise, Brände und Umweltprobleme, Populisten auf der Weltbühne, dazu noch die täglichen Herausforderungen in der Familie und im Beruf – es ist einfach ganz schön viel, was wir bewältigen müssen.

Menschen belasten einerseits die täglichen Herausforderungen, auch »daily hassels« genannt. Das können unklare Aufgaben im Job, Beziehungsprobleme oder Geldsorgen sein. Sie können uns nagend zermürben und dazu führen, dass wir uns kraftlos und ständig am Limit fühlen. Oft muss nur eine Kleinigkeit dazukommen, wie ein neues Projekt bei der Arbeit, ein krankes Kind oder ein kaputter Computer, und schon ist unsere Grenze überschritten. Es ist einfach alles zu viel. Wir können aber auch mit extremen Ereignissen oder gar traumatischen Erlebnissen konfrontiert sein, wie ein Jobverlust, eine Scheidung, eine schwere Krankheit oder der Tod eines nahestehenden Menschen. Sie werfen uns aus der Bahn und erschüttern nachhaltig unser Selbst- und Weltbild.

Das chronische Gefühl von Überlastung hinterlässt körperliche und psychische Spuren. Stress drückt sich auf körperlicher Ebene durch die Ausschüttung bestimmter Hormone aus, darunter Adrenalin und Cortisol, die unsere Gedanken, Gefühle und Handlungen beeinflussen. Wir fühlen uns dann zum Beispiel nervös, erschöpft, gereizt oder hilflos, machen mehr Fehler und geraten schneller in Streit. Jeder reagiert dabei individuell auf Belastungen. Stress ist ein Modus, der sich über Jahrmillionen entwickelt hat und in Gefahrensituationen unser Überleben sichern soll. Herz, Muskeln, Atmung und das gesamte Nervensystem laufen auf Hochtouren. Was beim Angriff eines Säbelzahntigers sehr hilfreich war, wird bei Dauerstressoren im modernen Alltag zum Gesundheitsrisiko. Der Körper ist für kurze Stressreaktion ausgelegt und kann diese gut wegstecken. Eine dauerhafte Stressreaktion mit chronisch erhöhten Stresshormonen, hohem Blutdruck und permanenter Anspannung machen uns dagegen krank.[208]

Stress hat aber auch großen Einfluss auf unser psychisches Befinden: Wir können weniger planen, vorausdenken, unsere Ziele verfolgen und weniger flexibel handeln.[209] Wir erleben, dass unsere Ressourcen (Beziehungen, Zeit, Geld oder Fähigkeiten) nicht ausreichen, um die sich uns stellenden Anforderungen zu bewältigen. Neben der körperlichen ist also auch unsere psychische Gesundheit durch Stress gefährdet. Wer oft gestresst ist, entwickelt signifikant häufiger psychische Störungen wie Depressionen und Angststörungen und stirbt früher.[210] Der Zusammenhang zwischen Stress und Krankheiten ist gut belegt. Wie man mit Stress am besten umgeht, ist weniger eindeutig nachgewiesen.

Menschen eignen sich im Laufe ihres Lebens völlig unterschiedliche Strategien zur Stressbewältigung an. Der Eine geht joggen, der Nächste sieht stundenlang fern und ein Dritter greift zur Flasche. Solche Strategien werden schnell zur Gewohnheit, weil sie uns Erleichterung verschaffen. Große Unterschiede gibt es in der langfristigen Wirkung dieser Vorgehensweisen. Manche sind auch langfristig gesundheitsförderlich, andere beruhigen zwar im Moment, sind aber auf Dauer ungemein schädlich.

In der Literatur werden zahlreiche Stressmanagement-Techniken beschrieben. Dazu gehören kognitive Verhaltensstrategien (wie kognitive Neubewertung, Zeit-Management oder systematische Desensibilisierung), Entspannungstechniken (wie Progressive Muskelentspannung,

Yoga oder Autogenes Training), Biofeedback (Rückmeldung von körpereigenen Stressvorgängen mit elektronischen Hilfsmitteln) und systemische Ansätze (Veränderung von stressauslösenden Umgebungsbedingungen).[211] Bisher ist leider noch nicht geklärt, was für wen am besten funktioniert. Daher ist es sinnvoll, verschiedene Techniken auszuprobieren, zum Beispiel eine Atemtechnik. Viele Entspannungsverfahren basieren auf gezielter Atmung und »Breathwork« hat sich in den letzten Jahren zu einem immer wichtiger werdenden Gesundheitsthema entwickelt. Jeder von uns atmet um die 25.000 Mal am Tag. Aber viel zu wenig Menschen nutzen dieses mächtige Werkzeug gezielt, das direkten Einfluss auf unsere Herzfrequenz, unseren Blutdruck und unser Stresslevel hat. Um sich mit dem Thema vertraut zu machen, empfehle ich den fesselnden Bestseller »Atem: Neues Wissen über die vergessene Kunst des Atmens« von James Nestor. Darin trägt der preisgekrönte Wissenschaftsjournalist altes Wissen zusammen, besucht renommierte Wissenschaftler und lässt sich die Nase zukleben, um am eigenen Leib zu erleben, was falsche Atmung für Körper und Psyche bedeutet.[212] Im Anhang seines Buches finden Sie außerdem zahlreiche Atemtechniken.

Stress hat also großen Einfluss auf Körper und Psyche und damit auch auf unser Verhalten. Unter Stress ist unsere Willenskraft erschöpft und wir greifen stärker auf Gewohnheiten zurück.[213] Das lässt sich auch neuronal nachweisen: Unter Stress verlagert sich die Aktivität aus Regionen, die für Entscheidungen und Zielverfolgung zuständig sind (orbitofrontaler Cortex, medialer präfrontaler Cortex, Hippocampus) verstärkt in Regionen im *Striatum* (Teil der Basalganglien), die mit Gewohnheiten und dem Belohnungssystem zusammenhängen.[17] Wir befinden uns verstärkt im Autopilot-Modus und greifen primär auf Verhaltensweisen zurück, die in der Vergangenheit funktioniert haben. Studien zeigen, dass Menschen und andere Säugetiere unter Stress deutlich weniger Flexibilität und Neugier zeigen und kaum noch Neues ausprobieren oder spielen.[214] Gute Gewohnheiten sind also auch deswegen so wichtig, weil wir uns mit ihnen auch unter Stress im Sinne unserer Ziele verhalten.[213] Wir tun das »Richtige«, ohne uns bewusst dafür entscheiden zu müssen, einfach weil wir es immer tun.[67]

Für die Ausbildung von neuen Gewohnheiten ist Stress eine Gefahr. Neue Micro Habits sind noch nicht fest verankert und Stress führt dazu, dass wir sie eher vergessen, aufgeben oder auf eine alte, schlechte Gewohnheit zurückgreifen. Gegen mildere Formen von Stress ist die *Methode der kleinen Schritte* zwar recht robust: Wir gehen ja gerade in kleinen Schritten vor, damit wir die neuen Micro Habits auch schaffen, wenn wir viel um die Ohren haben. Wer aber feststellt, dass er seine Micro Habits wegen Stress regelmäßig aufgibt, sollte zunächst an seinen Fähigkeiten zur Stressregulation arbeiten. Denn auch unsere Reaktionen auf Belastungen haben viel mit Gewohnheitsverhalten zu tun und können nach den Methoden in diesem Buch verändert werden. Das bedeutet, versuchen Sie im ersten Schritt die Stressauslöser zu erkennen. Ist es der Streit mit dem Partner oder die vielen Aufgaben im Büro? Wenn Sie die Trigger erkannt haben, versuchen Sie, diese zu reduzieren oder gewöhnen Sie sich neue Verhaltensweisen an, auf die Trigger zu reagieren, die Sie mit den Methoden aus diesem Buch üben. Wenn Sie zum Beispiel merken, dass bestimmte Kommentare Ihres Partners Sie auf die Palme bringen und regelmäßig zu einem Streit eskalieren, könnten Sie versuchen, anders zu reagieren. Also nicht gleich zurückblaffen, sondern spazieren gehen oder meditieren. Vielleicht ist der Kommentar danach halb so wild oder Sie führen ein ruhiges Gespräch darüber, was Sie an der Bemerkung gestört hat. Solche tief eingebrannten Verhaltensweisen zu verändern, ist schwer, gerade wenn eine Stresskaskade in unserem Gehirn starke Emotionen auslöst. Aber wenn Sie mit den Methoden in diesem Buch in kleinen Schritten üben, besteht mehr Veränderungspotenzial, als Sie vielleicht im Moment glauben.

Zeitmangel – Der ständige Begleiter

Zeitmangel und Stress sind nicht dasselbe, obwohl sie oft miteinander verbunden sind. Zwar ist der hier vorgeschlagene Ansatz zur Verhaltensänderung so angelegt, dass Sie nur wenige Minuten pro Tag brauchen. Trotzdem kann es sein, dass Sie wegen Zeitmangel regelmäßig Ihre Micro Habit aus den Augen verlieren. Es ist viel über Zeitmanagement geschrieben worden und ich werde es hier deswegen nur streifen. Identifizieren Sie wichtige Aufgaben und konzentrieren Sie sich auf diese. Reduzieren Sie die Ablenkungen, indem Sie Benachrichtigungen auf Ihrem Smartphone oder Computer ausschalten und sich von sozialen Medien fernhalten.[215] Machen Sie regelmäßig Pausen, um Ihre Energie und Konzentration aufrechtzuerhalten. Dann sollte es möglich sein, dass Sie pro Tag wenige Minuten in Ihre Weiterentwicklung investieren. Suchen Sie in Ihrem Alltag einen Platz für Ihre Micro Habit und verankern Sie diese, indem Sie sie an eine bereits etablierte Gewohnheit koppeln. Machen Sie einen Wenn-Dann-Plan (> S. 53). Wenn Sie es trotzdem nicht schaffen, eine Micro Habit zu üben, dann nehmen Sie es umso mehr als klaren Indikator, dass Sie etwas an der Organisation Ihres Tages ändern müssen. Auch dafür lassen sich die Prinzipien des Habit Designs hervorragend nutzen. Nehmen Sie sich kleine Aspekte vor, die Sie umstrukturieren. Was können Sie in Ihrem Umfeld ändern, damit es Sie unterstützt? Wer könnte Ihnen helfen?

Impulsivität und Verschieberitis – Der Genuss-Affe übernimmt das Steuer

Es sind nicht immer Stress oder Zeitmangel, manchmal stehen uns auch unsere Impulsivität oder Bequemlichkeit im Weg. Das »Richtige« zu tun, ist oft anstrengend, manchmal sogar unangenehm. Der Burger duftet so lecker, der Social Media Feed ist interessanter als die konzentrierte Arbeit, der Fahrstuhl angenehmer als das Treppensteigen. Hier schlägt wieder der besprochene Gegenwarts-Bias zu: Wir bewerten den angenehmen Moment höher als die langfristigen negativen Konsequenzen (> S. 76 ff). Für die Ernährung spielt diese Tendenz eine große Rolle. Viele Lebensmittel, die uns langfristig schaden, schmecken einfach richtig gut. Leckeres Junkfood lauert an jeder Ecke und bringt uns rund um die Uhr in Versuchung. Was können wir tun, um nicht zuzugreifen? Der Rat dazu ist simpel: Bringen Sie sich so wenig wie möglich in solche verführerischen Situationen. Erfolgreiche Menschen erscheinen uns »diszipliniert«. Wie ich in Teil 1 beschrieben habe, zeigen Studien aber, dass sie nicht heroische Selbstbeherrschung auszeichnet. Der Unterschied liegt vor allem darin, dass sie sich einfach weniger in verführerischen Umgebungen aufhalten (> S. 27).[24] In einem Burger-Restaurant nur Salat zu essen oder in einer Bar keinen Alkohol zu trinken, ist höllisch schwer. Wer sich gesund ernähren möchte, sollte möglichst nicht in Fastfood-Restaurants gehen, weniger Mahlzeiten mit Freunden einnehmen, die sich ungesund ernähren, und keine ungesunden Lebensmittel einkaufen. Wer weniger fernsehen will, sollte das Netflix-Abo kündigen oder, noch besser, die Flimmerkiste in den Keller stellen. Kurz: Wer sein Verhalten ändern möchte, muss eine Umgebung herstellen, in der das erwünschte Verhalten leichtfällt (> S. 49 ff).

Es kann aber auch sein, dass wir die angestrebte Ernährungsumstellung immer weiter hinauszögern. Nie richtig damit anfangen, obwohl wir es eigentlich wollen. Niemand hat Verschieberitis so schön beschrieben wie Autor Tim Urban in seinem TED-Talk »Inside the Mind of a Master Procrastinator«. Er benutzt das Bild eines »Genuss-Affen« (»instant gratification monkey«) als Darstellung für den Teil unseres Wesens, der sich gerne ablenken lässt und kurzfristige Befriedigung sucht. Genuss-Affe mag gerne Zucker, schläft bis in die Puppen und spielt abends lange Videospiele. Auf humorvolle Weise beschreibt Tim Urban, wie der Genuss-Affe das Steuer übernimmt, von einem Gedanken zum nächsten springt und sich von trivialen Dingen ablenken lässt. Das »rationale Ich« steht hilflos daneben, während der Affe macht, was er will und die anstehenden wichtigen Aufgaben einfach liegen lässt.

Ein Menschenleben von 90 Jahren in Monaten

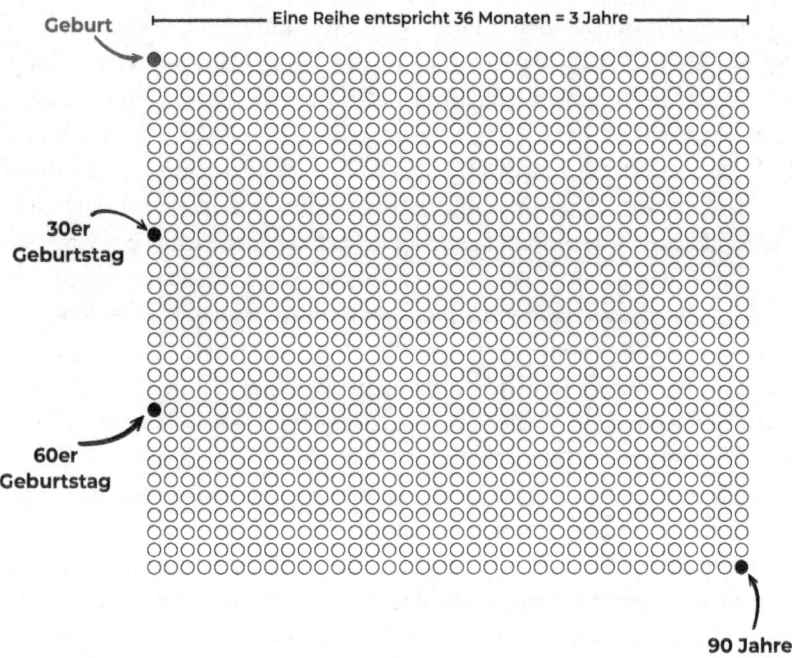

Visualisierung eines 90-jährigen Lebens in Monaten. Aus Tim Urbans Blog »Wait but Why«.[216]

Was kann man dagegen tun? Zunächst einmal kann es hilfreich sein, sich klarzumachen, dass unsere Zeit begrenzt ist. Tim Urban hat dafür die Dauer eines 90-jährigen Lebens visualisiert. Jeder Kreis in der Grafik symbolisiert einen Monat. Es sind erschreckend wenige Kreise. Selbst ein langes Leben ist einfach zu kurz, um die wichtigen Dinge ständig zu verschieben.

Wie jedes Tier, lässt sich auch der Genuss-Affe trainieren. Wir können ihm beibringen, das zu tun, was wir wollen. Aber dafür brauchen wir Zeit und Geduld. Bringen Sie Ihrem Genuss-Affen gute Gewohnheiten nach den Regeln des Habit Designs bei. Dann wird er Ihnen kaum noch Schwierigkeiten machen.

Verschieberitis und Impulsivität lassen sich auch durch Werkzeuge in den Griff bekommen, die Psychologen *Selbstbindung* (engl. Commitment Device) nennen.[43] Methoden der Selbstbindung können uns dabei helfen, Versuchungen und Ablenkungen zu widerstehen. Es sind Werkzeuge, die unsere Selbstkontrolle stärken und sicherstellen, dass wir unsere Ziele und Verpflichtungen einhalten, auch wenn Versuchungen oder Hindernisse auftauchen. Eine Form der Selbstbindung wäre zum Beispiel, mit einem Freund eine Vereinbarung zu treffen, regelmäßig gemeinsam zum Sport zu gehen. Dadurch schafft man eine Verpflichtung, denn seinen Freund möchte man nicht enttäuschen. Eine technische Variante der Selbstverpflichtung wäre das Installieren einer Software, die den Zugriff auf bestimmte Social-Media-Websites blockiert. Die ständigen Ablenkungen sind deutlich reduziert. Ein weiteres Beispiel für Selbstbindung wären Sportkurse, bei denen man erst nach einer bestimmten Anzahl von Stunden kündigen kann, oder man verpflichtet sich, Geld zu spenden, falls man nicht das tut, was man sich vorgenommen hat.

Schlafmangel – Die unterschätzte Gefahr für Gesundheit und Zielerreichung

Neben Stress und Verschieberitis gehört auch zu wenig Schlaf zu den Top-Hindernissen. Allerdings wird seine Bedeutung noch stärker unterschätzt als die anderer Hindernisse auf dem Weg zur Zielerreichung. Schlafprobleme sind weit verbreitet. Nicht selten betrachten gerade Leistungsträger wenig Schlaf als eine Art Statussymbol und sehen darin einen Wettbewerbsvorteil gegenüber anderen. Wir können uns zwar an weniger Schlaf gewöhnen, allerdings geht das langfristig eindeutig mit Einbußen für Leistungsfähigkeit und Gesundheit einher. Dauerhafter Schlafmangel begünstigt die Entstehung von zahlreichen chronischen Krankheiten. »Je kürzer man schläft, desto kürzer lebt man«, warnt Schlafexperte Matthew Walker von der University of California in »Das Großen Buch vom Schlaf«.[217] Menschen brauchen zwischen sieben und neun Stunden Schlaf pro Nacht, das ist durch zahlreiche Studien belegt.[217] Wer übermüdet ist, hat begrenztere Kapazitäten für Aufmerksamkeit und Konzentration und greift besonders stark auf Gewohnheiten zurück.

Schlafverhalten und Energie-Stoffwechsel hängen über verschiedene Mechanismen zusammen.[218] Menschen, die schlecht geschlafen haben, haben ein stärkeres Verlangen nach kalorienreichen Lebensmitteln und snacken mehr. Sie essen 200 bis 300 zusätzliche Kalorien pro Mahlzeit.[219, 220] Außerdem produziert die Bauchspeicheldrüse bei Menschen mit Schlafmangel weniger Insulin.[221] Studien weisen nach: Wer regelmäßig weniger als sieben Stunden schläft, erhöht signifikant sein Risiko für Insulinresistenz, Übergewicht und Diabetes.[221, 222]

Wie Stress, gefährdet auch Schlafmangel gute Gewohnheiten gerade in der Übungsphase. Wer erfolgreich seine Ziele erreichen will, sollte ausreichend schlafen. Gute Schlafgewohnheiten können wir uns mit den Methoden des Habit Designs aneignen. Das Ziel sollte sein, dass Sie jede Nacht zwischen sieben und neun Stunden schlafen und morgens ausgeruht und energiegeladen aufstehen.

Healthy Habits für einen guten Schlaf

- Stellen Sie sich das ideale Schlafzimmer als prähistorische Höhle vor: dunkel, kühl und ohne elektronische Geräte. Umgebungsdesign ist auch hier entscheidend.
- Richten Sie sich nach einem Schlafplan und gehen Sie jeden Abend zur gleichen Zeit ins Bett.
- Stellen Sie sich einen Wecker auf 30 Minuten vor der angestrebten Bettzeit und kommen Sie ab diesem Zeitpunkt bewusst zur Ruhe.

- Vermeiden Sie abends helle Beleuchtung und blaues Licht von Bildschirmen.
- Vermeiden Sie Koffein acht bis zehn Stunden vor dem Schlafengehen, denn Koffein wird sehr langsam abgebaut.
- Vermeiden Sie üppige Mahlzeiten vor dem Zubettgehen. Wenn möglich, essen Sie zwei bis drei Stunden vor dem Schlafengehen nichts mehr.
- Sport ist wichtig, aber bitte nicht zu spät am Abend.
- Vermeiden Sie Alkohol. Er mag zwar entspannend wirken und beim Einschlafen helfen, er beeinträchtigt aber die Schlafqualität und lässt Sie nachts häufiger aufwachen.
- Sorgen Sie dafür, dass Sie ausreichend Sonnenlicht bekommen. Am besten in den ersten 30 bis 60 Minuten nach dem Aufwachen. An sonnigen Tagen reichen zehn Minuten, an bedeckten Tagen sollten es 20 bis 30 Minuten sein. Sonnenlicht am Morgen ist besonders wichtig für unsere biologische innere Uhr (zirkadianer Rhythmus).
- Legen Sie sich nach 15 Uhr nicht mehr für ein Nickerchen hin.
- Wenn Sie nachts aufwachen, bleiben Sie nicht länger als ca. 20 Minuten wach liegen, sondern stehen Sie auf und tun Sie etwas Entspannendes, bis Sie müde werden.

Die Empfehlungen orientieren sich an »Das Große Buch vom Schlaf« des renommierten Schlafforschers Matthew Walker[217] und an dem »Toolkit for Sleep« von Neurowissenschaftler Andrew Hubermann.[169]

Negative Gedanken – Die Stimme in meinem Kopf ist ein Fiesling

Jeder Mensch führt mit einer inneren Stimme Selbstgespräche – manche mehr, manche weniger. Diese innere Stimme hilft uns zu bewerten, abzuwägen, zu planen und zu entscheiden. Die Qualität unserer Selbstgespräche ist völlig unterschiedlich: Die innere Stimme kann uns ermutigen und beruhigen oder kritisieren und abwerten. Viele Menschen gehen mit sich selbst viel härter ins Gericht, als sie es jemals mit Freunden tun würden. Der Psychologe Ethan Kross hat ein faszinierendes Buch über das fortwährende Geplapper in unserem Kopf geschrieben: »Chatter – Die Stimme in deinem Kopf: Wie wir unseren inneren Kritiker in einen inneren Coach verwandeln«. An vielen Studien und Experimenten zeigt er eindrucksvoll, wie unsere innere Stimme unser Leben, unsere Arbeit, unsere Beziehungen und unsere Gesundheit beeinflusst. Wer zu sich selbst sagt »Das schaffst du nie!« oder »Andere sind einfach besser«, erinnert sich fortwährend an die eigenen Grenzen. Eine innere Stimme dagegen, die zu uns sagt »Versuch es morgen noch einmal« oder »Das war schon viel besser als letzte Woche« ist motivierend und ermutigend. Schnell wird deutlich, wie relevant die Art und Weise ist, in der wir mit uns selbst sprechen. Und die ist vor allem eins: reine Gewohnheit.

Kritische Gedanken sind enorm weit verbreitet. Ein verständnisvoller Umgang mit den eigenen Schwächen und Fehlern gehört zu den unterentwickeltesten Bereichen des menschlichen Erlebens. Unsere Selbstgespräche laufen automatisiert ab und sind deswegen nur schwer bewusst zu kontrollieren. Deswegen gilt auch hier, gehen Sie in kleinen Schritten vor. Beobachten Sie zunächst, wie Sie mit sich selbst sprechen und nutzen Sie etwa ein Tagebuch für die Analyse. Der erste Schritt ist, die inneren Stimmen überhaupt wahrzunehmen. Vielleicht stellen Sie erstmalig fest, wie negativ und selbstkritisch Sie mit sich selbst umgehen, wenn etwas nicht so läuft, wie Sie wollten. Schon allein das kann sehr aufschlussreich sein. Ein falsches Wort im letzten Meeting, ein Stirnrunzeln des Chefs oder ein kritischer Kommentar einer anderen Mutter auf dem Spielplatz können dazu führen, dass wir uns tagelang selbst zermartern. Negative Bewertungen gehen oft mit einem strudelartigen Gefühl der Anspannung einher.

Was kann man noch tun, um negative Gedanken zu stoppen? Einfache Atemtechniken, etwa im Rahmen einer kurzen Meditation, können mit etwas Übung und Geduld Wunder wirken. Auch Sport, ein Spaziergang in der Natur oder ein Gespräch mit Freunden können helfen. Ethan Kross betont in seinem Buch, dass eine *innere Distanzierung* durch einen Perspektivwechsel sehr hilfreich ist.[223] Wenn wir gestresst sind, haben wir einen zu engen Blick auf uns und die Welt. Das hat mit der Ausschüttung von Stresshormonen, wie Adrenalin und Kortisol zu tun, die eine Fokussierung und einen Tunnelblick erzeugen. Oft brauchen wir aber gerade Weitsicht, um Lösungswege zu sehen. *Zoom out-Techniken* sind unter Stress besonders schwer und müssen ganz bewusst geübt werden. Eine von Ethan Kross empfohlene Technik ist die »*Fliege an der Wand*«-*Übung*:

Stellen Sie sich vor, Sie seien eine Fliege an der Wand und beobachten eine belastende Szene in Ihrem Leben. Beobachten Sie Ihre Gedanken und Gefühle von außen. Wenn Sie ausreichend Abstand zu Ihren eigenen Emotionen gefunden haben, versuchen Sie, sich selbst Ratschläge zu geben, wie Sie in dieser Situation am besten vorgehen können. Was können Sie unternehmen, um die Situation zu verbessern oder zu bewältigen? Die »Fliege an der Wand«-Übung kann Ihnen helfen, dass Sie sich weniger überwältigt fühlen und bessere Entscheidungen treffen können. Allein der Perspektivwechsel lässt bei vielen Menschen die alltäglichen Sorgen kleiner erscheinen. Eine andere hilfreiche Technik ist die *zeitliche Distanzierung*, bei der Sie in oder nach einer belastenden Situation geistig in die Zukunft zu reisen. Fragen Sie sich: »Was werde ich in einem Jahr (oder in zehn Jahren) darüber denken?« Viele aktuelle Ärgernisse und Sorgen werden dann viel kleiner. Das falsche Kleid beim wichtigen Meeting, die zerbrochene Vase oder der verlorene Schlüssel, all das wird in zehn Jahren keine Rolle mehr spielen.

Die Ursache für kritische innere Stimmen können grundlegende Selbstzweifel und fehlendes Selbstvertrauen sein. Einer der legendärsten Psychologen, der Stanford-Professor Al Bandura, nannte diese Selbstzweifel in den 1970er-Jahren »fehlende Selbstwirksamkeit«.[224] *Selbstwirksamkeit* ist die Überzeugung, dass wir durch eigenes Handeln unser Leben positiv beeinflussen können. Diese Erwartung ist grundlegend für Erfolg. Dass Selbstwirksamkeit bei Menschen unterschiedlich ausgeprägt ist, kann viele Gründe haben. Manche Menschen werden einfach mit einer guten Portion Selbstvertrauen geboren, es ist sozusagen ihr angeborenes Temperament. Aber auch wie wir aufwachsen, ob wir unsere Talente entwickeln können und welche Erfahrungen wir mit anderen machen, hat Einfluss darauf, was wir uns zutrauen.

Woher ein schwaches Selbstvertrauen kommt, lässt sich oft nicht genau sagen. Wichtig ist, dass wir es jederzeit stärken können: Dieses ganze Buch handelt davon, wie wir die eigene Selbstwirksamkeit Schritt für Schritt steigern können. Durch erfolgreiche Verhaltensänderungen erleben Sie, dass Sie Dinge, die Sie sich vorgenommen haben, auch schaffen. Das Erreichen von Zielen, seien sie auch noch so klein, stärkt das Selbstvertrauen. Das ist eins der Geheimnisse, warum die *Methode der kleinen Schritte* so erfolgreich ist. Viele Menschen berichten, dass die kleinen positiven Veränderungen zu einem völlig anderen Lebensgefühl und einem anderen Selbstverständnis geführt haben. Auch weil sie ihre inneren Kritiker in einen freundlichen und motivierenden Coach verwandelt haben.

Emotional Eating – Wenn wir Essen als Trost nutzen

Es kann auch sein, dass unsere Bemühungen, neue Healthy Habits einzuüben, regelmäßig daran scheitern, dass alte, sehr starke Gewohnheiten im Weg stehen oder uns regelrecht überrollen. Das ist vor allem dann der Fall, wenn Emotionen im Spiel sind.[225] Obwohl wir uns vorgenommen haben, abends nur gedünstetes Gemüse mit Tofu zu essen, finden wir uns plötzlich vor dem Kühlschrank wieder und haben bereits einen halben Becher Eiscreme intus oder die große Tüte M&Ms vor dem Fernseher verschlungen.

Passiert Ihnen das regelmäßig? Obwohl Sie die Tipps in diesem Buch beherzigen? Das ist frustrierend. In solchen Fällen ist es wichtig, die Trigger für dieses Verhalten zu finden. Es geht also wieder einmal darum, die Auslöser ausfindig zu machen. Achten Sie auf Ihre Emotionen und inneren Zustände, bevor Sie unkontrolliert essen. Viele Menschen benutzen nämlich Essen (oder Alkohol), um ihre Emotionen zu regulieren. Dafür hat sich der Begriff *emotionales Essen* etabliert. Es beginnt meist schon in der Kindheit und ist tief in unserer Kultur verankert. Kinder werden mit Süßigkeiten getröstet. Für gute Noten gibt es Süßigkeiten, für Stillhalten beim Impfen und zu jedem Geburtstag. Damit lernen Kinder früh eine mächtige Botschaft: Sie verknüpfen den kleinen Rausch, also die Dopaminausschüttung, die Zuckerkonsum auslöst, mit Gefühlen wie Trost, Beruhigung oder Aufmerksamkeit. Ungewollt wird so eine Verhaltenssucht verankert, die viele lebenslang nicht wieder loswerden. Viele Menschen greifen bei Stress, Angst, Unsicherheit und Kummer ganz automatisch zu Essen, um sich zu trösten. Die Emotionen sind zu Auslösern für ein Verlangen nach Essen geworden. Hier sind mächtige Gewohnheiten am Werk, die wir nur schwer bewusst steuern können.

Wer erst einmal gelernt hat, sich vor allem dann gut zu fühlen, wenn er Unmengen an Zucker konsumiert hat, befindet sich schnell in einer Abwärtsspirale. Denn der hohe Zuckerkonsum führt oft zu Übergewicht und damit zu negativen Gefühlen, die dann wieder mit Zuckerkonsum reguliert werden. Ein fataler Teufelskreis. Solche Verhaltensmuster können zwar wieder aufgelöst werden, das benötigt aber viel Anstrengung und Durchhaltevermögen. Wer Kinder hat, hat also eine wichtige Verantwortung, Essen nicht als Regulations-Werkzeug einzusetzen.

Für die, die bereits diese Verknüpfung erlernt haben, geht es im ersten Schritt darum, die Mechanismen überhaupt bei sich selbst zu erkennen. Diese Reflexion ist immer Voraussetzung für Veränderung. Beobachten Sie sich selbst: Welche Auslöser führen dazu, dass Sie den Kühlschrank leerfuttern, zu Alkohol oder Schokolade greifen? Haben Sie zu wenig geschlafen? Hatten Sie Stress im Büro? Haben Sie sich ängstlich gefühlt? Wenn Sie feststellen, dass hinter ungesunden Essgewohnheiten Stress, Angst, Langeweile oder andere Gefühle stecken, können Sie diese Gewohnheit nach den gleichen Strategien ändern wie andere schlechte Gewohnheiten. Sobald Sie die Trigger erkannt haben, formulieren Sie mit einem Wenn-Dann-Plan eine alternative gesündere Verhaltensweise. Zum Beispiel könnten Sie nach einem stressigen Tag eine Freundin anrufen, spazieren gehen, Yoga machen oder Sport treiben. Gehen Sie in kleinen Schritten vor und gestalten Sie die Umgebung so, dass Ihnen die Durchführung der Essattacke schwerfällt. Zum Beispiel haben Sie keinen Alkohol oder keine Schokolade im Haus. Trotzdem wird es nicht leicht sein. Verknüpfungen, die mit starken Emotionen verbunden sind, sind besonders hartnäckig und schwer aufzulösen. Sie müssen wahrscheinlich mehrmals neu starten. Bleiben Sie sich selbst ein freundlicher Coach, auch gerade weil Sie wissen, dass es eine schwere Aufgabe ist. Versuchen Sie es immer wieder in kleinen Schritten und feiern Sie kleinste Erfolge.

Es ist auch möglich, dass der Grund für wiederkehrende, ungesunde Verhaltensweisen schwerwiegendere Ursachen hat, wie beispielsweise stressauslösende Erfahrungen in Kindheit und Jugend. Wenn Sie merken, dass Sie mit den hier vorgeschlagenen Strategien nicht weiterkommen, sollten Sie eine Psychotherapie in Erwägung ziehen. Wer dauerhaft Stress, Kummer und Ängste mit Essen reguliert, sollte sich Hilfe suchen. In einem therapeutischen Rahmen können Sie unter Begleitung lernen, die Auslöser von Verhaltensmustern zu erkennen und unter Anleitung neue Strategien ausprobieren. Manchmal brauchen wir einfach ein Gegenüber, um uns selbst besser zu erkennen und zu verstehen. Sobald Sie gelernt haben, mit Ihren Emotionen anders umzugehen, wird es Ihnen viel leichter fallen, auch Ihre Ernährungs- und Gewichtsziele zu erreichen.

KURS HALTEN – VON AUSSETZERN, NEUSTARTS UND FLEXIBILITÄT

Mehrfachaussetzer vermeiden und schnell wieder in die Spur kommen

Wie wir gesehen haben, gibt es viele Hindernisse, die uns aus der Spur bringen können. Wichtig ist, dass Sie sich bereits jetzt einen Plan machen, wie Sie mit Aussetzern umgehen. Stellen Sie für sich zum Beispiel die Regel auf, dass Sie einen Ausrutscher niemals zweimal hintereinander machen. Einmal Aussetzen ist eine Ausnahme, zweimal Aussetzen ist der Beginn einer neuen *schlechten* Gewohnheit. Zu viele Ausnahmen untergraben unsere Ziele. Wenn Sie merken, dass Sie gerade eine große Portion Eis essen, obwohl Sie sich das abgewöhnen wollten, machen Sie sich keine Vorwürfe. Genießen Sie ruhig das Eis. Sorgen Sie aber unbedingt dafür, dass Sie am nächsten Tag ohne Eisbecher auskommen. Eine Studie wies nach, dass die Wahrscheinlichkeit, eine Gewohnheit langfristig zu entwickeln und beizubehalten kaum unter einmaligen Ausrutschern leidet, sofern man schnell wieder in die Spur kommt.[110]

Übrigens rate ich bei Aussetzern davon ab, sich für den nächsten Tag zum Ausgleich das doppelte Pensum vorzunehmen, also zum Beispiel die doppelte Strecke zu laufen oder doppelt so viele Kalorien einzusparen. Machen Sie am nächsten Tag einfach mit Ihrem ursprünglichen Plan weiter. Das doppelte Pensum am nächsten Tag kann sich wie eine Bestrafung anfühlen und das wollen wir vermeiden. Es kann auch dazu führen, dass Sie dann am übernächsten Tag so müde oder hungrig sind, dass Sie daraufhin erneut das Doppelte essen oder gar nicht laufen gehen. Also keine Kompensation für Ausrutscher, sondern einfach weitermachen.

Reset statt Stillstand – Die Kraft des Neustarts nutzen

Vielleicht ist die Situation aber auch so, dass Sie Ihre Micro Habits länger nicht geschafft haben. Auch dann machen Sie sich keine Vorwürfe. Starten Sie einfach neu. Sobald Sie bemerken, dass Sie Ihre Micro Habits aus den Augen verloren haben, suchen Sie einfach nach einer Gelegenheit für einen *Neustart*.[43] Katy Milkman beschreibt in ihrem Buch »How to Change« den frischen Start als eine effektive Strategie, um erneut loszulegen und das alte Selbst, das es noch nicht geschafft hat, hinter sich zu lassen. Dafür gibt es viele Gelegenheiten. Zum Beispiel der nächste Morgen, der nächsten Montag, der kommende Monatsbeginn, Neujahr oder ein Geburtstag. Solche Neustarts werden als Wendepunkte wahrgenommen und setzen Motivation frei, die uns hilft loszulegen.[226]

Ein Neustart ist aber nur ein Beginn und noch keine dauerhafte Strategie. Setzen Sie dafür die Prinzipien des Habit Designs ein: Die Handlung muss klein, offensichtlich und angenehm sein sowie häufig durchgeführt werden. Gestalten Sie die Umgebung so, dass die Durchführung einfach ist. Falls Sie Ihre Micro Habit erneut nicht dauerhaft in Ihren Alltag integrieren können, sollten Sie reflektieren, woran das liegt. Nutzen Sie dafür Ihr Tagebuch. Fragen Sie sich, ob sich die Handlung noch weiter verkleinern lässt. Oder ob Sie sie an eine bestehende Routine koppeln können. Reflektieren Sie, woran es lag, dass es noch nicht geklappt hat – und starten Sie erneut.

Es kann sein, dass Sie viele Neustarts brauchen, bis Ihre Micro Habit wirklich zur Routine geworden ist. Das ist völlig in Ordnung. Neu zu starten ist kein Zeichen des Scheiterns, sondern ein effektives Werkzeug der Zielverfolgung und des Dranbleibens.

Elastische Gewohnheiten – Eine Balance zwischen Stabilität und Flexibilität finden

Es hat sich gezeigt, dass über die Zeit ein gewisses Maß an *Flexibilität* bei der Zielverfolgung wichtig ist, um auf unvorhergesehene Ereignisse zu reagieren und uns an sich verändernde Umstände anzupassen. Wenn wir zu starr an unseren Plänen festhalten und nicht bereit sind, uns anzupassen oder Alternativen zu finden, können wir schnell demotiviert werden und das Gefühl haben, dass wir scheitern. Indem wir flexibel sind, können wir unser Ziel im Auge behalten und gleichzeitig unsere Strategie anpassen, um Hindernisse zu überwinden und neue Möglichkeiten zu nutzen.

Konzipieren Sie die Durchführung Ihrer Gewohnheit so, dass Sie etwas Flexibilität mit einplanen.[227] Bilden Sie *elastische Gewohnheiten* aus, rät Katy Milkman.[43] Sie beschreibt in ihrem Buch »How to change« eine Studie, deren Ergebnisse sie an zwei Charakteren illustriert. Die »routinierte Rachel« und der »flexible Fernando« wollen beide regelmäßig trainieren, das heißt dreimal die Woche ins Fitnessstudio gehen. Ihre Trainer haben unterschiedliche Philosophien. Der Trainer von Rachel rät ihr, an drei immer gleichen Tagen zur immer gleichen Zeit ins Studio zu gehen, während Fernandos Trainer lockerer ist. Fernando soll einfach dreimal die Woche kommen, zu variablen Zeiten, die für ihn am besten passen. Wer von den beiden war nach einem Monat häufiger im Fitnessstudio? Sie habe auch auf Rachel getippt, oder? Das habe ich auch getan. Aber das ist falsch. Der flexible Fernando war häufiger da, denn er ging auch zum Training, wenn er es einmal nicht zur üblichen Zeit schaffte. Die »routinierte Rachel« ging, wenn es nicht zur geplanten Zeit klappte, überhaupt nicht zum Training.

Zwar habe ich betont, wie wichtig es ist, eine Micro Habit gerade zu Beginn möglichst in einem stabilen Kontext in den Alltag zu integrieren. Das ist auch gerade zu Beginn hilfreich, aber auf Dauer sollte man auch etwas Flexibilität zulassen. Denn es ist nun einmal eine Tatsache, dass sich das Leben ständig ändert. Eine gute Balance zwischen Stabilität und Flexibilität zu finden, ist daher optimal für den dauerhaften Erfolg.[228] Studien zeigen, dass Menschen, die weniger rigide an ihren Plänen festhalten, über die Zeit erfolgreicher sind.[227] Wer lernt, auch ins Fitnessstudio zu gehen, wenn es mal nicht zur üblichen Zeit klappt, wird insgesamt deutlich häufiger trainieren.[43]

Ein hilfreiches Werkzeug, das etwas mehr Flexibilität zulässt, kann eine Art gedankliche *Notfall-Reserve* für unvorhergesehene Situationen sein.[43] Vielleicht werden Sie die Reserve niemals brauchen, wie den Notfall-Koffer im Auto. Aber falls etwas passiert, sind Sie vorbereitet. Studien zeigen, dass Menschen, die die Notfall-Reserven einplanen, ihre Ziele besser beibehalten und mehr erreichen als Menschen ohne solche Reserven.[229] Was ist damit gemeint? Die Professorin Marissa Sharif hat sich zum Beispiel vorgenommen, jeden Tag laufen zu gehen, trotz ihrer anspruchsvollen Karriere an der University of Pennsylvania. Sie erlaubt sich aber zwei Notfall-Tage in der Woche. Das bedeutet, dass sie mindestens an fünf Tagen die Woche joggen geht. Falls sie aber einmal zu müde oder beruflich unterwegs ist, kann sie von ihrer Notfall-Reserve Gebrauch machen. Die meisten Wochen kommt sie ohne aus.[43] Ist sie aber zum Beispiel einmal unterwegs und schafft es nicht, zu joggen, ist das völlig in Ordnung und sie hat nicht das demotivierende Gefühl des Scheiterns. Notfall-Reserven können sehr hilfreich sein, weil Menschen sich schnell entmutigen lassen, wenn sie ihre Ziele nicht erreichen. Eine »Alles-oder-nichts-Mentalität« führt dann dazu, dass sie komplett aufgeben. »Mist, jetzt habe ich einen Keks gegessen, obwohl ich das doch nicht mehr wollte. Ach, egal, dann kann ich jetzt auch die ganze Packung verschlingen«, wäre ein Beispiel dafür. Das Schlimme dabei sind vor allem die damit einhergehenden Selbstvorwürfe, das angekratzte Selbstwertgefühl und die generalisierende Bewertung, dass wir es niemals schaffen werden. Da ist eine Reserve viel besser: Ein Keks ist ok. Am nächsten Tag machen wir einfach weiter mit unserem gesunden Plan, ganz ohne Vorwürfe und Selbstmitleid.

Die beschriebene Notfall-Reserve ist übrigens nicht im Sinne eines *Cheat Days* zu verstehen. Ein Cheat Day bedeutet, dass geplant an einem Tag in der Woche »geschummelt« wird und so viel Junkfood gegessen werden darf, wie man möchte. Davon halte ich wenig, denn ein geplantes Nicht-Einhalten der Ziele untergräbt die Einstellung und die Motivation. Es wird vermittelt, dass wir uns am Cheat Day gut fühlen dürfen und die restlichen Tage darben müssen. Eine völlig falsche Botschaft. Eine Notfall-Reserve ist da eine viel bessere Alternative.

PERSÖNLICHE WEITERENTWICKLUNG – PSYCHOLOGISCHE WERKZEUGE

Nun haben wir einzelne Hindernisse angeschaut und uns damit beschäftigt, wie man nach Aussetzern wieder in die Spur kommt. Die stetige persönliche Weiterentwicklung und nachhaltige Veränderung von Gewohnheiten erfordert aber mehr als das bloße Bewältigen einzelner Hindernisse. Um dauerhaft erfolgreich zu sein, ist eine gewisse innere Haltung, ein sogenanntes *Wachstums-Mindset*, erforderlich. Damit meine ich die Bereitschaft, sich selbst und das eigene Verhalten immer wieder bewusst zu reflektieren, aus Fehlern zu lernen und sich selbst gegenüber freundlich zu bleiben, insbesondere in schwierigen Zeiten. Zum Ende dieses Buches möchte ich daher noch auf psychologische Konzepte und Praktiken eingehen, die ich selbst als äußerst hilfreich auf meinem eigenen Weg erfahren habe und die auch von vielen anderen in Büchern, Podcasts und der psychologischen Fachliteratur empfohlen werden, um nachhaltig erfolgreich zu sein.

Selbstreflexion – Das Tagebuch als Hilfe zu mehr Selbsterkenntnis

Viele von uns sind nicht geübt darin, über sich selbst nachzudenken. Im Alltag bleibt oft zu wenig Zeit. *Selbstreflexion* ist eine Fähigkeit, die geübt werden muss. Die Bedeutung des Tagebuchs als Werkzeug für Selbsterkenntnis und Planung kann gar nicht genug betont werden. Benjamin Franklin, der bedeutende amerikanische Politiker und Naturwissenschaftler, hatte ab dem Alter von 20 Jahren immer ein kleines Büchlein bei sich, in dem er seine Fortschritte bei 13 verschiedene Tugenden festhielt. Darunter Fleiß (»Keine Zeit verschwenden«), Mäßigung (»Iss nicht, bis du dich matt fühlst und trinke dir keinen Rausch an«), Sauberkeit (»Kleide dich anständig«) und Gelassenheit (»Lasse dich nicht von Kleinigkeiten stören«). Franklin notierte sich, wenn er gegen eine Tugend verstieß. Seinen Erfolg, seinen Wohlstand, seine Gesundheit und sein hohes Alter führte er maßgeblich auf diese Dokumentation zurück.

Das Tagebuch ist ein hervorragendes Werkzeug, besonders wenn es stockt und hakt. Vielleicht werden Sie einwenden, dass Sie unter Stress niemals die Zeit und Kraft finden, auch noch Tagebuch zu schreiben. Keine Sorge, es reichen zwei Minuten – die hat jeder übrig. Eine Kurz-Reflexion ist sehr effektiv. Fragen Sie sich: »Warum bin ich gestresst?«, »Warum habe ich meine Micro Habits nicht geschafft?« Ist es eine kurzfristige Situation, wie eine Auslandsreise oder ein herausfordernder Projektantrag? Dann bringen Sie diese Aufgaben zu Ende und machen anschließend mit Ihrem Vorhaben zur Ernährungsumstellung weiter. Vielleicht ist es aber auch eher ein Dauerzustand. Vielleicht fühlen Sie sich schon seit Jahren meistens gestresst, weil einfach immer zu viel los ist. Dann lohnt es sich, die Struktur des Alltags anzuschauen. Vielleicht gibt es ein Zeitfenster, das Sie freischaufeln können, um etwas für sich zu tun. Vielleicht die erste halbe Stunde am Morgen oder eine bestimmte Zeit am Wochenende. Vielleicht sind auch Ihre Vorsätze einfach viel zu groß. Dann verkleinern Sie die Handlung auf die kleinstmögliche noch sinnvolle Einheit.

Ein Tagebuch hilft festzustellen, was Sie erreicht haben und was Sie noch erreichen möchten. Sie können darin Ihre Fortschritte dokumentieren und sich selbst Fragen stellen, um sich besser zu verstehen. Das Tagebuch hilft Ihnen auch, potenzielle Hindernisse oder Probleme zu erkennen. Indem Sie solche Hindernisse identifizieren, können Sie Strategien entwickeln, um sie zu überwinden und dadurch Ihre Micro Habits effektiver umsetzen. Verankern Sie die Selbstreflexion und das Tagebuchschreiben fest in Ihrem Alltag. Zum Beispiel als *Morning Pages*. Die Idee stammt aus dem Buch »The Artist's Way« von Julia Cameron. Das morgendliche Tagebuchschreiben fördert die Kreativität, die Produktivität und die Fähigkeit zur Selbstreflexion. Natürlich können Sie auch *Evening Pages* schreiben und es müssen auch nicht mehrere Seiten sein. Wenige Sätze, in denen Sie darüber reflektieren, wie Sie mit Ihrer Micro Habit vorankommen, reichen völlig. Vielleicht passt für Sie aber auch eine wöchentliche Reflexionszeit besser – zum Beispiel immer sonntags. Wichtig ist nur, dass Sie regelmäßig dranbleiben, insbesondere dann, wenn Sie nicht so vorankommen wie geplant. Verankern Sie also das Tagebuchschreiben, genau wie jede andere Micro Habit, fest in Ihrem Alltag.

Growth Mindset – Fehler als Lernerfahrung

Denk- und Einstellungsmuster, die unsere Wahrnehmungen und unser Verhalten beeinflussen, werden als Mindset bezeichnet. Die Psychologie-Professorin Carol Dweck von der renommierten Stanford Universität ist für ihre Forschungen zur Bedeutung des Mindsets weltweit bekannt geworden.[230] In Dutzenden Studien konnte sie zeigen, dass ein auf *Wachstum* ausgerichtetes Selbstbild (engl. *growth mindset*) entscheidend für ein erfolgreiches Leben ist. Es ist der Glaube, dass die eigenen Fähigkeiten, wie Intelligenz oder Mathematikverständnis, veränderbar sind und dass man sie durch Üben verbessern kann. Wer an die Veränderbarkeit der eigenen Eigenschaften glaubt, ist deutlich erfolgreicher als jemand, der seine Eigenschaften als angeboren und wenig wandelbar einschätzt, also ein eher statisches Selbstbild hat (engl. *fixed mindset*). Dazu gehört interessanterweise vor allem auch der Umgang mit Fehlern: Wer Fehler nutzt, um daraus zu lernen, ist einfach besser dran. Wer Irrtümer dagegen als Bestätigung von unveränderbaren eigenen Schwächen interpretiert, wird sie vermeiden und weniger Lernsituationen suchen.

Diese Erkenntnisse sind auch für Veränderungen von Gewohnheiten von großer Bedeutung: Wer seinen Lebensstil verändern will, wird nicht immer so vorankommen, wie er es sich wünscht. Und es wird darauf ankommen, ob Rückschläge als Wachstumschance oder als Scheitern interpretiert werden. Die gute Nachricht dabei ist: Ein Wachstums-Mindset kann man lernen.[230] Dazu möchte ich Sie ermuntern! Nutzen Sie Rückschläge, um ihr Wachstums-Ich zu stärken. Begegnen Sie Dingen, die Sie *noch nicht* können, auf eine offene und lernorientierte Art und Weise. Wenn Sie zum Beispiel doch wieder dem Lockruf der Cookie-Dough-Eiscreme erliegen oder sich abends den Magen viel zu vollgeschlagen haben, dann ist dies eine Gelegenheit, etwas über sich zu lernen. Was war der Grund? Hatten Sie einfach Lust darauf? Oder war es ein besonders stressiger Tag? Steckt dahinter ein Muster, das Sie aus Ihrer Familie kennen? Überlegen Sie, was Sie das nächste Mal tun können, wenn Sie wieder in der Situation sind – und gehen Sie dabei freundlich mit sich selbst um.

Radikale Freundlichkeit – Wie Selbstmitgefühl das Wohlbefinden steigert

Sie sind der Mensch, mit dem Sie am meisten Zeit in Ihrem Leben verbringen. Also seien Sie freundlich zu sich. Und zwar gerade auch dann, wenn Sie nicht so vorankommen wie geplant. Als Wissenschaftlerin lege ich großen Wert auf empirische Erkenntnisse und lese so gut wie nie spirituelle Bücher. Aber ich meditiere jeden Tag und bin über Empfehlungen auf die Psychologin und Meditationslehrerin Tara Brach gestoßen, deren geführte Meditationen mir auf Anhieb gefielen. (Sie sind kostenlos über alle gängigen Podcast-Plattformen abrufbar.) Tara Brach hat die besondere Fähigkeit, die Themen Achtsamkeit und Meditation in verständlicher und zugänglicher Weise zu vermitteln, und so haben ich eine Ausnahme gemacht und mir auch ihre Bücher gekauft (Titel: »Radical Acceptance« und »Radical Compassion«). Tara Brach betont in ihren Büchern die Bedeutung von *Selbstakzeptanz* und *Selbstmitgefühl* als wichtige Werkzeuge, um ein erfülltes und sinnvolles Leben zu führen. Durch persönliche Geschichten, Beispiele und praktische Übungen ermutigt sie ihre Leser, Ängste und Selbstkritik zu erkennen und zu transformieren. Ihre Bücher sind eine einfühlsame Anleitung, um innere Freiheit zu finden, indem man sich selbst so annimmt, wie man ist, ohne sich ständig zu beurteilen.

Das ist auch für die Entwicklung von guten Gewohnheiten enorm hilfreich. Jeder von uns hat Schwächen und Fehler. Gerade wenn wir uns verändern wollen, treten diese häufig in Erscheinung. Trotzdem – oder gerade deswegen – sollten wir uns selbst gegenüber empathisch und zugewandt bleiben. Ich nenne diese Haltung in Anlehnung an Tara Brach *radikale Freundlichkeit*. Das Wort »radikal« stammt übrigens vom lateinischen Wort »radix«, was »Wurzel« bedeutet. Es geht also um eine umfassende und tiefgreifende Form der Freundlichkeit. Indem wir eine positive und unterstützende Einstellung einnehmen, können wir uns selbst und andere aufbauen und dadurch ein besseres Wohlbefinden erreichen, im Gegensatz zu ständigem Herabsetzen und Kritisieren.

Das wiederum passt gut zu dem, was wir über Belohnungen gelernt haben: Eine Verhaltensweise muss sich gut anfühlen, damit wir dabeibleiben und sie wiederholen. Und Freundlichkeit ist eine effektive Möglichkeit, den Prozess der Gewohnheitsbildung angenehmer zu machen. Denken Sie an die Hundert Möglichkeiten, sich selbst zu belohnen (> S. 68). Dabei geht es vor allem darum, mit sich selbst positiv umzugehen, sich zu ermuntern und zu motivieren.

Lassen Sie mich noch erwähnen, dass Selbstmitgefühl und radikale Freundlichkeit nicht dasselbe sind wie *Selbstwertgefühl*. Die amerikanische Psychologin Kristin Neff hat die Unterschiede besonders schön herausgearbeitet.[231] Selbstwertgefühl bezieht sich auf die Bewertung, die eine Person von sich selbst hat, oft basierend auf externen Faktoren wie Erfolg, Leistung oder sozialer Anerkennung und dem Vergleichen mit anderen. Selbstmitgefühl hingegen bezieht sich auf die Fähigkeit, sich selbst gegenüber freundlich und mitfühlend zu sein, unabhängig von äußeren Umständen oder Erfolgen, auch bei Fehltritten und Rückschlägen.[232]

Es gibt verschiedene Praktiken, um Selbstmitgefühl zu üben, zum Beispiel Achtsamkeitsmeditation, Mitgefühlsübungen, positive Selbstgespräche und Dankbarkeitsübungen.[233] Ein Möglichkeit wäre auch, sich selbst in einer schwierigen Situation einen Brief zu schreiben, in der Art und Weise, wie Sie einem guten Freund schreiben würden: liebevoll und mitfühlend. Oder Sie machen eine *Metta-Meditation*, (auch bekannt als *Loving-Kindness-Meditation*). Schließen Sie dabei die Augen, werden Sie ruhig und wiederholen Sie innerlich positive Wünsche für sich selbst und andere. Sie können dabei ganz eigene Formulierungen wählen oder sich an Varianten aus Meditationsübungen halten. Sie könnten zum Beispiel zu sich sagen: »Mögest du glücklich sein. Mögest du gesund sein. Mögest du in Frieden leben. Mögest du sicher und geborgen sein.« Wer das noch nie gemacht hat, für den klingt das vermutlich merkwürdig. Auch ich hatte damit am Anfang erhebliche Schwierigkeiten, fast eine innere Abwehr. Im Nachhinein glaube ich, es lag vor allem auch daran, dass es so ungewohnt für mich war, gerade zu mir selbst so zu sprechen. Probieren Sie es einfach einige Male aus. Und wenn es nichts für Sie ist, dann suchen Sie sich eine andere Möglichkeit, freundlich zu sich selbst und anderen zu sein. Immer mehr Studien belegen jedenfalls, dass Selbstmitgefühl und Dankbarkeitsübungen die psychische Gesundheit und das Wohlbefinden erheblich verbessern können.[234, 235]

Fokus und Klarheit – Durch Meditation zu mehr innerer Ruhe

»A human mind is a wandering mind, and a wandering mind is an unhappy mind.«[236] Diese Schlussfolgerung stammt aus einem Artikel in der renommierten Fachzeitschrift Science. Darin beschreiben die Autoren, dass unser Geist ständig wandert und dass wir weniger glücklich sind, wenn unser Geist nicht bei der Sache ist, die wir gerade tun. Unsere im Tierreich herausragende Fähigkeit, über Dinge nachzudenken, die nicht im gegenwärtigen Moment stattfinden, also zu planen, zu grübeln und zu fantasieren, ist eine evolutionäre Errungenschaft, aber für unser Wohlbefinden oft mehr Fluch als Segen. Die Unfähigkeit, den Geist zu beruhigen und ihn auf eine Aufgabe zu konzentrieren, kann unsere Gesundheit und Leistungsfähigkeit erheblich beeinträchtigen.

Meditation ist eine Technik, die geistige Klarheit und Konzentrationsfähigkeit zu trainieren.[237] Durch Meditation lernen Menschen ihre Emotionen, ihre Gedanken und ihre Aufmerksamkeit besser zu regulieren[238, 239] und damit ist sie auch für die Verhaltensänderung ein zentrales Werkzeug.[240] Bereits nach acht Wochen zeigten Menschen, die täglich 13 Minuten meditiert hatten, weniger negative Emotionen und eine verbesserte Aufmerksamkeit.[241] 80 Prozent der von Tim Ferriss in seinem Podcast interviewten Weltklasse-Performer aus allen Bereichen des Lebens berichten interessanterweise, dass sie regelmäßig meditieren.[77] Zum Beispiel der Historiker Yuval Harari (Autor von »Eine kurze Geschichte der Menschheit«), der von vielen als einer der einflussreichsten und bedeutendsten Denker unserer Zeit angesehen wird. Harari beschreibt, dass er täglich zwei Stunden meditiert (Vipassana) und jedes Jahr an einem längeren, mehrwöchigen Meditationsretreat teilnimmt. Nach eigenen Angaben wäre er ohne diese Praxis nicht in der Lage zu seinen konzentrierten und tiefgehenden Analysen über den Zustand der Welt.[242]

Die Grundtechnik der Meditation ist denkbar einfach. Setzen Sie sich bequem, aber aufrecht für zehn Minuten an einen ruhigen Ort und lenken Sie Ihre Aufmerksamkeit auf das Ein- und Ausatmen. Wann immer Ihre Gedanken wandern, lassen Sie diese vorbeiziehen und konzentrieren sich wieder ohne jegliche Bewertung auf Ihren Atem. Klingt trivial. Aber jeder, der es versucht hat, weiß, wie schwer das ist. Sich darin zu üben, scheint einer der effektivsten Schlüssel zu mehr Ruhe und Zufriedenheit zu sein. Hilfreich bei der Durchführung können Apps wie HEADSPACE oder CALM sein. Ich meditiere seit mehreren Jahren täglich zehn Minuten mit der WAKING-UP-App des amerikanischen Neurowissenschaftlers Sam Harris (nur auf Englisch verfügbar).

Wer noch nicht überzeugt ist, kann sich über das Lesen eins Buches annähern. Meditations-Skeptiker sollten »10 % Happier« (bisher nur auf Englisch) von Dan Harris lesen. Auf amüsante Weise beschreibt der Good Morning America-Moderator, wie er vom zynischen Zweifler zum Anhänger der Meditation wurde. Ganz ohne Esoterik und Guru gehört Meditation heute fest zu seinem Leben und hat ihn zu einem glücklicheren Menschen gemacht. Wer auf Deutsch lesen möchte, dem sei das Buch »Meditation für Skeptiker: Ein Neurowissenschaftler erklärt den Weg zum Selbst« empfohlen.

Um eine Meditationspraxis in Ihren Alltag zu integrieren, nutzen Sie die Techniken aus diesem Buch. Eine Wenn-Dann-Verknüpfung kann dabei helfen. Zum Beispiel: »Nach dem Aufstehen meditiere ich zehn Minuten.« Bereiten Sie die Umgebung vor, damit Sie ungestört loslegen können. Vielleicht richten Sie sich einen gemütlichen Ort her und bitten die anderen Familienmitglieder, Sie während dieser Zeit nicht zu stören.

Aufmerksamkeit – Mit Mindfulness Auslöser bewusster wahrnehmen

»Zwischen Reiz und Reaktion hat der Mensch die Freiheit zu wählen.«[243] Das stammt von Viktor Frankl. Er überlebte während des Zweiten Weltkriegs unvorstellbare Gräueltaten in mehreren Konzentrationslagern, darunter Auschwitz. Seine Erlebnisse verarbeitete der Neurologe und Psychiater in dem inzwischen millionenfach verkaufte Buch »Man's Search for Meaning« (»...trotzdem Ja zum Leben sagen«[244]). Das Zitat beschreibt, dass Menschen die Fähigkeit haben, ihre Reaktionen zu wählen. Wir müssen nicht automatisch auf Reize oder Situationen reagieren, sondern wir können unser Verhalten bewusst gestalten.

Dafür müssen wir uns Reiz und Reaktion allerdings bewusst machen. Ein Werkzeug dafür ist *Mindfulness* (Achtsamkeit), das aus der buddhistischen Tradition stammt und sich inzwischen auch im westlichen Kulturraum weit verbreitet hat. Die Praktik ist eng mit Meditation verbunden, hat jedoch etwas andere Schwerpunkte. Mindfulness bezieht sich auf die Fähigkeit, unsere Aufmerksamkeit bewusst auf unsere Gedanken, Gefühle, körperlichen Empfindungen und die Umgebung zu richten, ohne sie zu bewerten oder zu beurteilen.[245] Der amerikanischer Psychiater Judson Brewer hat sich darauf spezialisiert, Achtsamkeitsübungen als Methode zur Behandlung von gesundheitsschädlichen Gewohnheiten und Suchterkrankungen zu nutzen.[90] In seinem lesenswerten Buch »Das gierige Gehirn: Der achtsame Weg, Alltagssüchte loszuwerden« beschreibt er, dass viele schlechte Gewohnheiten, wie Rauchen oder Heißhungerattacken, von einem Mangel an Achtsamkeit begleitet sind. Er hat Methoden entwickelt, bei denen sich Raucher ganz bewusst darauf konzentrieren, wie sich das Rauchen anfühlt. Anstatt das Rauchen automatisch und routinemäßig zu tun, sollen sie die Erfahrung des Rauchens in jedem Moment genau wahrnehmen. Das beinhaltet das bewusste Beobachten des Geruchs, des Geschmacks und der körperlichen Empfindungen beim Rauchen, aber auch das Gewahrwerden der Gedanken und Emotionen, die während des Rauchens auftreten. In Studien konnte er nachweisen, dass solche Mindfullnessübungen mehr Menschen halfen, mit dem Rauchen aufzuhören, als etablierte Standardprogramme zur Raucherentwöhnung.[246]

Brewer betont, dass Mindfulness auch gerade beim Thema »emotionales Essen« hilfreich sein kann (> S. 174).[247] Oft triggern Stress, Angst oder Langeweile Essattacken, ohne dass es den Betroffenen in dem Moment bewusst wird. Sie merken es immer erst, wenn es bereits zu spät ist. Aber man kann üben, in solchen Momenten aufmerksamer zu sein und die emotionalen Auslöser bewusster wahrzunehmen. Oft ist es schon sehr hilfreich, einen Moment innezuhalten, sobald das Verlangen nach Essen auftritt. Achten Sie in solchen Momenten auf Ihre Atmung und Ihren Körper. Vielleicht erscheint Ihnen das trivial und Sie denken »einmal durchatmen – wirklich? Das soll helfen?«. Ich kann diese Skepsis gut verstehen. Aber die Atmung ist tatsächlich eines der wirksamsten Werkzeuge, um unser Nervensystem zu regulieren. Und was so simpel klingt, ist in Wirklichkeit unfassbar schwer. Nutzen Sie dabei auch die beiden Werkzeuge *Selbstreflektion* und *radikale Freundlichkeit*: Üben Sie, sich selbst wahrzunehmen, ohne sich zu bewerten. Versuchen Sie das Verlangen, das Sie empfinden, zu beschreiben. Wie fühlt es sich im Körper an? Wo sitzt es im Körper? Ist es ein knurrender Magen, ein Gefühl der Leere im Bauch oder ein Nebel im Kopf? Während Sie versuchen, sich selbst besser wahrzunehmen, bemühen Sie sich, ruhig und langsam zu atmen. Trinken Sie ein Glas Wasser. Mit etwas Übung können Sie dann in solchen Situationen, in denen Sie das Verlangen überkommt, anders reagieren. Planen Sie vorher, was Sie dann tun wollen. Vielleicht essen Sie eine Handvoll Nüsse, vielleicht reicht es auch, ein Glas Wasser zu trinken, oder Sie machen einen Spaziergang.

Wer es schafft, Auslöser und Verlangen bewusster wahrzunehmen und nicht automatisch zu reagieren, hat viel erreicht. Denn in diesem kleinen

Moment des Innehaltens liegt tatsächlich eine gewisse Freiheit. Betroffene gewinnen wieder Kontrolle über ihr Essverhalten und können bewusster entscheiden, was, wann und wie viel sie essen.

AUF EINEN BLICK – HINDERNISSE BEWÄLTIGEN

Das Thema Verhaltensänderung wäre trivial, wenn es nicht viele Barrieren und Hindernisse auf dem Weg zum Erfolg gäbe. Das Leben läuft selten nach Plan. Wir haben uns eine neue Healthy Habit vorgenommen, aber dann sind wir müde, gestresst, das Wetter ist schlecht oder etwas Interessanteres läuft uns über den Weg. Ausrutscher und Fehltritte gehören zur Verhaltensänderung einfach dazu. Versuchen Sie, nach Aussetzern schnell wieder in die Spur zu kommen, am besten direkt am nächsten Tag. Falls Sie doch länger ausgesetzt haben, suchen Sie nach einer Möglichkeit für einen Neustart und legen Sie erneut los.

Die Werkzeuge aus diesem Kapitel helfen Ihnen, Ihre Gedanken, Emotionen und Verhaltensweisen besser zu regulieren und langfristig erfolgreich zu sein.

- *Selbstreflexion:* Schreiben Sie regelmäßig ein Kurz-Tagebuch, in dem Sie reflektieren, was gut geklappt hat und was Sie noch üben müssen.
- *Growth Mindset:* Wer etwas Neues tut, wird Fehler machen. Sehen Sie Fehler als Lernerfahrungen und als normalen Bestandteil von Veränderungsprozessen.
- *Radikale Freundlichkeit:* Seien Sie stets freundlich zu sich selbst, gerade auch bei Rückschlägen. Nutzen Sie Ihre innere Stimme als freundlichen Coach.
- *Meditation:* Entspannung, Fokus und Konzentration lassen sich durch einfache Meditationstechniken üben.
- *Achtsamkeit:* Üben Sie, die Auslöser von schlechten Gewohnheiten zu erkennen und einen Moment innezuhalten. Das ermöglicht Ihnen, anders zu reagieren.

APPELL – DIE GROSSE ERNÄH- RUNGSWENDE

Dieses Buch endet mit einem Aufruf. Denn die lebendige Schönheit unserer Welt ist bedroht. Die aktuelle Standardernährung ist nicht nur das größte Risiko für unsere eigene Gesundheit, sie zerstört auch unseren Planten. Wir brauchen dringend eine *Ernährungswende* – eine Revolution auf unserem Teller und in unseren Köpfen. Wir müssen weg von Nahrungsprodukten, die uns krank machen und die Umwelt belasten, hin zu einer vielfältigen, pflanzenbasierten Ernährung aus frischen und nachhaltig erzeugten Lebensmitteln. Für diese Ernährungswende benötigen wir jeden Einzelnen, jede Schule, besonders die Landwirte, aber auch den Handel und die Stadtentwicklung und vor allem eine mutigere Politik.

»Denken Sie immer daran, dass Sie jeden Tag einen Unterschied machen«, sagte die große Primatenforscherin und Umweltschützerin Jane Goodall in einem Interview auf die Frage, welche Botschaft sie an alle Menschen richten möchte. Dem möchte ich mich anschließen: Jeder kann etwas tun und sei es noch so klein. Dass kleine Handlungen einen Unterschied machen, ist eine der wichtigsten Botschaften dieses Buches. Wir alle haben es in der Hand und tragen die Verantwortung für uns, unsere Welt und die Zukunft.

Indem Sie bewusste Entscheidungen treffen und Ihre Ernährungsgewohnheiten überdenken, können Sie den Wandel vorantreiben. Sie können sich dazu verpflichten, mehr pflanzliche Lebensmittel zu konsumieren und den Fleisch- und Milchkonsum zu reduzieren. Indem Sie lokale und saisonale Produkte bevorzugen, auf nachhaltige Anbaumethoden achten und keine Lebensmittel wegwerfen, können Sie Ihre eigene Gesundheit und die unseres Planeten stärken.

Kitas und Schulen haben eine einzigartige Gelegenheit, junge Menschen zu inspirieren und zu bilden. Durch den Einbezug von Ernährungsbildung in den Lehrplan können Schülerinnen und Schüler lernen, wie ihre Ernährungsentscheidungen Auswirkungen auf ihre Gesundheit und die Umwelt haben. Schulkantinen können zu Zentren für nachhaltige Verpflegung werden, indem sie gesunde, pflanzliche Optionen anbieten und lokale Landwirte unterstützen. Durch Schulgärten können Kinder die Natur, die unsere Ernährung hervorbringt, aus erster Hand erleben.

Landwirte tragen eine immense Verantwortung für die Nahrungsmittelversorgung. Sie können ökologische Anbaumethoden einsetzen, die Artenvielfalt schützen und den Einsatz von Pestiziden reduzieren. Lebensmittelproduzenten können die regenerative Landwirtschaft und den Schutz von natürlichen Ressourcen fordern und fördern. Sie können transparente Produktionsketten schaffen, die den Verbrauchern ermöglichen, informierte Entscheidungen zu treffen. Sie können Verpackungsmüll reduzieren und auf umweltfreundliche Produktionsverfahren umstellen.

Ladenbesitzer spielen eine bedeutende Rolle bei der Gestaltung unserer Ernährungsgewohnheiten. Indem sie gesunde Lebensmittel auf den besten Plätzen präsentieren und bewerben, können sie den Zugang zu frischen und wenig verarbeiteten Optionen erleichtern. Durch den Verkauf von lokalen Bio-Produkten und pflanzlichen Alternativen können sie eine nachhaltige Ernährung fördern und den Kunden gesündere Entscheidungen ermöglichen. Ladenbesitzer können auch mit lokalen Landwirten zusammenarbeiten, um eine nachhaltige Lieferkette aufzubauen und die Gemeinschaft zu stärken.

Stadtentwickler haben die Möglichkeit, nachhaltige Gemeinschaften zu schaffen, in denen gesunde Ernährung für alle zugänglich ist. Durch die Gestaltung von Stadtvierteln mit Gemeinschaftsgärten, grünen Räumen und Bauernmärkten können sie den Menschen helfen, eine Verbindung zur Natur und zu lokalen Lebensmitteln herzustellen. Auch die Förderung von Fahrradwegen und öffentlichen Verkehrsmitteln kann den nachhaltigen Zugang zu frischen Lebensmitteln verbessern.

Politiker tragen eine große Verantwortung, den Weg für die Ernährungswende zu ebnen. Sie können politische Rahmenbedingungen schaffen, die den Zugang zu gesunden Lebensmitteln erleichtern und nachhaltige landwirtschaftliche Praktiken unterstützen. Durch die Förderung von Bildungsprogrammen und öffentlichen Initiativen können Politiker das Bewusstsein für nachhaltige Ernährung stärken. Sie können auch Anreize schaffen, um den Übergang zu einer pflanzenbasierten Landwirtschaft zu unterstützen und den Schutz der natürlichen Ressourcen zu fördern.

Die Ernährungswende erfordert gemeinsame Anstrengungen und eine tiefgreifende Veränderung in unserem Denken und Handeln. Gemeinsam können wir eine Zukunft gestalten, in der unsere Ernährung im Einklang mit der Natur steht und unsere Gesundheit sowie die Gesundheit unseres Planeten unterstützt. Lassen Sie uns gemeinsam den Wandel voranbringen, indem wir unsere täglichen Ernährungsgewohnheiten auf gesund und nachhaltig umstellen.

EMPFEHLUNGEN

Bleiben Sie dran am Thema Healthy Habits. Vielleicht wollen Sie auch noch mehr dazu erfahren. Im Folgenden finden Sie meine Empfehlungen zu Büchern, Podcast-Episoden und TED-Talks.

Bücher

Gewohnheiten

Die 1%-Methode – Minimale Veränderung, maximale Wirkung: Mit kleinen Gewohnheiten jedes Ziel erreichen von James Clear (2020)

Good Habits, Bad Habits – Gewohnheiten für immer ändern von Wendy Wood (2022)

Die Tiny Habits®-Methode: Kleine Schritte, große Wirkung von BJ Fogg (2021)

Die Macht der Gewohnheit: Warum wir tun, was wir tun von Charles Duhigg (2012)

How to Change: The Science of Getting from Where You Are to Where You Want to Be von Katy Milkman (2021)

Musenküsse. »Für mein kreatives Pensum gehe ich unter die Dusche.« Die täglichen Rituale berühmter Künstler von Mason Currey (2014)

Ernährung

Gesunde Ernährung heute und morgen von Fionna Zöllner & Jörn Klasen (2021)

Der Ernährungskompass: Das Fazit aller wissenschaftlichen Studien zum Thema Ernährung von Bast Kast (2018)

Essen Sie nichts, was Ihre Großmutter nicht als Essen erkannt hätte: Goldene Regeln für gute Ernährung von Michael Pollan (2017)

How Not to Diet: Gesund abnehmen und dauerhaft schlank bleiben dank neuester wissenschaftlich bewiesener Erkenntnisse von Michael Greger (2020)

Tiere essen von Jonathan Safran Foer (2010)

Andere relevante Themen

Chatter – Die Stimme in deinem Kopf: Wie wir unseren inneren Kritiker in einen inneren Coach verwandeln von Ethan Kross (2022)

Das gierige Gehirn: Der achtsame Weg, Alltagssüchte loszuwerden von Judson Brewer (2018)

Breath – Atem: Neues Wissen über die vergessene Kunst des Atmens von James Nestor (2021)

Meditation für Skeptiker: Ein Neurowissenschaftler erklärt den Weg zum Selbst von Ulrich Ott (2011)

Das große Buch vom Schlaf: Die enorme Bedeutung des Schlafs – Beste Vorbeugung gegen Alzheimer, Krebs, Herzinfarkt und vieles mehr von Matthew Walker (2018)

Podcast Episoden zu Gewohnheiten

Building & Changing Habits mit James Clear (2021), The Drive Podcast von Peter Attia, Folge #183

Why Habits Are The Compound Interest of Self-Improvement mit James Clear (2018), The Rich Roll Podcast, Folge #401

How to Build Good Habits and Break Bad Ones mit James Clear (2021), Feel Better, Life More Podcast von Rangan Chatterjee, Folge #145

How to Make Positive Changes that Stick mit Wendy Wood (2020), The Psychology Podcast von Scott Barry Kaufman, Folge #196

Create Lasting Change mit BJ Fogg (2020), The Knowledge Project, Folge #86

The Science of Identity, Believing in Yourself & Setting Goals (Part 1) mit Katy Milkman, The School of Greatness, Folge #1151

Behavioral Scientist's Take on Accountability, Temptation Bundling & Creating Lasting Habits (Part 2) mit Katy Milkman, The School of Greatness, Folge #1152

The Science of Making & Breaking Habits von Andrew Huberman (2022), Huberman Lab, Folge #53

Jud Brewer (2020), Armchair Expert von Dax Shepard, Folge #224

The Craving Mind: On Treating Addiction With Mindfulness mit Judson Brewer, The Rich Roll Podcast, Folge #471

TED-Talks

TED (Abkürzung für Technology, Entertainment, Design) – ursprünglich eine alljährliche Innovations-Konferenz in Kalifornien – ist inzwischen eine der wichtigsten Wissensplattformen. In TED-Talks stellen Experten ihr Wissen in Kurzvorträgen unter https://ww.ted.com zur Verfügung.

A Simple Way to Break a Habit von Judson Brewer (2016)

The Power of Habit von Charles Duhigg at TEDx Teachers College (2013), TEDx Talk

The 1-Minute Secret to Forming a New Habit von Christine Carter (2021)

The Power of Believing That You Can Improve von Carol Dweck (2014)

Inside The Mind of a Master Procrastinator von Tim Urban (2016)

How to Achieve Your Most Ambitious Goals von Stephen Duneier (2017), TEDx Talk

The Space Between Self-Esteem and Self Compassion von Kristin Neff (2013), TEDx Talk

The Power of Vulnerability von Brené Brown (2010)

What Makes a Good Life? Lessons From the Longest Study on Happiness von Robert Waldinger (2015)

Institutionen und Plattformen

Deutsche Gesellschaft für Ernährung e. V. (DGE)

https://www.dge.de/

Die 1953 gegründete DGE ist zuständig für die Herausgabe der deutschen Referenzwerte für Nährstoffe. Das Ziel der DGE ist es, wissenschaftlich fundierte Aussagen zu Ernährungsfragen neutral, unabhängig und transparent zu erarbeiten.

Bundesministerium für Ernährung und Landwirtschaft (BMEL)

https://www.bmel.de

Hier finden Sie Publikationen und Statistiken zu Ernährungsfragen sowie Informationen zur aktuellen Ernährungspolitik in Deutschland.

Institut für Energie- und Umweltforschung Heidelberg (IFEU)

https://www.ifeu.de/themen/ernaehrung/

Das unabhängige Forschungsinstitut zu Umwelt- und Nachhaltigkeitsthemen stellt auf seiner Webseite viele hochwertige Informationen zur Verfügung. Zum Beispiel die »11 Leitlinien für eine nachhaltige Ernährung«.

NutritionFacts.org

https://www.nutritionfacts.org

Die Online-Plattform des amerikanischen Ernährungsexperten Dr. Michael Greger stellt evidenzbasierte Informationen zu allen Ernährungsfragen zur Verfügung. Die Studienlage wird in Videos, Podcasts und Blogartikeln zusammengefasst (die Videos haben zum Teil deutsche Untertitel).

Eat Smarter

https://www.eatsmarter.de

Die deutschsprachige Online-Plattform liefert Rezepte und wissenswerte Artikel über einzelne Lebensmittel sowie zu Ernährungs- und Gesundheitsthemen.

Wo finde ich eine kompetente Ernährungsberatung?

Schwerpunktpraxen für Ernährungsmedizin

Bundesverband Deutscher Ernährungsmediziner

http://www.bdem.de/

Ernährungsberater*innen

Berufsverband Oecotrophologie

https://www.vdoe.de/beruf/vdoe-expertensuche

LITERATURVERZEICHNIS

1. Pollan, M (2007). Unhappy Meals. *New York Times Magazine*. Abgerufen von https://www.nytimes.com/2007/01/28/magazine/28nutritionism.t.html?auth=login-email&login=email
2. Riedl, M. (2019). *Artgerechte Ernährung*. München: Gräfe und Unzer Verlag.
3. Statista (2023). Häufigste gute Vorsätze für das Jahr 2023 in Deutschland. Abgerufen von https://de.statista.com/statistik/daten/studie/952182/umfrage/umfrage-in-deutschland-zu-den-beliebtesten-neujahrsvorsaetzen/
4. Plass, D et al. (2014). Trends in disease burden in Germany: Results, implications and limitations of the Global Burden of Disease study. *Deutsches Ärzteblatt international, 111*(38), 629–638.
5. Afshin, A et al. (2019). Health effects of dietary risks in 195 countries, 1990–2017: A systematic analysis for the Global Burden of Disease Study 2017. *The Lancet, 393*(10184), 1958–1972.
6. Micha, R et al. (2017). Association Between Dietary Factors and Mortality From Heart Disease, Stroke, and Type 2 Diabetes in the United States. *JAMA, 317*(9), 912–924.
7. World Health Organization. (2022). *WHO European Regional Obesity Report 2022*. Copenhagen: WHO Regional Office for Europe.
8. WHO-Regionalbüro für Europa (2022). Neuer Bericht der WHO: Europa kann seine Adipositas-»Epidemie« umkehren. Abgerufen von https://www.who.int/europe/de/news/item/03-05-2022-new-who-report--europe-can-reverse-its-obesity--epidemic
9. Ong, KL et al. (2023). Global, regional, and national burden of diabetes from 1990 to 2021, with projections of prevalence to 2050: A systematic analysis for the Global Burden of Disease Study 2021. *The Lancet, S0140-6736*(23), 01301-01306.
10. Milton, K (1999). Nutritional characteristics of wild primate foods: Do the diets of our closest living relatives have lessons for us? *Nutrition, 15*(6), 488–498.
11. Hall, KD et al. (2019). Ultra-Processed Diets Cause Excess Calorie Intake and Weight Gain: An Inpatient Randomized Controlled Trial of Ad Libitum Food Intake. *Cell Metabolism, 30*(1), 67-77.e63.
12. World Health Organization (2018). Obesity and overweight. Abgerufen von https://www.who.int/news-room/fact-sheets/detail/obesity-and-overweight
13. Federation, WO (2023). World Obesity Atlas 2023. Abgerufen von https://data.worldobesity.org/publications/?cat=19
14. Statista (2022). Bevölkerung in Deutschland nach Einstellung zur Aussage »Ich wäre wirklich froh, wenn ich etwas abnehmen könnte« von 2017 bis 2021. Abgerufen von https://de.statista.com/statistik/daten/studie/172241/umfrage/ernaehrung-wunsch-nach-gewichtsabnahme/
15. Ge, L et al. (2020). Comparison of dietary macronutrient patterns of 14 popular named dietary programmes for weight and cardiovascular risk factor reduction in adults: Systematic review and network meta-analysis of randomised trials. *BMJ, 369*, m696.
16. Techniker Krankenkasse. (2017). *Iss was, Deutschland. TK-Studie zur Ernährung 2017*. Hamburg: Techniker Krankenkasse.
17. Wood, W. (2022). *Good Habits, Bad Habits – Gewohnheiten für immer ändern*. München: Piper.

18. Muraven, M & Baumeister, RF (2000). Self-regulation and depletion of limited resources: Does self-control resemble a muscle? *Psychological Bulletin, 126*(2), 247–259.

19. Tribole, E & Resch, E. (2013). *Intuitiv abnehmen: Zurück zu natürlichem Essverhalten*. München: Goldmann Verlag.

20. Kahneman, D. (2012). *Schnelles Denken, langsames Denken*. München: Penguin.

21. Maslow, AH (1943). A theory of human motivation. *Psychological Review, 50*(4), 370.

22. Deci, EL & Ryan, RM (2000). The »What« and »Why« of Goal Pursuits: Human Needs and the Self-Determination of Behavior. *Psychological Inquiry, 11*(4), 227–268.

23. Ryan, RM & Deci, EL (2008). From Ego Depletion to Vitality: Theory and Findings Concerning the Facilitation of Energy Available to the Self. *Social and Personality Psychology Compass, 2*(2), 702–717.

24. Hofmann, W et al. (2012). Everyday temptations: An experience sampling study of desire, conflict, and self-control. *Journal of Personality and Social Psychology, 102*(6), 1318–1335.

25. DellaVigna, S & Malmendier, U (2006). Paying Not to Go to the Gym. *American Economic Review, 96*(3), 694–719.

26. Reich, J & Ruipérez-Valiente José, A (2019). The MOOC pivot. *Science, 363*(6423), 130–131.

27. Wertenbroch, K (1998). Consumption Self-Control by Rationing Purchase Quantities of Virtue and Vice. *Marketing Science, 17*(4), 317–337.

28. Tangney, JP et al. (2004). High self-control predicts good adjustment, less pathology, better grades, and interpersonal success. *Journal of Personality, 72*(2), 271–324.

29. de Ridder, DTD et al. (2011). Taking Stock of Self-Control: A Meta-Analysis of How Trait Self-Control Relates to a Wide Range of Behaviors. *Personality and Social Psychology Review, 16*(1), 76–99.

30. Galla, BM & Duckworth, AL (2015). More than resisting temptation: Beneficial habits mediate the relationship between self-control and positive life outcomes. *Journal of Personality and Social Psychology, 109*(3), 508–525.

31. Duckworth, AL et al. (2019). Self-Control and Academic Achievement. *Annual Review of Psychology, 70*(1), 373–399.

32. Mischel, W et al. (1989). Delay of Gratification in Children. *Science, 244*(4907), 933–938.

33. Schlam, TR et al. (2013). Preschoolers' Delay of Gratification Predicts their Body Mass 30 Years Later. *The Journal of Pediatrics, 162*(1), 90–93.

34. Gardner, B & Lally, P (2013). Does intrinsic motivation strengthen physical activity habit? Modeling relationships between self-determination, past behaviour, and habit strength. *Journal of Behavioral Medicine, 36*(5), 488–497.

35. Ouellette, JA & Wood, W (1998). Habit and intention in everyday life: The multiple processes by which past behavior predicts future behavior. *Psychological Bulletin, 124*(1), 54.

36. Gardner, B et al. (2011). A Systematic Review and Meta-analysis of Applications of the Self-Report Habit Index to Nutrition and Physical Activity Behaviours. *Annals of Behavioral Medicine, 42*(2), 174–187.

37. Wood, W (2017). Habit in Personality and Social Psychology. *Personality and Social Psychology Review, 21*(4), 389–403.

38. Baumeister, RF et al. (1998). Ego depletion: Is the active self a limited resource? *Journal of Personality and Social Psychology, 74*, 1252–1265.

39. Rothman, AJ et al. (2009). Reflective and Automatic Processes in the Initiation and Maintenance of Dietary Change. *Annals of Behavioral Medicine, 38*, s4-s17.

40. Graybiel, AM & Grafton, ST (2015). The striatum: Where skills and habits meet. *Cold Spring Harbor Perspectives in Biology, 7*(8), a021691.

41. Barnes, TD et al. (2005). Activity of striatal neurons reflects dynamic encoding and recoding of procedural memories. *Nature, 437*(7062), 1158–1161.
42. Graybiel, AM & Smith, KS (2014). Good habits, bad habits. *Scientific American, 310*(6), 38–43.
43. Milkman, K. (2021). *How to Change: The Science of Getting from where You are to where You Want to be.* New York: Penguin.
44. Gardner, B (2015). A review and analysis of the use of 'habit' in understanding, predicting and influencing health-related behaviour. *Health Psychology Review, 9*(3), 277–295.
45. Wood, W & Neal, DT (2009). The habitual consumer. *Journal of Consumer Psychology, 19*(4), 579–592.
46. Carden, L & Wood, W (2018). Habit formation and change. *Current Opinion in Behavioral Sciences, 20*, 117–122.
47. Quinn, JM & Wood, W (2005). Habits across the lifespan. *Unpublished manuscript, Duke University, Durham, NC.*
48. Wood, W et al. (2002). Habits in everyday life: Thought, emotion, and action. *Journal of Personality and Social Psychology, 83*(6), 1281–1297.
49. van't Riet, J et al. (2011). The importance of habits in eating behaviour. An overview and recommendations for future research. *Appetite, 57*(3), 585–596.
50. Currey, M. (2014). *Musenküsse. »Für mein kreatives Pensum gehe ich unter die Dusche«.* Zürich: Klein und Aber.
51. Aarts, H et al. (1997). Physical exercise habit: On the conceptualization and formation of habitual health behaviours. *Health Education Research, 12*(3), 363–374.
52. Graybiel, AM (1990). Neurotransmitters and neuromodulators in the basal ganglia. *Trends in Neurosciences, 13*(7), 244–254.
53. Graybiel, AM (1998). The basal ganglia and chunking of action repertoires. *Neurobiology of Learning and Memory, 70*(1–2), 119–136.
54. O'Hare, Justin K et al. (2016). Pathway-Specific Striatal Substrates for Habitual Behavior. *Neuron, 89*(3), 472–479.
55. Fogg, B. (2021). *Die Tiny Habits®-Methode: Kleine Schritte, große Wirkung.* München: btb Verlag.
56. Verplanken, B & Wood, W (2006). Interventions to Break and Create Consumer Habits. *Journal of Public Policy & Marketing, 25*(1), 90–103.
57. Clear, J. (2020). *Die 1%-Methode – Minimale Veränderung, maximale Wirkung: Mit kleinen Gewohnheiten jedes Ziel erreichen.* München: Goldmann Verlag.
58. Verplanken, B & Sui, J (2019). Habit and Identity: Behavioral, Cognitive, Affective, and Motivational Facets of an Integrated Self. *Frontiers in Psychology, 10*(1504).
59. Dominick, JK & Cole, S (2020). Goals as identities: Boosting perceptions of healthy-eater identity for easier goal pursuit. *Motivation and Emotion, 44*(3), 410–426.
60. McGrath, A (2017). Dealing with dissonance: A review of cognitive dissonance reduction. *Social and Personality Psychology Compass, 11*(12), e12362.
61. Csikszentmihalyi, M. (2017). *Flow. Das Geheimnis des Glücks.* Stuttgart: Klett-Cotta.
62. Heintzelman, SJ & King, LA (2018). Routines and Meaning in Life. *Personality and Social Psychology Bulletin, 45*(5), 688–699.
63. Stone, AA et al. (2010). A snapshot of the age distribution of psychological well-being in the United States. *Proceedings of the National Academy of Sciences, 107*(22), 9985–9990.
64. Menotti, A et al. (2014). Lifestyle habits and mortality from all and specific causes of death:

40-year follow-up in the Italian Rural Areas of the Seven Countries Study. *The Journal of Nutrition, Health & Aging, 18*(3), 314–321.

65. Allen, D. (2015). *Getting things done: The art of stress-free productivity*. New York: Penguin.
66. Roth, G. (2021). *Über den Menschen*. Berlin: Suhrkamp Verlag.
67. Wood, W & Rünger, D (2016). Psychology of Habit. *Annual Review of Psychology, 67*(1), 289–314.
68. Gollwitzer, PM (1999). Implementation intentions: Strong effects of simple plans. *American Psychologist, 54*(7), 493–503.
69. Gollwitzer, PM & Sheeran, P. (2006). Implementation Intentions and Goal Achievement: A Metaanalysis of Effects and Processes. In MP Zanna (Hrsg.), *Advances in Experimental Social Psychology* (S. 69–119). Cambridge, USA: Academic Press.
70. Adriaanse, MA et al. (2010). Planning What Not to Eat: Ironic Effects of Implementation Intentions Negating Unhealthy Habits. *Personality and Social Psychology Bulletin, 37*(1), 69–81.
71. Gollwitzer, PM & Oettingen, G. (2020). Implementation intentions. In MD Gellman& IR Turner (Hrsg.), *Encyclopedia of behavioral medicine* (S. 1159–1164). New York: Springer.
72. Adriaanse, MA et al. (2011). Do implementation intentions help to eat a healthy diet? A systematic review and meta-analysis of the empirical evidence. *Appetite, 56*(1), 183–193.
73. Adriaanse, MA et al. (2011). Breaking Habits With Implementation Intentions: A Test of Underlying Processes. *Personality and Social Psychology Bulletin, 37*(4), 502–513.
74. Achtziger, A et al. (2008). Implementation Intentions and Shielding Goal Striving From Unwanted Thoughts and Feelings. *Personality and Social Psychology Bulletin, 34*(3), 381–393.
75. Keller, J et al. (2021). Habit formation following routine-based versus time-based cue planning: A randomized controlled trial. *British Journal of Health Psychology, 26*(3), 807–824.
76. Judah, G et al. (2013). Forming a flossing habit: An exploratory study of the psychological determinants of habit formation. *British Journal of Health Psychology, 18*(2), 338–353.
77. Ferriss, T. (2016). *Tools of Titans: The Tactics, Routines, and Habits of Billionaires, Icons, and World-Class Performers*. Boston: Houghton Mifflin Harcourt.
78. Greger, M. (2020). *How Not to Diet: Gesund abnehmen und dauerhaft schlank bleiben dank neuester wissenschaftlich bewiesener Erkenntnisse*. Köln: Lübbe Life.
79. Thorndike, AN et al. (2012). A 2-phase labeling and choice architecture intervention to improve healthy food and beverage choices. *American Journal of Public Health, 102*(3), 527–533.
80. Thaler, R & Sunstein, C. (2008). *Nudge: Wie man kluge Entscheidungen anstößt*. Berlin: Ullstein.
81. Broers, VJV et al. (2017). A systematic review and meta-analysis of the effectiveness of nudging to increase fruit and vegetable choice. *European Journal of Public Health, 27*(5), 912–920.
82. Irma, TK et al. (2013). Effort and Valuation in the Brain: The Effects of Anticipation and Execution. *The Journal of Neuroscience, 33*(14), 6160.
83. Ferriss, T. (2017). *Tribe of mentors: Short life advice from the best in the world*. London: Vermilion.
84. Adriaanse, MA et al. (2010). When planning is not enough: Fighting unhealthy snacking habits by mental contrasting with implementation intentions (MCII). *European Journal of Social Psychology, 40*(7), 1277–1293.
85. Schaller, K et al. (2020). *Tabakatlas Deutschland 2020*. Lengerich: Pabst Science Publishers.
86. Lim, SS et al. (2012). A comparative risk assessment of burden of disease and injury attri-

butable to 67 risk factors and risk factor clusters in 21 regions, 1990–2010: A systematic analysis for the Global Burden of Disease Study 2010. *The Lancet, 380*(9859), 2224–2260.

87. Bundesministerium für Ernährung und Landwirtschaft (2018). Nationale Reduktions- und Innovationsstrategie für Zucker, Fette und Salz in Fertigprodukten. Abgerufen von https://www.bmel.de/SharedDocs/Downloads/DE/Broschueren/NationaleReduktionsInnovationsstrategie-Layout.pdf?__blob=publicationFile&v=4

88. Wissenschaftlicher Beirat für Agrarpolitik Ernährung und gesundheitlichen Verbraucherschutz (2020). Politik für eine nachhaltigere Ernährung. Abgerufen von https://www.bmel.de/DE/ministerium/organisation/beiraete/agr-organisation.html

89. Hebb, DO. (1949). *The organization of behavior: A neuropsychological theory*. New York: John Wiley & Sons.

90. Brewer, J. (2018). *Das gierige Gehirn: Der achtsame Weg, Alltagssüchte loszuwerden*. München: Kösel-Verlag.

91. Turton, R et al. (2017). Emotional eating, binge eating and animal models of binge-type eating disorders. *Current Obesity Reports, 6*(2), 217–228.

92. Olds, J & Milner, P (1954). Positive reinforcement produced by electrical stimulation of septal area and other regions of rat brain. *Journal of Comparative and Physiological Psychology, 47*(6), 419–427.

93. Zhou, Q-Y & Palmiter, RD (1995). Dopamine-deficient mice are severely hypoactive, adipsic, and aphagic. *Cell, 83*(7), 1197–1209.

94. Heinze, H-J et al. (2009). Counteracting incentive sensitization in severe alcohol dependence using deep brain stimulation of the nucleus accumbens: Clinical and basic science aspects. *Frontiers in Human Neuroscience, 3*(22), 1–11.

95. Schultz, W (2000). Multiple reward signals in the brain. *Nature Reviews Neuroscience, 1*(3), 199–207.

96. Schultz, W (2015). Neuronal Reward and Decision Signals: From Theories to Data. *Physiological Reviews, 95*(3), 853–951.

97. Siebers, M et al. (2022). Do Endocannabinoids Cause the Runner's High? Evidence and Open Questions. *The Neuroscientist, 29*(3), 352–369.

98. Schultz, W (2016). Dopamine reward prediction error coding. *Dialogues in Clinical Neuroscience, 18*(1), 23–32.

99. Shindou, T et al. (2019). A silent eligibility trace enables dopamine-dependent synaptic plasticity for reinforcement learning in the mouse striatum. *European Journal of Neuroscience, 49*(5), 726–736.

100. Kirgios, EL et al. (2020). Teaching temptation bundling to boost exercise: A field experiment. *Organizational Behavior and Human Decision Processes, 161*, 20–35.

101. Milkman, KL et al. (2013). Holding the Hunger Games Hostage at the Gym: An Evaluation of Temptation Bundling. *Management Science, 60*(2), 283–299.

102. Ayres, I. (2010). *Carrots and sticks: Unlock the power of incentives to get things done*: Bantam.

103. stickK.com (o. D.). What is stickK? Abgerufen von https://stickk.zendesk.com/hc/en-us/articles/206109308-What-is-stickK-

104. Woolley, K & Fishbach, A (2016). For the Fun of It: Harnessing Immediate Rewards to Increase Persistence in Long-Term Goals. *Journal of Consumer Research, 42*(6), 952–966.

105. Pascoli, V et al. (2015). Sufficiency of Mesolimbic Dopamine Neuron Stimulation for the Progression to Addiction. *Neuron, 88*(5), 1054–1066.

106. Everitt, BJ & Robbins, TW (2016). Drug addiction: Updating actions to habits to compulsions ten years on. *Annual Review of Psychology, 67*(1), 23–50.

107. Bundesministerium für Gesundheit (2022). Sucht und Drogen. Abgerufen von https://www.bundesgesundheitsministerium.de/themen/praevention/gesundheitsgefahren/sucht-und-drogen.html

108. Robins, LN (1993). Vietnam veterans' rapid recovery from heroin addiction: A fluke or normal expectation? *Addiction, 88*(8), 1041–1054.

109. McKay, JR (2017). Making the hard work of recovery more attractive for those with substance use disorders. *Addiction, 112*(5), 751–757.

110. Lally, P et al. (2010). How are habits formed: Modelling habit formation in the real world. *European Journal of Social Psychology, 40*(6), 998–1009.

111. Caton, SJ et al. (2012). Repetition counts: Repeated exposure increases intake of a novel vegetable in UK pre-school children compared to flavour–flavour and flavour–nutrient learning. *British Journal of Nutrition, 109*(11), 2089–2097.

112. Zajonc, RB (1968). Attitudinal effects of mere exposure. *Journal of Personality and Social Psychology, 9*(2, Pt.2), 1–27.

113. Kaufman, SB (Host). (2020). *Wendy Wood on How to Make Positive Changes that Stick* [Folge: 196]. The Psychology Podcast. Abgerufen von https://scottbarrykaufman.com/podcast/wendy-wood-on-how-to-make-positive-changes-that-stick/

114. Riedl, M. (2020). *Die Macht der ersten 1000 Tage: Falsche Ernährungsmuster aus der frühen Kindheit aufdecken und der Prägungsfalle endlich entkommen.* München: Gräfe und Unzer Verlag.

115. Huberman, A (2022). Build or Break Habits Using Science-Based Tools. Abgerufen von https://hubermanlab.com/build-or-break-habits-using-science-based-tools/

116. Gardner, B et al. (2012). Towards parsimony in habit measurement: Testing the convergent and predictive validity of an automaticity subscale of the Self-Report Habit Index. *International Journal of Behavioral Nutrition and Physical Activity, 9*(1), 102.

117. Kaushal, N & Rhodes, RE (2015). Exercise habit formation in new gym members: A longitudinal study. *Journal of Behavioral Medicine, 38*(4), 652–663.

118. Thurn, J. (2014). *(In)aktiv aus Gewohnheit? – Theoretische und empirische Fundierung des Konstrukts Gewohnheit und Validierung des deutschsprachigen Self Report Habit Index für körperliche Aktivität* (Doktorarbeit), Universität Stuttgart.

119. Smith, L et al. (2018). Occupational Physical Activity Habits of UK Office Workers: Cross-Sectional Data from the Active Buildings Study. *International Journal of Environmental Research and Public Health, 15*(6), 1–10.

120. Jenkins, DJA et al. (2012). Effect of Legumes as Part of a Low Glycemic Index Diet on Glycemic Control and Cardiovascular Risk Factors in Type 2 Diabetes Mellitus: A Randomized Controlled Trial. *Archives of Internal Medicine, 172*(21), 1653–1660.

121. Jenkins, DJA et al. (2002). Glycemic index: Overview of implications in health and disease. *The American Journal of Clinical Nutrition, 76*(1), 266S-273S.

122. Reynolds, A et al. (2019). Carbohydrate quality and human health: A series of systematic reviews and meta-analyses. *The Lancet, 393*(10170), 434–445.

123. Wu, JHY et al. (2019). Dietary fats and cardiometabolic disease: Mechanisms and effects on risk factors and outcomes. *Nature Reviews Cardiology, 16*(10), 581–601.

124. Deutsche Gesellschaft für Ernährung. (2015). *Evidenzbasierte Leitlinie: Fettzufuhr und Prävention ausgewählter ernährungsmitbedingter Krankheiten.* Bonn: DGE.

125. Wang, DD et al. (2016). Association of specific dietary fats with total and cause-specific mortality. *JAMA internal medicine, 176*(8), 1134–1145.

126. Will, H. (2014). *Molekularbiologie kurz und bündig.* Berlin, Heidelberg: Springer-Verlag.

127. Richter, M et al. (2019). Revised Reference Values for the Intake of Protein. *Annals of Nutrition and Metabolism, 74*(3), 242–250.

128. Chuang, S-C et al. (2012). Fiber intake and total and cause-specific mortality in the European Prospective Investigation into Cancer and Nutrition cohort. *The American Journal of Clinical Nutrition, 96*(1), 164–174.

129. Müller, C (2022). Die bunte Welt der sekundären Pflanzenstoffe. Abgerufen von https://www.bzfe.de/ernaehrung/ernaehrungswissen/essen-und-wissen/sekundaere-pflanzenstoffe/

130. Chen, S et al. (2015). Resveratrol improves insulin resistance, glucose and lipid metabolism in patients with non-alcoholic fatty liver disease: A randomized controlled trial. *Digestive and Liver Disease, 47*(3), 226–232.

131. Navarro, SL et al. (2014). Cruciferous Vegetables Have Variable Effects on Biomarkers of Systemic Inflammation in a Randomized Controlled Trial in Healthy Young Adults. *The Journal of Nutrition, 144*(11), 1850–1857.

132. Li, Y et al. (2010). Sulforaphane, a Dietary Component of Broccoli/Broccoli Sprouts, Inhibits Breast Cancer Stem Cells. *Clinical Cancer Research, 16*(9), 2580.

133. Ludwig, D. (2016). *Nimmersatt? – Warum wir Fett brauchen, um schlank zu werden*. München: Goldmann Verlag.

134. Attia, P. (2023). *Outlive. The Science and Art of Longevity*. New York: Harmony/Rodale.

135. Gardner, CD et al. (2018). Effect of Low-Fat vs Low-Carbohydrate Diet on 12-Month Weight Loss in Overweight Adults and the Association With Genotype Pattern or Insulin Secretion: The DIETFITS Randomized Clinical Trial. *JAMA, 319*(7), 667–679.

136. EAT-Lancet Commission (2019). Food Planet Health. Summary Report. Abgerufen von https://eatforum.org/eat-lancet-commission/eat-lancet-commission-summary-report/

137. Willett, W et al. (2019). Food in the Anthropocene: The EAT-Lancet Commission on healthy diets from sustainable food systems. *Lancet, 393*(10170), 447–492.

138. Deutsche Gesellschaft für Ernährung. (2017). *10 Regeln der DGE*. Bonn: DGE.

139. Breidenassel, C et al. (2022). Einordnung der Planetary Health Diet anhand einer Gegenüberstellung mit den lebensmittelbezogenen Ernährungsempfehlungen der DGE. *Ernaehrungs Umschau, 69*(5), 56–72.

140. McDonald, D et al. (2018). American Gut: An Open Platform for Citizen Science Microbiome Research. *mSystems, 3*(3), e00031–00018.

141. World Health Organization (2015). Healthy diet. Fact sheet No 394. Abgerufen von https://www.who.int/publications/m/item/healthy-diet-factsheet394

142. Hermsdorff, HHM et al. (2011). A legume-based hypocaloric diet reduces proinflammatory status and improves metabolic features in overweight/obese subjects. *European Journal of Nutrition, 50*(1), 61–69.

143. Zöllner, F & Klasen, J. (2021). *Gesunde Ernährung heute und morgen*. München: ZS Verlag.

144. Willett, WC & Ludwig, DS (2020). Milk and Health. *New England Journal of Medicine, 382*(7), 644–654.

145. Shahidi, F & Ambigaipalan, P (2018). Omega-3 Polyunsaturated Fatty Acids and Their Health Benefits. *Annual Review of Food Science and Technology, 9*(1), 345–381.

146. Delgado-Lista, J et al. (2012). Long chain omega-3 fatty acids and cardiovascular disease: a systematic review. *British Journal of Nutrition, 107*(S2), S201-S213.

147. World Health Organization (2021). IARC Monographs on the Identification of Carcinogenic Hazards to Humans. Abgerufen von https://monographs.iarc.who.int/agents-classified-by-the-iarc/

148. Umweltbundesamtes (2020). Wider die Verschwendung. Abgerufen von https://www.um-weltbundesamt.de/themen/wider-die-verschwendung

149. Longo, VD & Panda, S (2016). Fasting, Circadian Rhythms, and Time-Restricted Feeding in Healthy Lifespan. *Cell Metabolism, 23*(6), 1048–1059.

150. Mattson, MP et al. (2014). Meal frequency and timing in health and disease. *Proceedings of the National Academy of Sciences, 111*(47), 16647–16653.

151. Diliberti, N et al. (2004). Increased Portion Size Leads to Increased Energy Intake in a Restaurant Meal. *Obesity Research, 12*(3), 562–568.

152. Bartolotto, C (2015). Does Consuming Sugar and Artificial Sweeteners Change Taste Preferences? *The Permanente journal, 19*(3), 81–84.

153. Drabsch, T & Holzapfel, C (2019). A Scientific Perspective of Personalised Gene-Based Dietary Recommendations for Weight Management. *Nutrients, 11*(3), 617.

154. Ströhle, A et al. (2016). Alternative Ernährungsformen, Teil 2: Paleo-Ernährung – Naturgeschichte trifft moderne Stoffwechselforschung. *Aktuelle Ernährungsmedizin, 41*(2), 120–138.

155. Cordain, L et al. (2005). Origins and evolution of the Western diet: Health implications for the 21st century. *American Journal of Clinical Nutrition, 81*(2), 341–354.

156. Papies, EK & Hamstra, P (2010). Goal priming and eating behavior: Enhancing self-regulation by environmental cues. *Health Psychology, 29*(4), 384.

157. Heinrich-Böll-Stiftung. (2019). *Agrar-Atlas 2018. Daten und Fakten zur EU-Landwirtschaft.* Berlin: Heinrich-Böll-Stiftung, Bund für Umwelt und Naturschutz Deutschland, Le Monde Diplomatique.

158. Seufert, V & Ramankutty, N (2017). Many shades of gray—The context-dependent performance of organic agriculture. Science Advances, 3(3), e1602638. Abgerufen von https://www.science.org/doi/abs/10.1126/sciadv.1602638

159. Pieper, M et al. (2020). Calculation of external climate costs for food highlights inadequate pricing of animal products. *Nature Communications, 11*(1), 6117.

160. Springmann, M et al. (2018). Health-motivated taxes on red and processed meat: A modelling study on optimal tax levels and associated health impacts. *PloS One, 13*(11), e0204139.

161. Kessler, K et al. (2017). The effect of diurnal distribution of carbohydrates and fat on glycaemic control in humans: A randomized controlled trial. *Scientific Reports, 7*(1), 44170.

162. Michalsen, A. (2019). *Mit Ernährung heilen. Besser essen – einfach fasten – länger leben. Neuestes Wissen aus Forschung und Praxis.* Berlin: Insel Verlag.

163. Garaulet, M et al. (2013). Timing of food intake predicts weight loss effectiveness. *International Journal of Obesity (2005), 37*(4), 604–611.

164. St-Onge, M-P et al. (2017). Meal Timing and Frequency: Implications for Cardiovascular Disease Prevention: A Scientific Statement From the American Heart Association. *Circulation, 135*(9), e96-e121.

165. Karatzi, K et al. (2014). Dietary patterns and breakfast consumption in relation to insulin resistance in children. The Healthy Growth Study. *Public Health Nutrition, 17*(12), 2790–2797.

166. Marangoni, F et al. (2019). Snacking in nutrition and health. *International Journal of Food Sciences and Nutrition, 70*(8), 909–923.

167. Liu, J et al. (2016). Association of green tea consumption with mortality from all-cause, cardiovascular disease and cancer in a Chinese cohort of 165,000 adult men. *European Journal of Epidemiology, 31*(9), 853–865.

168. Kim, Y et al. (2019). Coffee consumption and all-cause and cause-specific mortality: A meta-analysis by potential modifiers. *European Journal of Epidemiology, 34*(8), 731–752.

169. Hubermann, A (2021). Toolkit for Sleep. Abgerufen von https://hubermanlab.com/toolkit-for-sleep/

170. Bray, GA & Popkin, BM (2014). Dietary sugar and body weight: Have we reached a crisis in the epidemic of obesity and diabetes? *Diabetes Care, 37*(4), 950–956.

171. U. S. Department of Health and Human Services & U. S. Department of Agriculture (2015). *2015–2020 Dietary Guidelines for Americans* Band 8th Edition. Abgerufen von http://health.gov/dietaryguidelines/2015/guidelines/

172. Griswold, MG et al. (2018). Alcohol use and burden for 195 countries and territories, 1990–2016: A systematic analysis for the Global Burden of Disease Study 2016. *The Lancet, 392*(10152), 1015–1035.

173. Fontana, L et al. (2010). Extending Healthy Life Span – From Yeast to Humans. *Science, 328*(5976), 321–326.

174. Sinclair, D. (2019). *Das Ende des Alterns: Die revolutionäre Medizin von morgen (Lifespan)*. Köln: DuMont.

175. Deutsche Gesellschaft für Ernährung (2015). Ausgewählte Fragen und Antworten zur Energiezufuhr. Abgerufen von https://www.dge.de/fileadmin/dok/gesunde-ernaehrung/faq/DGE-FAQ-Energie-2015.pdf

176. German Nutrition, S (2015). New Reference Values for Energy Intake. *Annals of Nutrition and Metabolism, 66*(4), 219–223.

177. Marteau, TM et al. (2015). Downsizing: Policy options to reduce portion sizes to help tackle obesity. *BMJ, 351*, h5863.

178. National Heart Lung and Blood Institute (2015). Portion Distortion. Abgerufen von https://www.nhlbi.nih.gov/health/educational/wecan/eat-right/portion-distortion.htm

179. Kokkinos, A et al. (2010). Eating slowly increases the postprandial response of the anorexigenic gut hormones, peptide YY and glucagon-like peptide-1. *Journal of Clinical Endocrinology and Metabolism, 95*(1), 333–337.

180. Schienkiewitz, A et al. (2017). Übergewicht und Adipositas bei Erwachsenen in Deutschland. *Journal of Health Monitoring, 2*(2), 21–28.

181. World Health Organization (o. D.). Body mass index – BMI. Abgerufen von https://www.euro.who.int/en/health-topics/disease-prevention/nutrition/a-healthy-lifestyle/body-mass-index-bmi#

182. MSD Manual für Fachkräfte (o. D.). Body-Mass-Index (BMI). Abgerufen von https://www.msdmanuals.com/de-de/profi/multimedia/table/body-mass-index-bmi#

183. World Health Organization. (2008). *Waist circumference and waist-hip ratio: Report of a WHO expert consultation*. Geneva: WHO.

184. Item, F & Konrad, D (2012). Visceral fat and metabolic inflammation: The portal theory revisited. *Obesity Reviews, 13*(S2), 30–39.

185. Egger, G & Swinburn, B (1997). An »ecological« approach to the obesity pandemic. *BMJ, 315*(7106), 477–480.

186. Reimers, CD et al. (2012). Does Physical Activity Increase Life Expectancy? A Review of the Literature. *Journal of Aging Research, 2012*, 243958.

187. Thomas, B (2022). Schritte zählen. 10.000 Schritte pro Tag – gesund oder Marketing-Gag? Abgerufen von https://www.ardalpha.de/wissen/gesundheit/gesund-leben/10000-schritte-zaehlen-gesundheit-fitness-gesundheit-100.html

188. Luke, A & Cooper, RS (2013). Physical activity does not influence obesity risk: time to clarify the public health message. *International Journal of Epidemiology, 42*(6), 1831–1836.

189. Pontzer, H. (2021). *Burn: New research blows the lid off how we really burn calories, lose weight, and stay healthy*. London: Penguin.

190. Malhotra, A et al. (2015). It is time to bust the myth of physical inactivity and obesity: you cannot outrun a bad diet. *British Journal of Sports Medicine, 49*(15), 967–968.

191. Gill, S & Panda, S (2015). A Smartphone App Reveals Erratic Diurnal Eating Patterns in Humans that Can Be Modulated for Health Benefits. *Cell Metabolism, 22*(5), 789–798.

192. Ng, M et al. (2014). Global, regional, and national prevalence of overweight and obesity in children and adults during 1980–2013: A systematic analysis for the Global Burden of Disease Study 2013. *The Lancet, 384*(9945), 766–781.

193. Gupta, NJ et al. (2017). A camera-phone based study reveals erratic eating pattern and disrupted daily eating-fasting cycle among adults in India. *PloS One, 12*(3), e0172852.

194. Brewer, J (2015). A simple way to break a bad habit. *TEDMED 2015.* Abgerufen von https://www.ted.com/talks/judson_brewer_a_simple_way_to_break_a_bad_habit/transcript?referrer=playlist-talks_to_form_better_habits#t-124963

195. Patterson, RE & Sears, DD (2017). Metabolic Effects of Intermittent Fasting. *Annual Review of Nutrition, 37*, 371–393.

196. Madeo, F et al. (2010). Can autophagy promote longevity? *Nature Cell Biology, 12*(9), 842–846.

197. Adafer, R et al. (2020). Food Timing, Circadian Rhythm and Chrononutrition: A Systematic Review of Time-Restricted Eating's Effects on Human Health. *Nutrients, 12*(12), 3770.

198. Miketinas, DC et al. (2019). Fiber Intake Predicts Weight Loss and Dietary Adherence in Adults Consuming Calorie-Restricted Diets: The POUNDS Lost (Preventing Overweight Using Novel Dietary Strategies) Study. *The Journal of Nutrition, 149*(10), 1742–1748.

199. Andrade, AM et al. (2008). Eating slowly led to decreases in energy intake within meals in healthy women. *Journal of the American Dietetic Association, 108*(7), 1186–1191.

200. Bargh, JA & Williams, EL (2006). The Automaticity of Social Life. *Current Directions in Psychological Science, 15*(1), 1–4.

201. Christakis, NA & Fowler, JH (2007). The spread of obesity in a large social network over 32 years. *New England Journal of Medicine, 357*(4), 370–379.

202. Gorin, AA et al. (2018). Randomized Controlled Trial Examining the Ripple Effect of a Nationally Available Weight Management Program on Untreated Spouses. *Obesity (Silver Spring), 26*(3), 499–504.

203. Asch, SE (1955). Opinions and Social Pressure. *Scientific American, 193*(5), 31–35.

204. Chatterjee, R (Host). (2021). *How to Build Good Habits and Break Bad Ones with James Clear* [Folge: 185]. Feel Better, Live More. Abgerufen von https://drchatterjee.com/how-to-build-good-habits-and-break-bad-ones-with-james-clear/

205. Stok, FM et al. (2014). Don't tell me what I should do, but what others do: The influence of descriptive and injunctive peer norms on fruit consumption in adolescents. *British Journal of Health Psychology, 19*(1), 52–64.

206. Waldinger, R & Schulz, M. (2023). *The Good Life: Lessons from the World's Longest Study on Happiness*. New York: Random House.

207. Techniker Krankenkasse (2021). Entspann dich, Deutschland! TK-Stressstudie 2021. Abgerufen von https://www.tk.de/presse/themen/praevention/gesundheitsstudien/tk-stress-studie-2021-2116602?tkcm=aaus

208. Hapke, U et al. (2013). Chronischer Stress bei Erwachsenen in Deutschland. *Bundesgesundheitsblatt, 56*(5–6), 749–754.
209. Shields, GS et al. (2016). The effects of acute stress on core executive functions: A meta-analysis and comparison with cortisol. *Neuroscience and Biobehavioral Reviews, 68*, 651–668.
210. Yang, L et al. (2020). Psychological distress and mortality among US adults: Prospective cohort study of 330 367 individuals. *Journal of Epidemiology and Community Health, 74*(4), 384–390.
211. Ong, L et al. (2004). Stress management: What is it? *Journal of Psychosomatic Research, 56*(1), 133–137.
212. Nestor, J. (2021). *Breath – Atem: Neues Wissen über die vergessene Kunst des Atmens.* München: Piper.
213. Neal, DT et al. (2013). How do people adhere to goals when willpower is low? The profits (and pitfalls) of strong habits. *Journal of Personality and Social Psychology, 104*(6), 959–975.
214. Schwabe, L & Wolf, OT (2013). Stress and multiple memory systems: From ›thinking‹ to ›doing‹. *Trends in Cognitive Sciences, 17*(2), 60–68.
215. Newport, C. (2017). *Konzentriert arbeiten: Regeln für eine Welt voller Ablenkungen.* München: Redline Wirtschaft.
216. Urban, T (2014). Your Life in Weeks. Abgerufen von https://waitbutwhy.com/2014/05/life-weeks.html
217. Walker, M. (2018). *Das große Buch vom Schlaf. Die enorme Bedeutung des Schlafs: Beste Vorbeugung gegen Alzheimer, Krebs, Herzinfarkt und vieles mehr.* München: Goldmann Verlag.
218. Markwald, RR et al. (2013). Impact of insufficient sleep on total daily energy expenditure, food intake, and weight gain. *Proceedings of the National Academy of Sciences of the United States of America, 110*(14), 5695–5700.
219. Greer, SM et al. (2013). The impact of sleep deprivation on food desire in the human brain. *Nature Communications, 4*(1), 2259.
220. Jastreboff, A (2013). Paying Our Sleep Debt in Extra Pounds. *Science Translational Medicine, 5*(178), 178ec151.
221. Broussard, JL et al. (2012). Impaired insulin signaling in human adipocytes after experimental sleep restriction: A randomized, crossover study. *Annals of Internal Medicine, 157*(8), 549–557.
222. Kaczmarek, JL et al. (2017). Complex interactions of circadian rhythms, eating behaviors, and the gastrointestinal microbiota and their potential impact on health. *Nutrition Reviews, 75*(9), 673–682.
223. Kross, E. (2021). *Chatter: The Voice in Our Head, why it Matters, and how to Harness it.* New York: Crown.
224. Bandura, A (1977). Self-efficacy: Toward a unifying theory of behavioral change. *Psychological Review, 84*(2), 191–215.
225. Brewer, JA et al. (2018). Can Mindfulness Address Maladaptive Eating Behaviors? Why Traditional Diet Plans Fail and How New Mechanistic Insights May Lead to Novel Interventions. *Frontiers in Psychology, 9*, 1418.
226. Dai, H et al. (2014). The Fresh Start Effect: Temporal Landmarks Motivate Aspirational Behavior. *Management Science, 60*(10), 2563–2582.
227. Fleig, L et al. (2017). What contributes to action plan enactment? Examining characteristics of physical activity plans. *British Journal of Health Psychology, 22*(4), 940–957.
228. Smith, Kyle S & Graybiel, Ann M (2013). A Dual Operator View of Habitual Behavior Reflecting Cortical and Striatal Dynamics. *Neuron, 79*(2), 361–374.

229. Sharif, MA & Shu, SB (2017). The Benefits of Emergency Reserves: Greater Preference and Persistence for Goals that Have Slack with a Cost. *Journal of Marketing Research, 54*(3), 495–509.

230. Dweck, C. (2016). *Selbstbild: Wie unser Denken Erfolge oder Niederlagen bewirkt*. München: Piper eBooks.

231. Neff, K. (2013). *Selbstmitgefühl: Wie wir uns mit unseren Schwächen versöhnen und uns selbst der beste Freund werden*. München: Kailash Verlag.

232. Neff, KD (2011). Self-Compassion, Self-Esteem, and Well-Being. *Social and Personality Psychology Compass, 5*(1), 1–12.

233. Germer, CK & Neff, KD (2013). Self-Compassion in Clinical Practice. *Journal of Clinical Psychology, 69*(8), 856–867.

234. Ferrari, M et al. (2019). Self-Compassion Interventions and Psychosocial Outcomes: A Meta-Analysis of RCTs. *Mindfulness, 10*(8), 1455–1473.

235. Hazlett, LI et al. (2021). Exploring neural mechanisms of the health benefits of gratitude in women: A randomized controlled trial. *Brain, Behavior, and Immunity, 95*, 444–453.

236. Killingsworth, MA & Gilbert, DT (2010). A wandering mind is an unhappy mind. *Science, 330*(6006), 932.

237. Chiesa, A et al. (2011). Does mindfulness training improve cognitive abilities? A systematic review of neuropsychological findings. *Clinical Psychology Review, 31*(3), 449–464.

238. Tang, Y-Y et al. (2015). The neuroscience of mindfulness meditation. *Nature Reviews Neuroscience, 16*(4), 213–225.

239. Hölzel, BK et al. (2011). How Does Mindfulness Meditation Work? Proposing Mechanisms of Action From a Conceptual and Neural Perspective. *Perspectives on Psychological Science, 6*(6), 537–559.

240. Schuman-Olivier, Z et al. (2020). Mindfulness and behavior change. *Harvard Review of Psychiatry, 28*(6), 371–394.

241. Basso, JC et al. (2019). Brief, daily meditation enhances attention, memory, mood, and emotional regulation in non-experienced meditators. *Behavioural Brain Research, 356*, 208–220.

242. Ferriss, T (2020). The Tim Ferriss Show Transcripts: Yuval Noah Harari on The Story of Sapiens, Forging the Skill of Awareness, and The Power of Disguised Books (#477). Abgerufen von https://tim.blog/2020/10/30/yuval-noah-harari-transcript/

243. Covey, SR. (2018). *Die 7 Wege zur Effektivität: Prinzipien für persönlichen und beruflichen Erfolg*. Offenbach am Main: GABAL Verlag.

244. Frankl, VE. (2010). *... trotzdem Ja zum Leben sagen: Ein Psychologe erlebt das Konzentrationslager*. München: Kösel-Verlag.

245. Kabat-Zinn, J. (2013). *Gesund durch Meditation: Das große Buch der Selbstheilung mit MBSR*. München: Knaur MensSana TB.

246. Brewer, JA et al. (2011). Mindfulness training for smoking cessation: Results from a randomized controlled trial. *Drug and Alcohol Dependence, 119*(1), 72–80.

247. Mason, AE et al. (2018). Testing a mobile mindful eating intervention targeting craving-related eating: Feasibility and proof of concept. *Journal of Behavioral Medicine, 41*(2), 160–173.

DANKSAGUNG

Ich möchte meiner tiefen Dankbarkeit Ausdruck verleihen, denn dieses Buch wäre niemals das geworden, was es ist, ohne die außergewöhnliche Unterstützung von drei bemerkenswerten und äußerst kompetenten Menschen: Melanie Haizmann, Regina Denk und Tom Mathony. Ihr Sachverstand und ihr Engagement haben dieses Projekt in vielerlei Hinsicht bereichert, und ich schätze mich glücklich, sie an meiner Seite gehabt zu haben. Ich danke allen Beteiligten beim ZS Verlag, insbesondere Jürgen Brandt und Kathrin Ullerich, für das Vertrauen und die Möglichkeit dieses Buch zu realisieren. Meine Liebe und Dankbarkeit gelten besonders meiner wunderbaren Familie: Christian, Carl und Clara. Ohne eure Geduld, eure Liebe und eure Unterstützung wäre ich nicht die Person geworden, die ich heute bin. Ihr seid meine größte Inspiration und Stärke.